扫码学中医丛书

# 扫码学刮痧

臧俊岐　主编

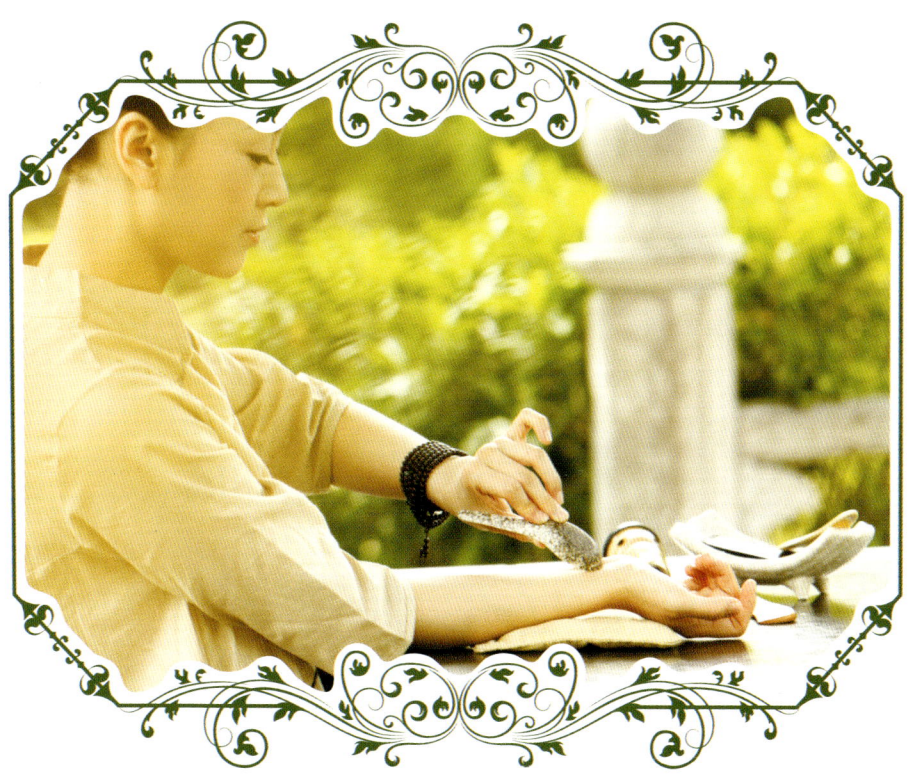

SPM 南方出版传媒

广东科技出版社 | 全国优秀出版社

·广州·

图书在版编目（CIP）数据

扫码学刮痧 / 臧俊岐主编. — 广州：广东科技出版社，
2018.9
　（扫码学中医丛书）
　ISBN 978-7-5359-6915-6

Ⅰ．①扫…　Ⅱ．①臧…　Ⅲ．①刮搓疗法　Ⅳ.①R244.4

中国版本图书馆CIP数据核字(2018)第062497号

**扫码学刮痧**
Saoma Xue Guasha

责任编辑：方　敏　姚　芸
封面设计：深圳市金版文化发展股份有限公司
责任校对：冯思婧
责任印制：吴华莲
出版发行：广东科技出版社
　　　　　（广州市环市东路水荫路11号　邮政编码：510075）
http://www.gdstp.com.cn
E-mail：gdkjyxb@gdstp.com.cn（营销）
E-mail：gdkjzbb@gdstp.com.cn（编务室）
经　　销：广东新华发行集团股份有限公司
印　　刷：深圳市雅佳图印刷有限公司
　　　　　（深圳市龙岗区坂田大发路29号C栋1楼　邮政编码：518000）
规　　格：723mm×1 020mm　1/16　印张12　字数250千
版　　次：2018年9月第1版
　　　　　2018年9月第1次印刷
定　　价：38.80元

# 前言

刮痧是中国民间古老的传统疗法，最早有文字记载刮痧的是元代医家危亦林在公元1337年撰成的《世医得效方》。"痧"字从"沙"字衍变而来。最早"沙"是指一种病症。刮痧能使体内的痧毒，即体内的病理毒素得以外排，从而达到治愈痧症的目的。明代医学家张凤逵的《伤暑全书》中，对痧症有了具体的描述。他认为，邪毒从皮毛而入的话，就会阻塞人体的脉络，使气血运输不畅。这些邪毒郁积时间一长就会产生疾病。对于这种情况，就必须采用刮痧放血的办法来治疗。

千百年来，刮痧在民间流传甚广，为广大人民的健康带来很大的福音。如今，医学界对刮痧进行了广泛而深入的探索研究，证实了刮痧疗法对人体多种急、慢性疾病有立竿见影的效果。

治病要求本，寻水要溯源。中医认为，疾病的根源在于人体吸收了太多毒素，这些毒素进入血液，血液便受到污染。受到污染的血液流进五脏六腑，相应的部分就会出现不良反应。只要我们掌握净化血液的方法——刮痧，便可随时随地将身体里的血毒清除出去，保证身体健康无恙。

很多人认为，刮痧会造成毛细血管破裂和损伤。其实，刮痧只是将人体黏附在微细血管的瘀血毒素排到血管外面，然后经过全身的循环、代谢，将刮出的毒素通过皮肤、尿液排出，以保持血管畅通，从而达到气血正常运行的目的。比如，感冒发热后，刮拭肌肤就会出痧；如果感冒好了，痧也会随之消失。

本书共分为7章，分别是刮痧入门基础课、刮痧调体质、刮痧调整亚健康状态、刮痧调理常见病、刮痧祛除皮肤病、刮痧调理慢性病以及刮痧调理两性病。从经络到刮痧，从保健到治病，本书全面而详细地讲述了刮痧的养生治病方法。刮痧疗法属自然疗法，最大的特点是简便易学，一学就会，一看就懂，一用就灵。本书通俗易懂、严谨科学，采用了图文并茂的形式，另外附有相应的视频二维码，手机扫一扫，即可清晰地浏览每个穴位的具体操作手法，让刮痧取穴不出错，为健康保驾护航。

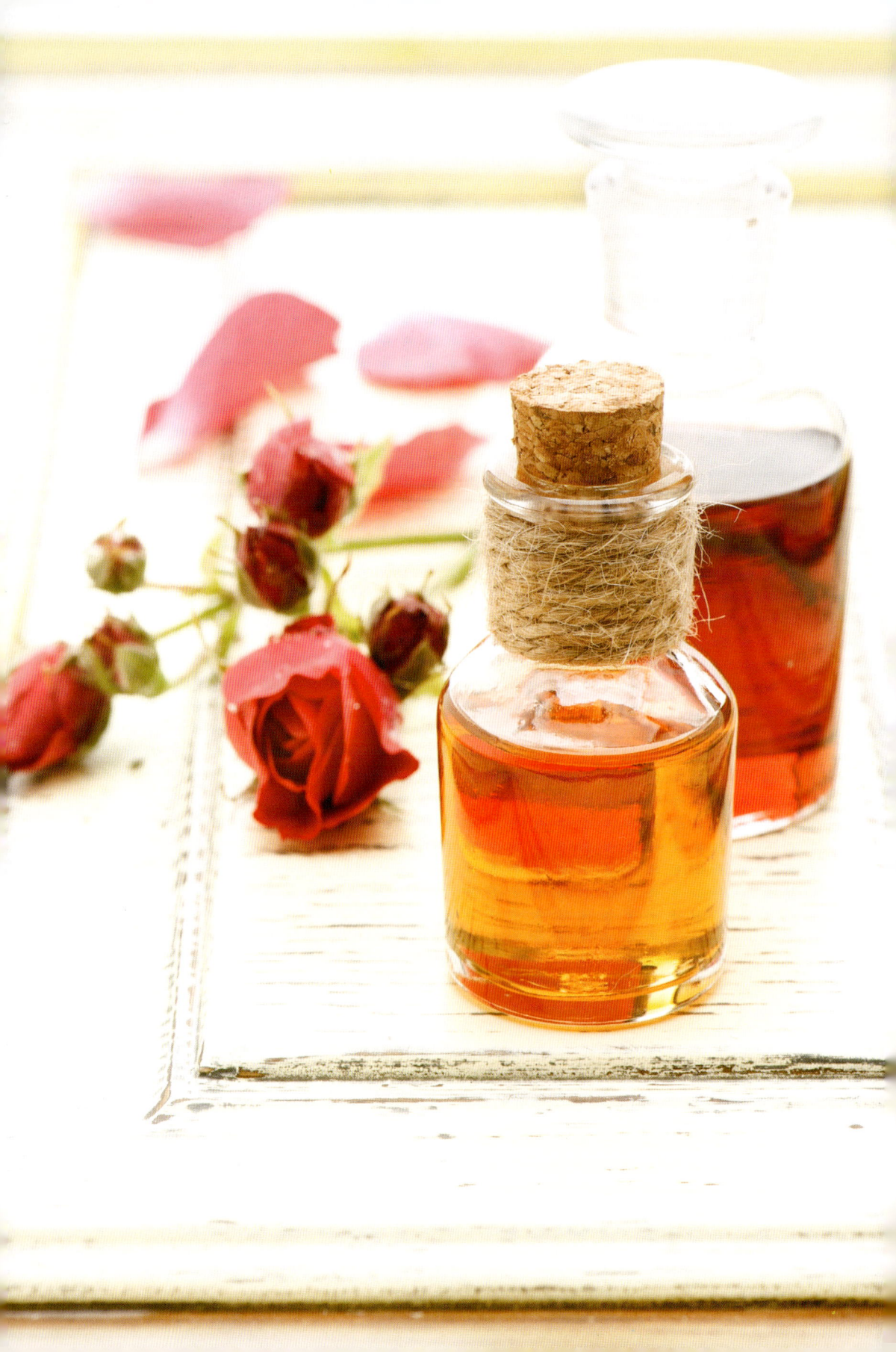

目录
CONTENTS

CHAPTER **1** 守护健康，学好刮痧入门基础课

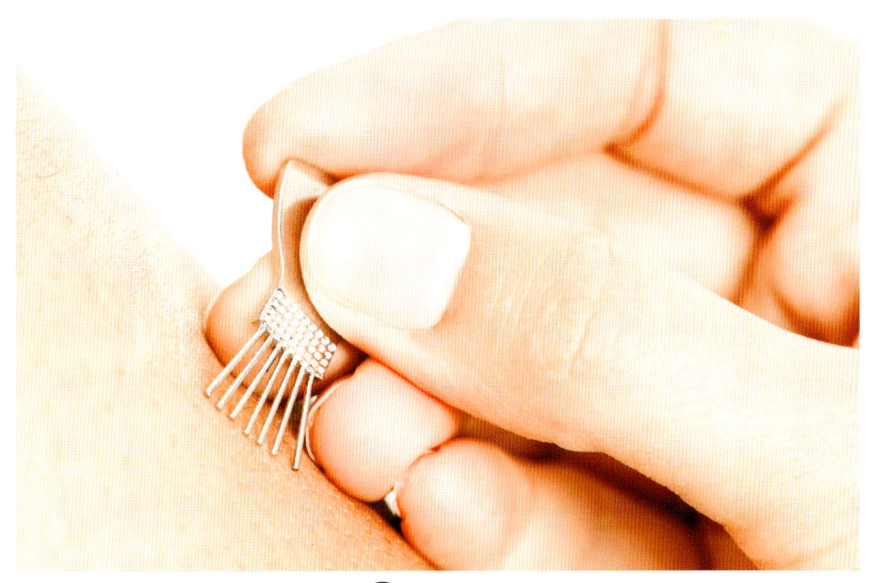

# CHAPTER 2 未病先防，刮痧保健调体质

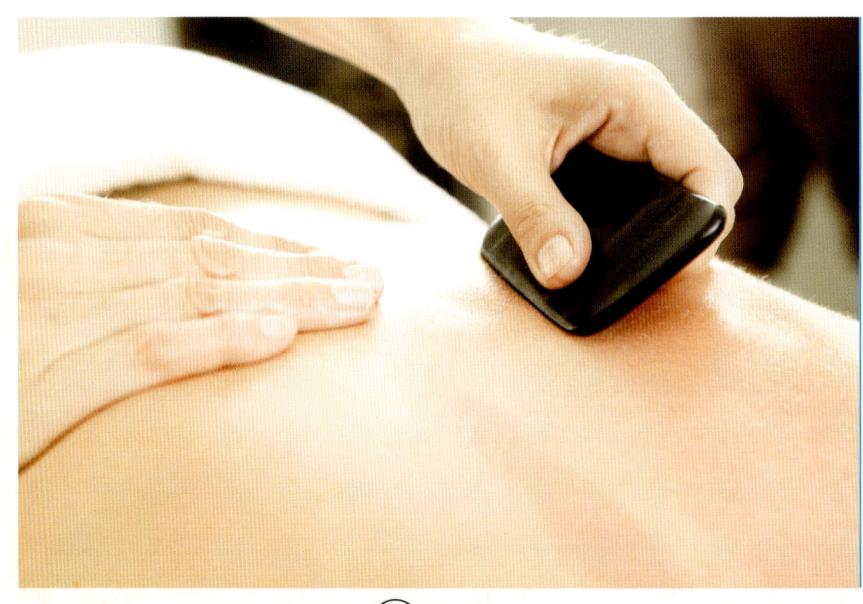

# CHAPTER 3   调整状态，刮痧纠正亚健康

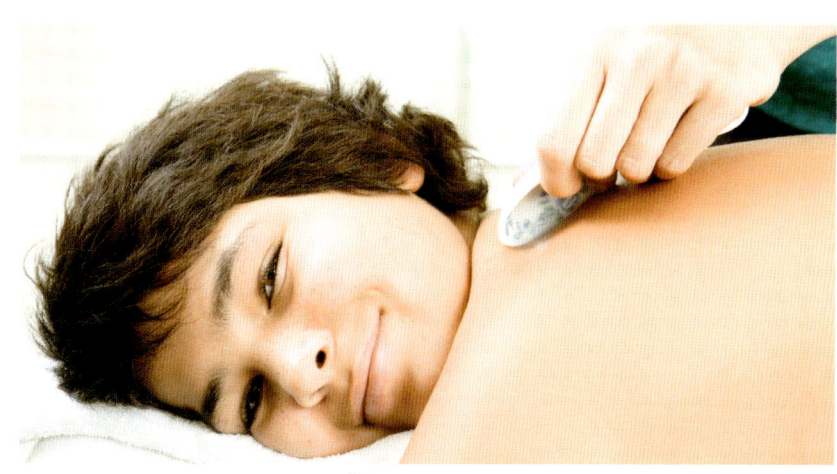

# CHAPTER 4　舒缓症状，刮痧调理常见病

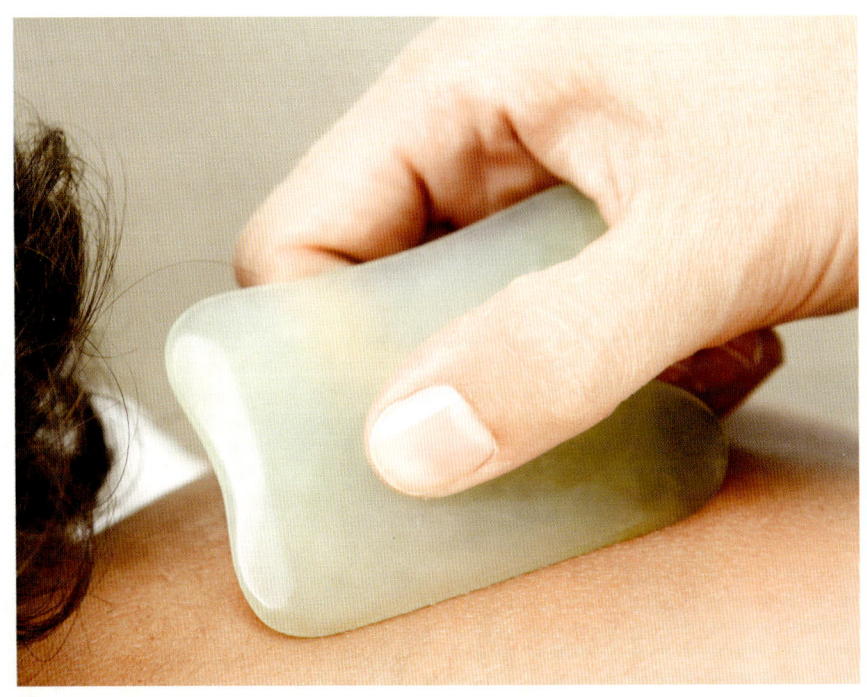

# CHAPTER 5 排毒养颜，刮痧赶走面子、皮肤问题

# CHAPTER 6 起效快，刮痧调理慢性病

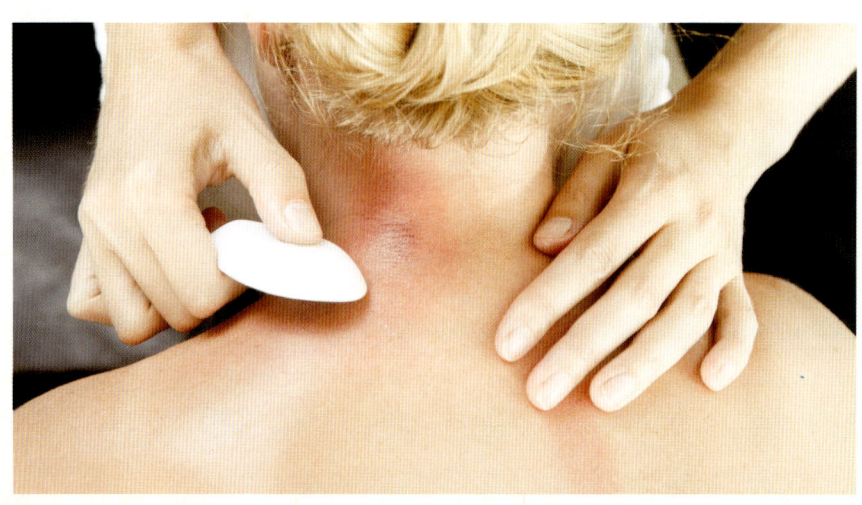

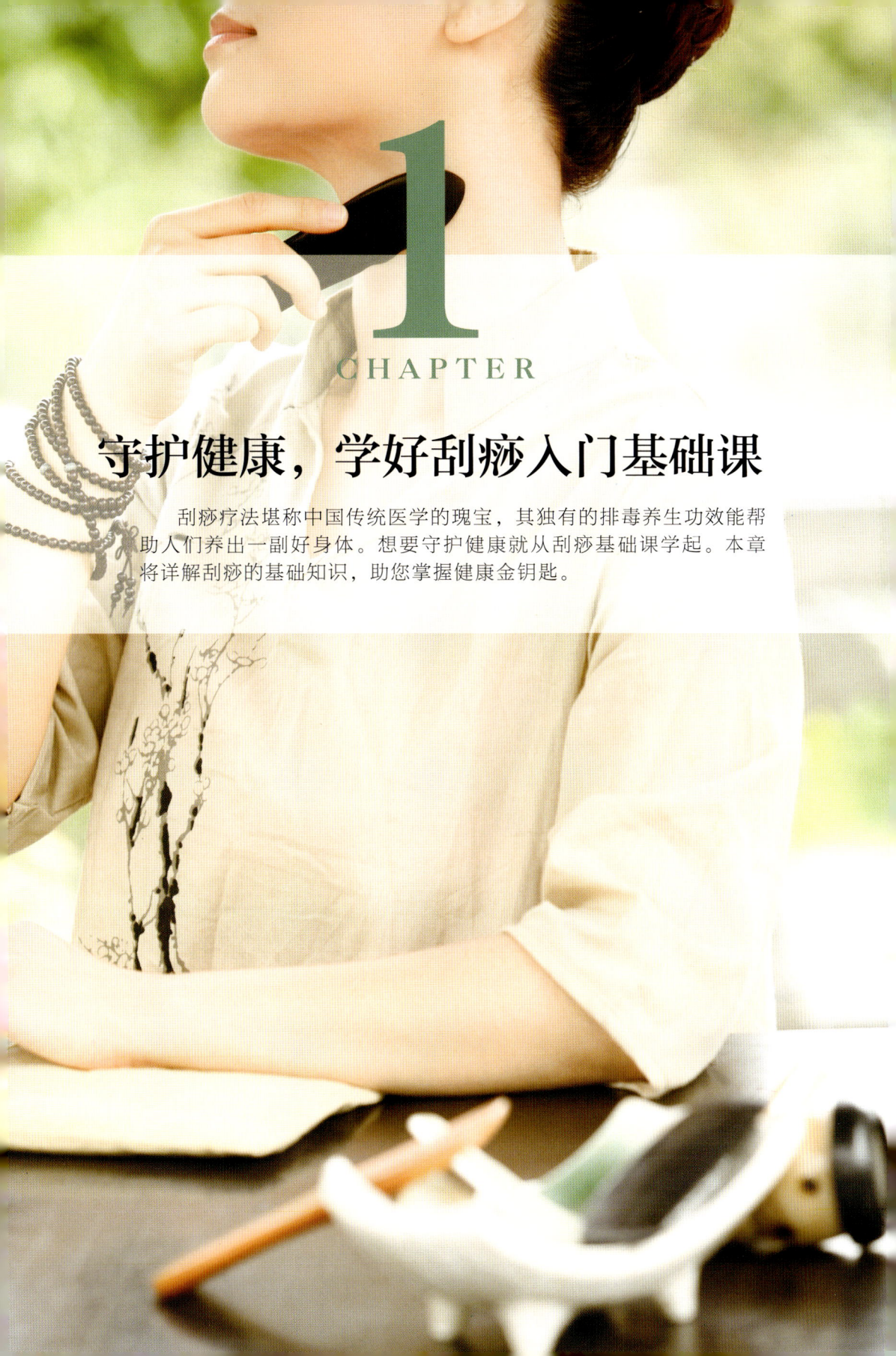

# 1
## CHAPTER

# 守护健康，学好刮痧入门基础课

刮痧疗法堪称中国传统医学的瑰宝，其独有的排毒养生功效能帮助人们养出一副好身体。想要守护健康就从刮痧基础课学起。本章将详解刮痧的基础知识，助您掌握健康金钥匙。

# ❧ 经络，不能轻看的健康保镖 ❧

　　健康一直是人们最关心的话题，生活中不少人都很关注自己的健康，但事实上不少人很不健康，很多人不知道怎样才能健康起来。中医发现人体内有经络，将人的五脏六腑、头脑四肢联络起来，分工合作，平衡和谐，从而造就人体的完善和健康。

　　经络是人体的一个快速、高效的"运营网络"，包括了血液、神经电流和各种体液的运输传导，只有它通畅无阻，各组织和器官才能正常、协调运作。大家知道，中医很强调"气血"二字。"血"是比较容易理解的，"气"则不同于呼吸空气的"气"，经络的"气"是脏腑器官功能产生的一种能量，具有人体自己能量、信息、密码的一种波长（气），是可被输导又怕被阻滞的神奇输导物质。

　　输导的神奇之处，除了"快"，更重要的就是"准"了。这个"准"包括两个含义：第一是该输导什么就输导什么，不会做无用功，更不会雪上加霜或者火上浇油。同样一个风池穴，风热头痛时它能降火止痛，风寒头痛时则能散寒止痛。"准"的第二个含义就是不偏不倚，取个"中"了。中医的灵魂就是平衡位中，不左不右，不余不缺，不寒不热，不高不低。经络能够通过输送气血，达到阴、阳、寒、热、燥、湿、营养等平衡。

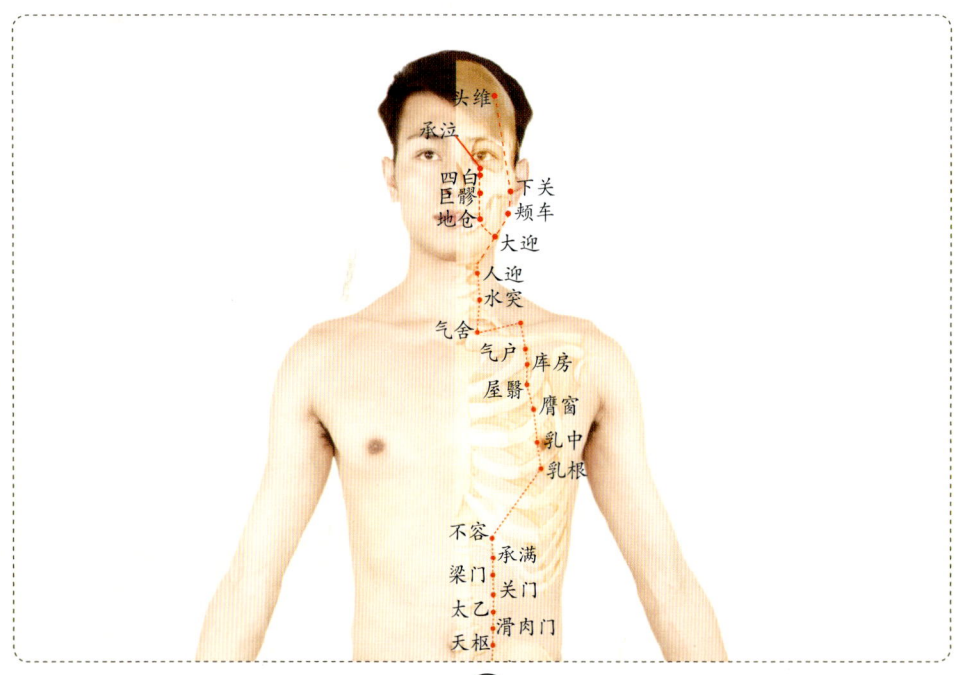

另外，现代医学研究表明，经络系统起着控制人体健康的关键作用。大部分疾病都是由于经络不正常而发生的，而疾病也能通过调整经络而得到康复，因此常常自觉地去锻炼自己的经络，健康水平将出现一个新的飞跃。

经络的修复功能首先是祛邪排毒，所谓"邪祛正自安"。"排毒"是把身体内部代谢产生的、人体不需要的废物排出体外。"祛邪"则是调动体内防御功能将体外侵犯的邪，即中医认为的风、寒、暑、湿、燥、火，西医认为的细菌、病毒，甚至吸入、食入人体内的有害物质，予以清除、杀灭、中和，排出体外等。有道是"祛瘀生新"，在加快了消除毒害的同时，身体各部位的正常代谢在不受到外邪的干扰下，才能发挥神奇的修复功能。

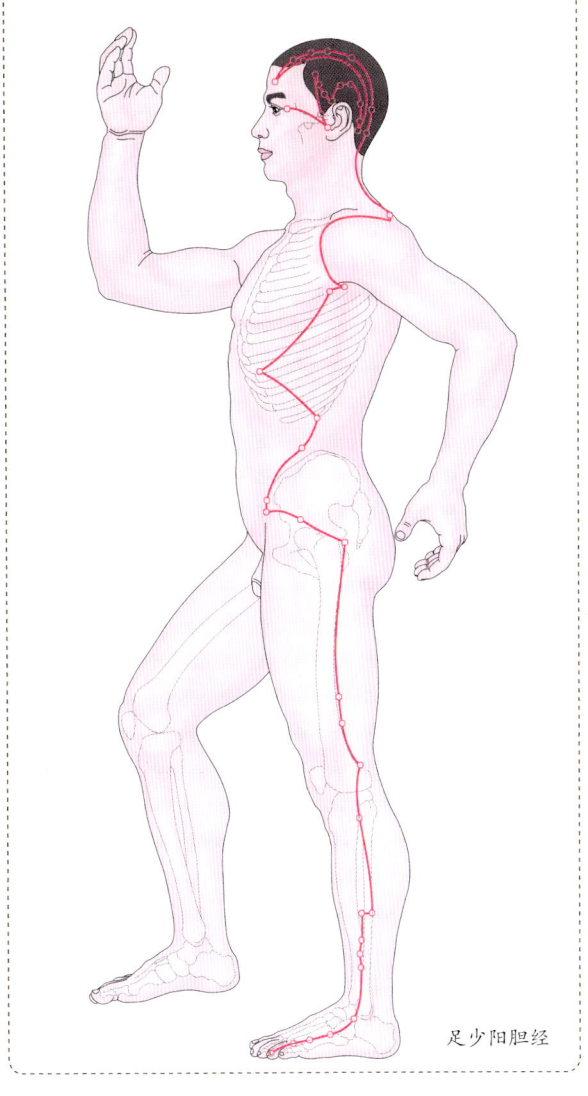

足少阳胆经

神奇的修复功能，还在于经络与全身脏器的"和谐协调"的本事。经络的养生、治病和康复能力，并不是头痛医头、脚痛医脚，而是调动一切积极因素、齐心协力、相互帮助的"高招"。经络治病，一穴多病、一病多穴、上病下治、腹痛背治，这就是"协同作战"的奇效！人的脚底板下有个涌泉穴，不但可以用来急救昏迷，还是治疗咳嗽的神奇穴位。有道是"伤风咳嗽，医生眉头皱"，如果感冒咳重，甚至小儿百日咳，只需晚上在涌泉穴上用蒜头敷上几个小时，竟可以"立即收声"！为什么不咳了？原来是受伤的肺和气管，被全身经脉用"气血"在几小时内"加急"修复好了！可见中医包括经络手法在内的各种"扶正祛邪"，正越来越多地创造康复的奇迹。

# ❧ 刮痧知多少 ❧

　　"痧"是一个中医专属词汇，西医里是没有"痧"之说。"痧"是经络气血中的"瘀秽"，俗称"痧毒"。它阻碍气血的运行、营养物质和代谢产物的交换，引发组织器官的病变，故中医有"百病皆可发痧"之说。临床上我们把患者皮肤上用特制的刮痧器具刮出的红色、紫红色斑点或斑块称为"痧"。"痧"就是形成诸多疾病和加速人体衰老的有害毒素，也可以说从微循环中分离出来的瘀血及病理产物就是"痧"。

## 痧症特征

### 痧痕明显

　　刮痧后，皮肤很快会出现一条条痧痕和累累细痧（出血点），并且存留的时间较长。

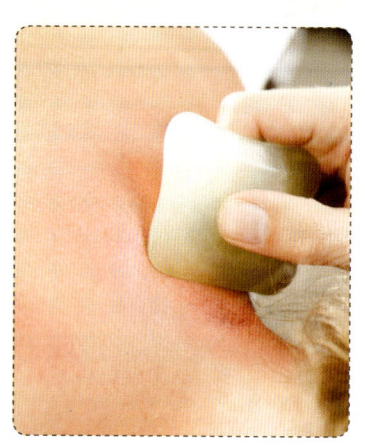

### 痧症多胀

　　所谓胀，就是痧症多出现头昏脑涨、胸部闷胀、全身酸胀等症状。

## 与"痧"有关的病症

❶ 由于高温引起的痧症——头昏脑涨、烦躁欲吐、全身疲倦、两眼发花。

❷ 由于中暑引起的痧症——头晕心悸、恶心呕吐。

❸ 由于急性肠炎引起的痧症——频繁呕吐、腹痛、腹泻。

❹ 由于食物中毒引起的痧症——肚腹胀疼、发作急剧、呕吐、腹泻、四肢麻木，甚至因严重失水而引起腓肠肌痉挛，即俗话说的"转筋痧"。

❺ 由于空气窒息引起的痧症——头昏脑涨、呼吸困难、恶心呕吐、面色青紫，甚至出现神志昏迷。

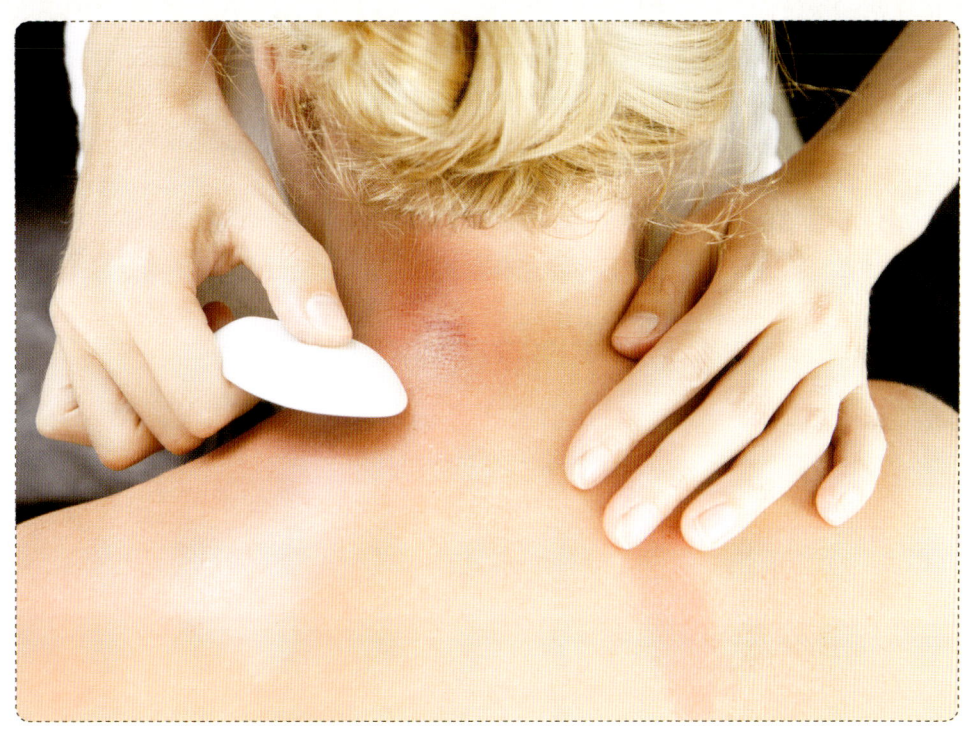

从上述症状看来，中暑、急性肠炎、食物中毒以及由于窒息引起的血液和组织严重缺氧以及中毒等病，都可用刮痧疗法治疗。

刮痧的源头可以追溯到旧石器时代。远古时候，当人们患病时，不经意地用手或石片在身上抚摩、捶击，有时竟然使病得到缓解。时间一长，自然形成了砭石治病法，这也就是"刮痧"的雏形。刮痧在古代又称"刮治"，到清代被命名为"刮痧"，一直沿用至今。明代医学家张凤逵认为，毒邪由皮毛而入就会阻塞人体络脉，阻塞气血，使气血不畅；毒邪由口鼻吸入也会阻塞络脉，使络脉的气血不通。这时就可以运用刮痧疗法，将刮痧器具在经络穴位上进行刮拭，直到刮得皮下出血，通过发汗使汗毛孔张开，痧毒就这样被排出体外，从而达到治愈的目的。

简单地说，刮痧就是用手指或各种边缘光滑的工具，蘸上具有一定治疗作用的刮痧介质，在人体表面特定部位进行反复刮拭，使皮肤表面出现瘀血点、瘀血斑或点状出血，这就是所谓的"出痧"。如果用刮痧器具刮拭经络穴位，就可以通过良性刺激，使营卫之气得到充分发挥，经络穴位处充血，局部微循环得到改善，从而起到祛邪扶正、舒筋活络、祛风散寒、清热除湿、活血化瘀、消肿止痛、增强抗病能力和免疫机能的作用。

# ❦ 刮痧不只是表面功夫 ❦

　　刮痧是以中医脏腑经络学说为理论指导，集针灸、按摩、点穴、拔罐等非药物疗法之所长，用水牛角为材料做成刮痧板，配合香蔓刮痧疏导油进行的一种自然疗法，对人体有活血化瘀、平衡阴阳、舒筋活络、调整信息、排除毒素等作用，既可预防保健又可治病疗疾。它的保健和治疗作用主要有以下特点。

## 预防保健作用

　　刮痧疗法的预防保健作用又分为健康保健预防与疾病防变两类。刮痧疗法的作用部位是体表皮肤，皮肤是机体暴露于外的最表浅部分，直接接触外界，且对外界气候环境等变化起适应与防卫作用。皮肤之所以具有这些功能，主要依靠机体内卫气的作用，卫气调和，则"皮肤调柔，腠理致密"。健康人常做刮痧（如取背俞穴、足三里穴等）可增强卫气，卫气强则护表能力强，外邪不易侵表，机

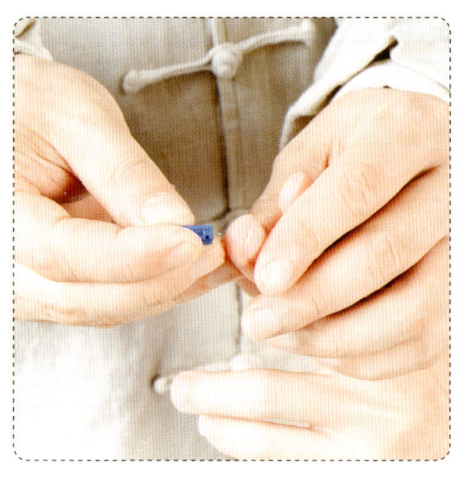

体自可安康。若外邪侵表，出现恶寒、发热、鼻塞、流涕等表证，及时刮痧（如取肺俞穴、中府穴等）可将表邪及时祛除，以免表邪侵入五脏六腑而生大病。

## 治病作用

　　刮痧疗法的治病作用可表现在以下几个方面。

### 活血化瘀

　　刮痧可调节肌肉的收缩和舒张，使组织间压力得到调节，以促进刮拭组织周围的血液循环，增加血流量，从而起到活血化瘀、祛瘀生新的作用。

### 平衡阴阳

刮痧可以改善和调整脏腑功能，使脏腑阴阳得到平衡。如肠道蠕动亢进者，在腹部和背部等处使用刮痧手法可使亢进功能受到抑制而恢复正常；反之，肠道蠕动功能减退者，则可促进其蠕动恢复正常。

### 舒筋活络

刮痧可以放松紧张的肌肉、消除肌肉疼痛，这两方面的作用是相通的。消除了疼痛病灶，肌紧张也就消除；如果使紧张的肌肉变得松弛，则疼痛和压迫症状也可以明显减轻或消失，同时有利于病灶修复。

### 调整信息

人体的各个脏器都有其特定的生物信息，当脏器发生病变时，有关的生物信息就会发生变化，而脏器生物信息的改变可影响整个系统乃至全身的机能平衡。而刮痧疗法就可以通过刺激体表的特定部位，产生一定的生物信息，通过信息传递系统输入有关脏器，对失常的生物信息加以调整，从而对病变脏器起到调整作用。

### 排除毒素

刮痧过程可使局部组织形成高度充血，血管神经受到刺激使血管扩张，血液及淋巴液流动增快，吞噬作用及搬运力量加强，使体内废物、毒素加速排除，组织细胞得到营养，从而使血液得到净化，增强全身抵抗力，进而减轻病情，促进康复。

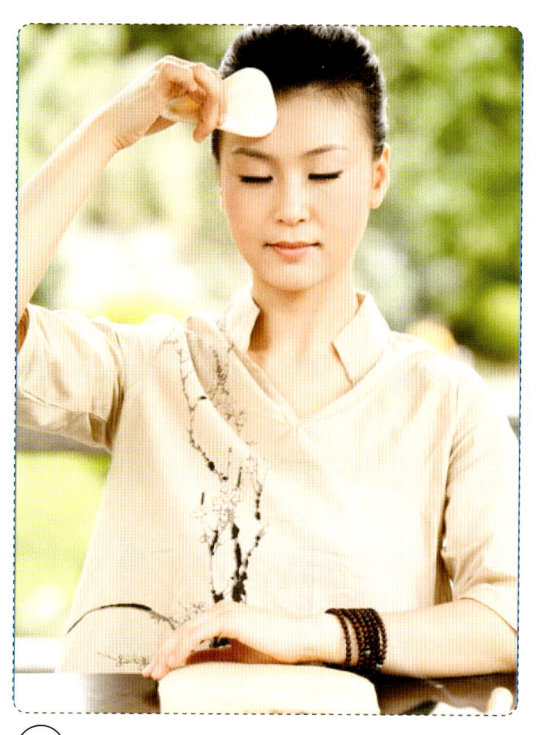

### 行气活血

气血（通过经络系统）的传输对人体起着濡养、温煦等作用。刮痧作用于肌表，可以使经络通畅、气血通达，则瘀血化散，局部疼痛得以减轻或消失。

# ❧ 欲善其事，先备好刮痧工具 ❧

古代常用汤勺、铜钱等作为刮痧板，用芝麻油、水等作为刮痧的润滑剂，这些器具虽然取材方便，但对有些穴位达不到有效的按压刺激，还会增加痛感。现代刮痧多选用专业刮痧工具，与身体形态完美契合，刮拭效果好而且能最大限度地保护皮肤，减轻疼痛。

## 刮痧板

刮痧板是刮痧的主要器具。水牛角味辛、咸，性寒。辛可发散行气、活血润养；咸能软坚润下；寒能清热解毒，具有发散行气、清热解毒、活血化瘀的作用。玉性味甘平，入肺经，润心肺、清肺热。据《本草纲目》介绍，玉具有清音哑、止烦渴、定虚喘、安神明、滋养五脏六腑的作用，是具有清纯之气的良药，可避秽浊之病气。玉石含有人体所需的多种微量元素，有滋阴清热、养神宁志、健身祛病的作用。

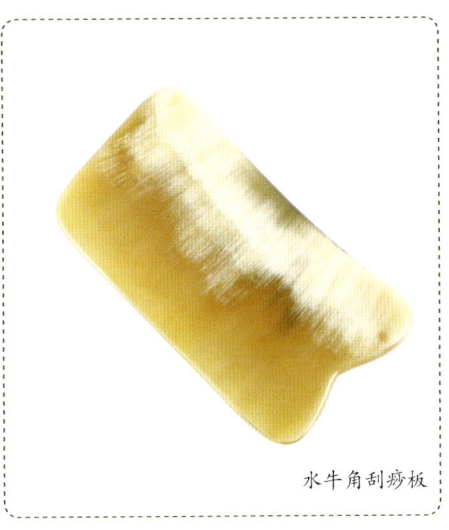

水牛角刮痧板

水牛角及玉质刮痧板均有助于行气活血、疏通经络且没有副作用。下面介绍几种特殊的刮痧板。

### 美容刮痧玉板

美容刮痧玉板四个边形状均不同，其边角的弯曲弧度是根据面部不同部位的曲线设计的。短弧边适合刮拭额头，长弧边适合刮拭面颊，两角部适合刮拭下颌、鼻梁部位及眼周穴位。

### 全息经络刮痧板

全息经络刮痧板为长方形，边缘光滑，四角钝圆。刮板的长边用于刮拭人体平坦部位的全息穴区和经络穴位；短边为对称的两个半圆角，其两角除适用于人体凹陷部位刮拭外，更适合于做脊椎部位及头部全息穴区的刮拭。

**多功能全息经络刮痧板梳**

长边和两角部可以用来刮拭身体平坦部位和凹陷部位，另一边粗厚的梳齿便于梳理头部的经穴，既能使用一定的按压力，又不伤及头部皮肤。

## 专业刮痧油和美容刮痧乳

刮痧油是刮痧疗法必不可少的润滑剂，但是刮痧油是液体的，用于面部时很容易流到或滴到眼睛里和脖颈处，所以在面部刮痧时最好用美容刮痧乳。刮痧油和美容刮痧乳含有药性平和的中药，对人体有益，无刺激性、副作用。

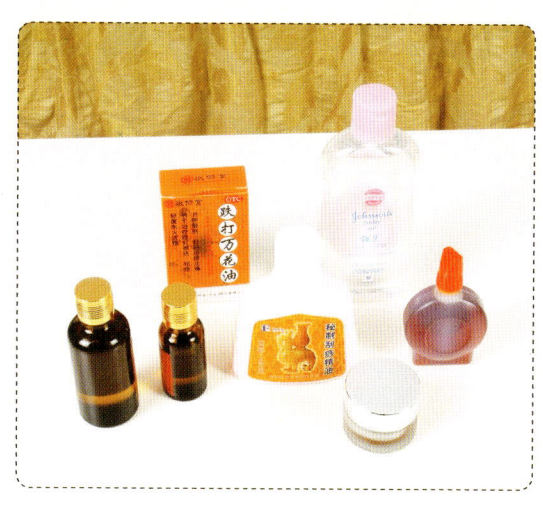

**刮痧油**

刮痧油是用具有清热解毒、活血化瘀、消炎镇痛作用而没有毒副作用的中药与渗透性强、润滑性好的植物油加工而成的。刮痧时涂以刮痧油不但能减轻疼痛、加速病邪外排，还可保护皮肤、预防感染，使刮痧安全有效。

**美容刮痧乳**

美容刮痧乳具有清热解毒、活血化瘀、消炎镇痛、养颜消斑、滋养皮肤的功效。

## 毛巾和纸巾

刮拭前清洁皮肤要选用清洁卫生、质地柔软，对皮肤无刺激、无伤害的天然纤维织物。刮拭后可用毛巾或柔软的清洁纸巾擦拭油渍。

# ❦ 找准穴位，才能精准祛病 ❦

出现疾病时，我们可以通过点按人体经络穴位来缓解和治疗，所以取穴尤为关键，自然而然穴位的定位也就成了重中之重。如果找对了穴位，再加上适当的操作手法，便可以益寿延年，缓解身体各类疾病；但如果在一窍不通或是一知半解的情况下胡乱摆弄，则往往会弄巧成拙。所以，在进行自我按摩之前，要学会如何找准穴位。下面我们罗列一些常用的取穴方法。

## 手指度量法

利用患者本人的手指作为测量的尺度来量取穴位的方法称为手指度量法，又称为"手指同身寸"，是临床上最常用的取穴找穴方法。

"同身寸"中的"寸"并没有具体数值。"同身寸"中的"1寸"在不同的人身体上长短是不同的：较高的人"1寸"要比较矮的人的"1寸"要长，这是由身体比例来决定的。所以，"同身寸"只适用于同一个人身上，不能用自己的手指去测量别人身上的穴位，这样做是找不准穴位的。

**拇指同身寸**：大拇指指幅横宽为1寸。

**中指同身寸**：中指中节屈曲，手指内侧两端横纹头之间的距离为1寸。

**横指同身寸**：又叫"一夫法"，食指、中指、无名指和小指四指并拢，以中指中节横纹处为准，食指、中指、无名指和小指四指指幅横宽为3寸；另外，食指与中指并拢横宽为1.5寸。

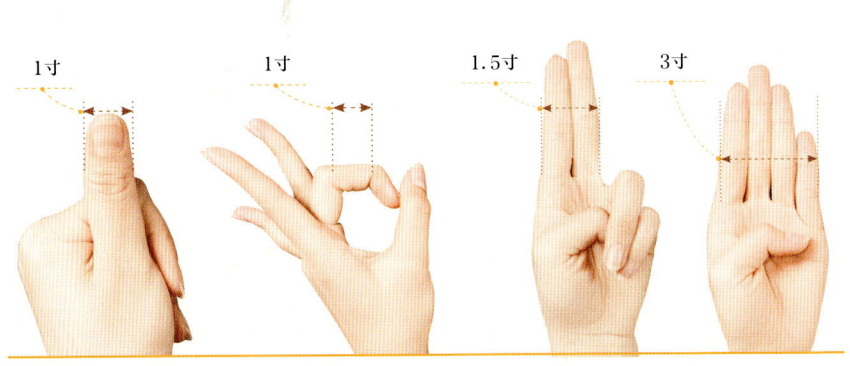

1寸　　1寸　　1.5寸　　3寸

## 骨度分寸定位法

此法始见于《灵枢·骨度》篇。它是将人体的各个部位分别规定其折算长度，作为量取腧穴的标准。如前后发际间为12寸，两乳头间为8寸，胸骨体下缘至脐中为8寸，脐中至耻骨联合处为5寸，耳后两乳突（完骨）之间为9寸，肩胛骨内缘至背正中线为3寸，腋前（后）横纹至肘横纹为9寸，肘横纹至腕横纹为12寸，股骨大粗隆（大转子）至膝中为19寸，膝中至外踝尖为16寸，胫骨内侧髁下缘至内踝尖为13寸。

## 体表标志定位法

**固定标志**：常见判别穴位的标志有眉毛、乳头、指甲、趾甲、脚踝等。例如，神阙位于腹部脐中央，膻中位于两乳头中间。

**动作标志**：需要做出相应的动作姿势才能显现的标志，如张口取耳屏前凹陷处即为听宫穴。

## 感知找穴法

身体感到异常，用手指压一压，捏一捏，摸一摸，如果有痛、硬结、痒等感觉，或与周围皮肤有温度差，如发凉、发烫，或皮肤出现黑痣、斑点，那么这个地方就是要找的穴位。感觉疼痛的部位，或者按压时有酸、麻、胀、痛等感觉的部位，可以作为阿是穴治疗。阿是穴一般在病变部位附近，也可在距离病变部位较远的地方。

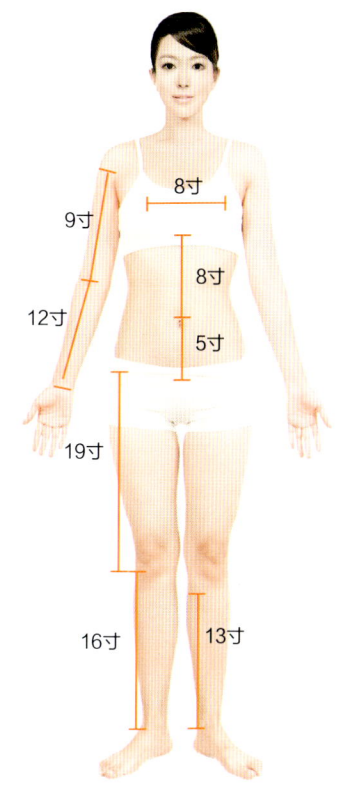

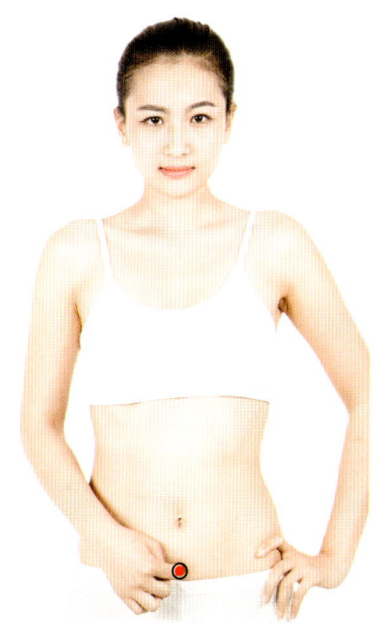

# ❧掌握操作手法，刮痧其实并不难 ❧

刮痧首先要学会正确的持板方法，也就是握板法，否则刮痧时容易疲惫且效果不佳。正确的握板方法是：刮痧板的长边横靠在手掌心，大拇指和其他四个手指分别握住刮痧板的两边，刮痧时用手掌心的部位向下按压。

刮痧法根据刮拭的角度、身体适用范围等方面，可以分为面刮法、平刮法、角刮法、推刮法、立刮法、点按法、按揉法等。

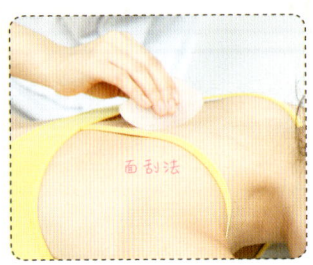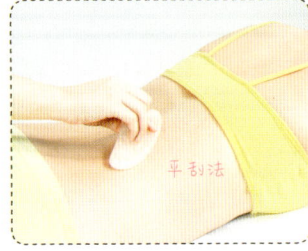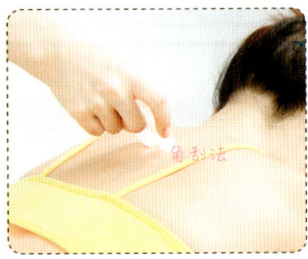

## 面刮法

面刮法是最常用的刮拭方法。手持刮痧板，向刮拭的方向倾斜30°～60°，以45°最为普遍，依据部位的需要，将刮痧板的1/2长边或全部长边接触皮肤，自上而下或从内到外均匀地向同一方向直线刮拭。面刮法适用于身体平坦部位的经络和穴位。

## 平刮法

手法与面刮法相似，只是刮痧板向刮拭方向倾斜的角度小于15°，而且向下的渗透力也较大，刮拭速度缓慢。平刮法是诊断和刮拭疼痛区域的常用方法。

## 角刮法

使用刮板的角部在穴位处自上而下进行刮拭，刮板面与皮肤呈45°倾斜，适用于肩部、胸部等部位或穴位的刮痧。刮拭时要注意用力不宜过于生硬，因为角刮法比较便于用力，要避免用力过猛而伤害皮肤。

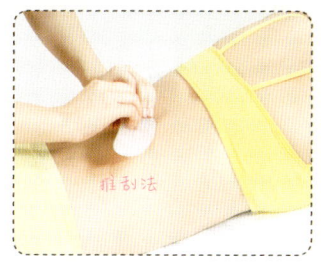 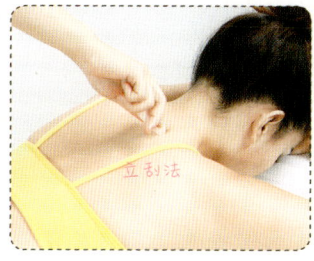 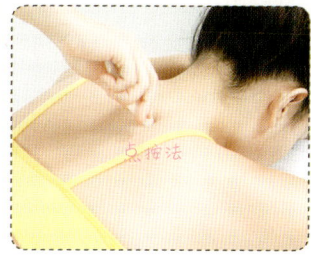

### 推刮法

推刮法的操作手法与面刮法大致相似，刮痧板向刮拭的方向倾斜角度小于45°，压力大于平刮法，速度也比平刮法慢一点。

### 立刮法

刮痧板角部与刮拭部位呈90°垂直，刮痧板始终不离皮肤，并以一定的压力，在约1寸长的皮肤上做前后或左右的短间隔摩擦刮拭。这种刮拭方式主要用于头部穴位。

### 点按法

将刮痧板角部与要刮拭部位呈90°垂直，向下按压，由轻到重，逐渐加力，片刻后快速抬起，使肌肉复原，多次反复。这种方法适用于无骨骼的软组织处和骨骼缝隙、凹陷部位。要求手法连贯自如，这种手法刺激性较强，具有镇痛止痛、解除痉挛的作用，多用于实证的治疗。

### 按揉法

**垂直按揉**：垂直按揉法将刮痧板的边沿以90°方向按压在穴位上，刮痧板与所接触的皮肤始终不分开，做柔和的慢速按揉。垂直按揉法适用于骨缝部穴位以及第二掌骨桡侧的刮拭。

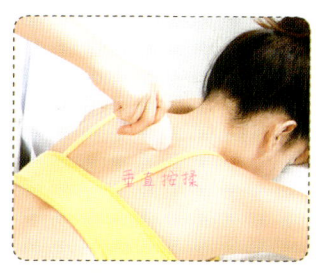

**平面按揉**：用刮痧板角部的平面以小于20°方向按压在穴位上，做柔和迟缓的旋转，刮痧板角部平面与所接触的皮肤始终不分开，按揉压力应当渗透到皮下组织或肌肉去。这种刮法常用于手足全息穴区，后颈、背腰部全息穴区中疼痛敏感点的刮拭。

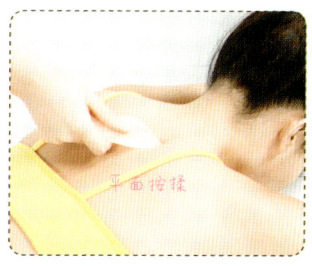

# 刮痧要领和技巧

刮痧疗法中，按压力和刮拭角度决定刮痧治疗的效果，而速度的快慢和刮痧的时间决定刮痧的舒适感。所以，刮痧的时候要注意要领和技巧。以下介绍的刮痧要领和技巧在具体的刮痧治疗过程中非常实用。

## 刮拭角度

刮拭角度以有利于减轻被刮拭者的疼痛感和方便刮拭者刮拭为原则。当刮痧板与刮拭方向的角度大于45°时，会增加疼痛感，所以刮拭角度应小于45°。在疼痛敏感的部位，最好小于15°。

## 按压力

刮拭过程中要始终保持一定的按压力，若只在皮肤表面摩擦，则不但没有治疗效果，还会造成表皮水肿。但按压力也不是越大越好，要根据具体体质、病情和局部解剖结构（骨骼凸起部位、皮下脂肪少的部位、脏器所在处，按压力应适当减轻）区别对待。用重力刮痧时，需逐渐加大按压力，使身体适应，以减轻疼痛。

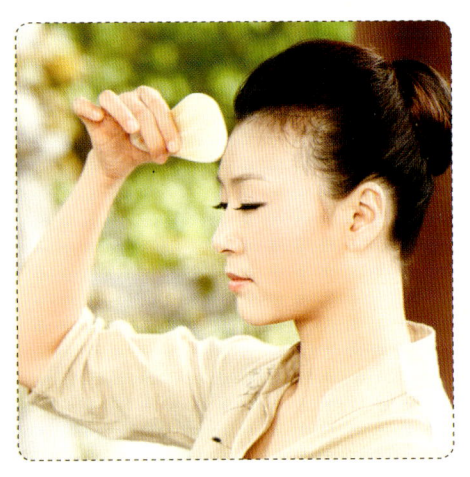

## 刮拭速度

刮拭速度应平稳、均匀，不要忽快忽慢。疼痛感与刮拭速度有关，刮拭速度越快，疼痛感越重；速度越慢，疼痛感越轻。

## 刮拭长度

一般以穴位为中心，刮拭总长度为8～15厘米，以大于穴区范围为原则。如果需要刮拭的经脉较长，可分段刮拭。

# ⁑ 刮痧疗法应随证操作 ⁑

　　刮痧疗法的补泻作用，取决于操作力量的轻重、速度的急缓、时间的长短、刮拭的方向以及作用的部位等诸多因素，而上述动作的完成都是依靠手法的技巧来实现的。只有手法运用巧妙，才能充分发挥刮痧的治疗作用，收到事半功倍的疗效。

　　"虚者补之，实者泻之"，这是中医治疗的基本法则之一。补和泻是治疗上的两个重要原则。"补"，主要用于治疗虚证；"泻"，主要用于治疗实证。从表面上看，刮痧疗法虽无直接补泻物质进入或排出机体，但依靠手法在体表一定部位进行刺激，可起到促进机体功能或抑制其亢进的作用，这些作用属于补和泻的范畴。

## 刮痧补法

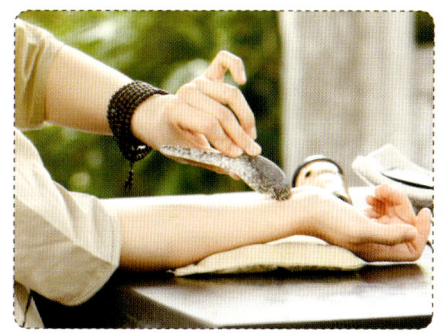

　　补法的刮拭按压力小，速度慢，每一板的刺激时间较长，辅以具有补益及强身功能的穴、区、带，能使人体正气得以鼓舞，使低下的功能恢复旺盛，临床常用于年老、久病、体虚或形体瘦弱之虚证及对疼痛特别敏感的患者。

## 刮痧泻法

　　泻法运板压力大，板速快，每一板的刺激时间短，能疏泄病邪，使亢进的功能恢复正常，临床常用于年轻体壮、新病体实、急病患者。当出现某种功能异常或亢进之征候，如肌肉痉挛、抽搐、神经过敏、疼痛、热证、实证等时，以泻法运板刮之，可使之缓解，恢复正常功能。

## 刮痧平补平泻法

　　平补平泻法是补和泻手法的结合，按压力适中，速度不快不慢，刮拭时间也介于补法和泻法之间的一种通调经络气血的刮痧运板法，是刮痧临证时最常用的运板法。适用于虚实兼证的治疗和正常人保健。

# ❖ 刮痧需注意的细节 ❖

为了保证刮痧的疗效，减轻刮痧对患者造成的疼痛，以及避免刮痧可能引起的不良后果，在刮痧前、刮痧时和刮痧之后应注意以下事项。

❶ **消除紧张情绪，询问刮感**。在刮痧之前，应对患者做好解释工作，以消除患者的紧张情绪。在刮痧过程中要随时关注患者的神色，并询问患者的感受，一旦患者有不适情况应及时调整刮痧的手法、力度等，或者采取别的措施，防止患者出现晕刮。

❷ **注意保暖，随温定时**。刮痧治疗时，应注意室内保暖，尤其是在冬季，应避开风口。夏季刮痧时，不能让风扇直接吹刮拭部位。冬季天气寒冷刮痧时间宜长，夏季天气炎热刮痧时间宜短。

❸ **不同部位不同刮法**。凡是肌肉丰满处，宜用刮痧板的横面（薄面、厚面均可）刮拭。关节处、手指、脚趾、头面部等肌肉较少或凹凸不平之处，宜用刮痧板棱角刮拭。

❹ **特殊人群特殊刮法**。年迈、体弱、儿童、特别怕痛的患者可用间接刮痧法，在刮痧部位放上一块干净的手绢或柔软的布，隔布刮痧，手法不可太重。

❺ **皮肤异常不宜刮拭**。若刮痧处有疔疮疖肿、外伤瘢痕或皮肤溃烂，应避开这些部位，不要在上面刮拭。

❻ **刮痧后3小时内禁止洗澡**。刮痧后患者可休息一会儿，并喝适量温开水，禁食生冷、油腻食物。不要马上用水清洗刮痧部位，可先用干净的纸擦去皮肤上的润滑剂，刮痧后3小时内禁止洗澡，更不能洗凉水澡。

❼ **不能片面地追求出痧**。出痧量的多少和疾病的性质、刮痧的部位、患者的体质以及刮痧的手法等诸多因素有关。不能片面地认为出痧越多，治疗效果就越好，从而过度地刮拭皮肤。只要按照正确刮痧方法来刮痧，不管出痧多少，都会对疾病有治疗效果。

❽ **下一次的刮痧时间需视情况而定**。前一次刮痧部位的痧斑未退时，不宜在原处再进行刮痧。一般第二次刮痧时间需在3~6天之后，以皮肤上痧退及无疼痛感为标准。一般3~5次为1个疗程，休息1周后再进行下一个疗程。

# ❧ 刮痧的适应证与禁忌证 ❧

　　为了保证刮痧的疗效，减轻刮痧对患者造成的疼痛，以及避免刮痧可能引起的不良后果，应注意刮痧的适应证和禁忌证。

## 刮痧的适应证

**呼吸系统疾病**：如感冒、咳嗽、气管炎、哮喘、肺炎等。

**消化系统疾病**：如胃病、反胃、呃逆、吐酸、呕吐、急性胃炎、胃肠神经官能症、胆道感染、肠道预激综合征、便秘、腹泻、腹痛等。

**泌尿系统疾病**：如泌尿系统感染、尿失禁、膀胱炎等。

**神经系统疾病**：如眩晕、失眠、头痛、多汗症、神经衰弱、忧郁症、坐骨神经痛等。

**心血管系统疾病**：如心悸、高血压等。

**运动系统疾病**：如腱鞘炎、腕管综合征、网球肘、落枕、肩痛、肋间神经痛、腰痛、肥大性脊柱炎、急性腰扭伤、慢性腰肌纤维炎、梨状肌综合征等。

**妇科系统疾病**：如月经不调、痛经、闭经、经期发热、经期头痛、经前紧张综合征、更年期综合征、产后缺乳、急性乳腺炎等。

**五官系统疾病**：如牙痛、咽喉肿痛、急性鼻炎、鼻衄、耳鸣、失音等。

## 刮痧的禁忌证

❶ 严重心脑血管疾病急性期、肝肾功能不全者禁止刮痧。体内有恶性肿瘤的部位，应避开肿瘤部位在其周边刮拭。

❷ 有出血倾向的病症、严重贫血者禁止刮痧。

❸ 女性在怀孕期间、月经期间禁止刮拭腰骶部。

❹ 韧带、肌腱急性扭伤及外科手术疤痕处，均应在3个月之后方可进行刮痧疗法。

❺ 感染性皮肤病、糖尿病皮肤破溃、严重下肢静脉曲张局部禁止刮痧。

# ❦ 痧象是身体健康指示灯 ❦

在含有毒素的部位刮痧时，由于此处毛细血管的通透性紊乱，刮痧板的压力会使毛细血管破裂，血液就会向破裂的毛细血管渗出。这种渗出毛细血管外，存在于皮肤下组织间的含有毒素的血液就是痧。

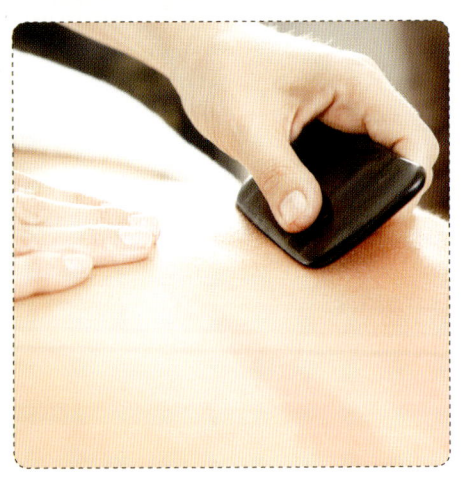

刮痧治疗半小时左右，皮肤表面的痧会逐渐融合成片，深层的包块样痧逐渐消失，并逐渐由深部向体表扩散，而深部结节状痧消退比较缓慢。不论是哪一种痧，在刮拭12小时之后，皮肤的颜色均呈青紫色或青黑色。

刮痧后，皮肤毛孔微张，局部皮肤有热感，少数人自觉有寒凉之气排出，有的部位会出现颜色不同的痧象，有时候会在皮肤下深层部位触及大小不一的包块状痧，这些都属于刮痧后的正常痧象，正是这些痧象给你发出了身体不健康的信号。

刮出的痧一般5~7日即可消褪。痧消褪的时间与出痧的部位、痧的颜色和深浅（即疾病的病位、病性）有密切关系，胸背部、上肢、皮肤表面、颜色比较浅的痧消退较快，下肢、腹部、颜色深的痧以及皮肤深部的痧消退比较缓慢。阴经所出的痧一般较阳经消失缓慢，一般会延迟2周左右。

痧象的出现是一种正常的生理反应。一般有下面几种情况：

❶ 刮拭后，未出现明显的痧象或只有少量红点，这表明受术者无病。

❷ 痧象鲜红、呈玫瑰色、大面积，表明受术者体内血热或体内蕴热。

❸ 痧象鲜红并伴有痛痒感，表明受术者体内有风热。

❹ 痧象色暗或发紫，表明受术者体内气血瘀滞。

❺ 痧象发黑或呈黑紫色，天气寒冷时肌肤疼痛，表明体内多血瘀或风寒。

❻ 痧象在皮肤上出现不久，有少量液体分泌，表明受术者体内有湿气。

❼ 在刮痧过程中，痧象由深转淡、由暗转红，斑块由片变点，表明病情转轻，治疗有效。

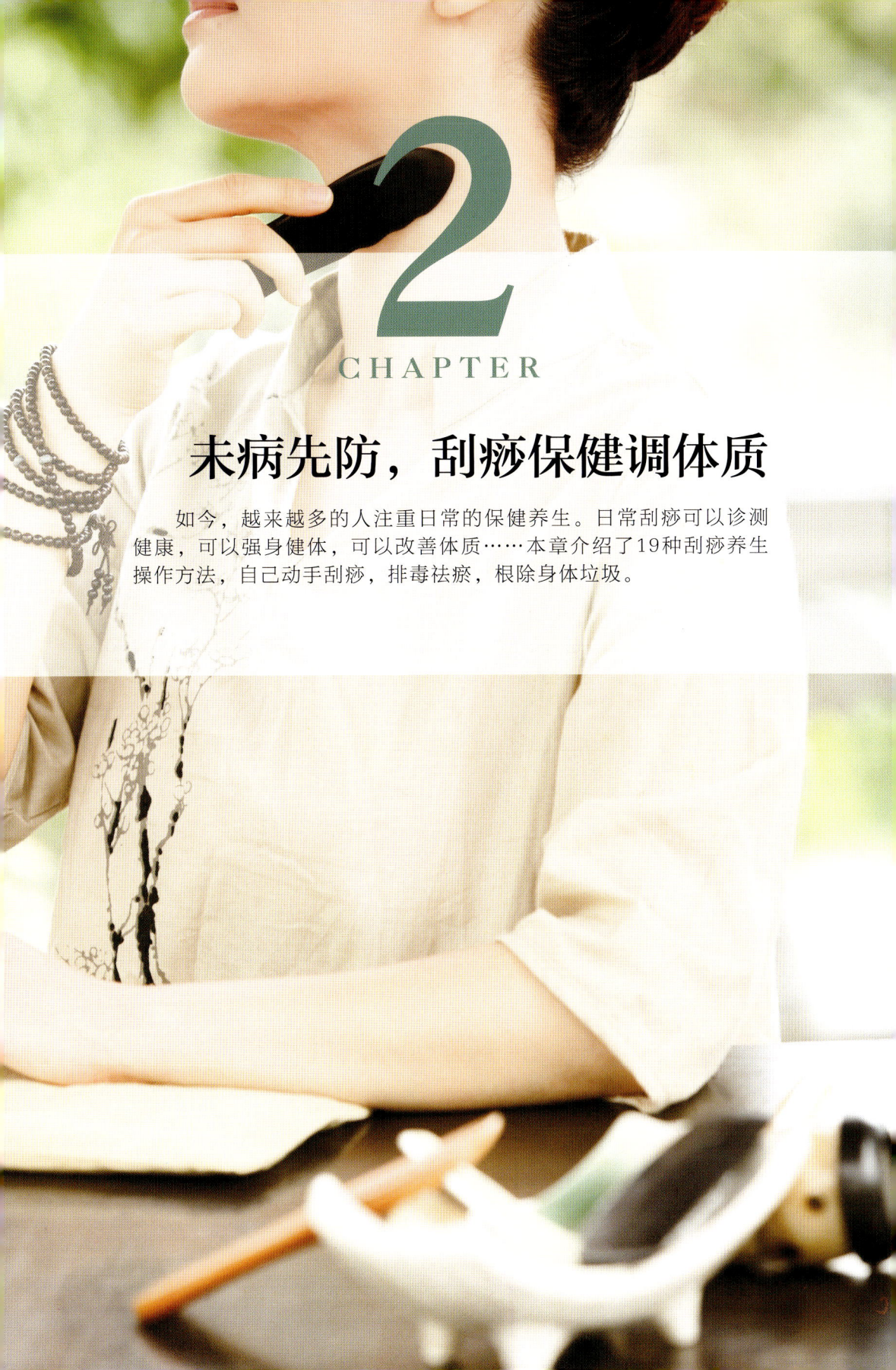

# 2 CHAPTER

## 未病先防，刮痧保健调体质

如今，越来越多的人注重日常的保健养生。日常刮痧可以诊测健康，可以强身健体，可以改善体质……本章介绍了19种刮痧养生操作方法，自己动手刮痧，排毒祛瘀，根除身体垃圾。

# 健脾养胃，增强动力吸收好

　　脾胃健运，能让身体气血充足，但快节奏的现代生活中，不健康的生活习惯，让原本脆弱的脾胃更不堪重负。所以，我们要学会保健脾胃的刮痧法，好好养护后天之本。

扫码看视频

▶ **刮痧处方：** 平刮 中脘 + 面刮 足三里

**刮痧疗法**

## 1 平刮中脘，和胃健脾

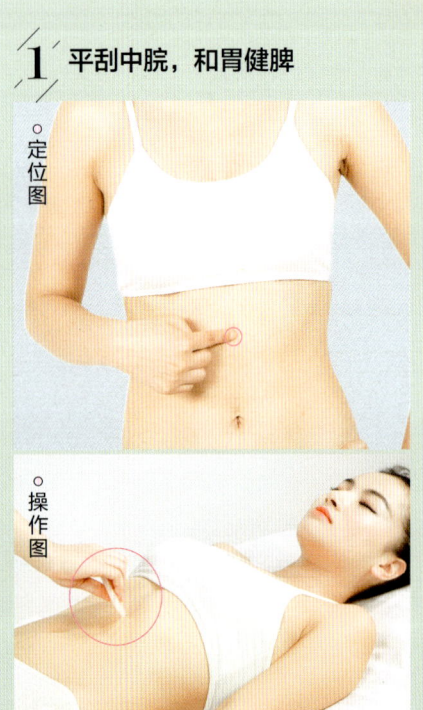

○定位图

○操作图

**定位：** 位于上腹部，前正中线上，脐中上4寸。

**操作：** 用平刮法从上往下刮拭中脘穴30次，力度适中，可不出痧。

## 2 面刮足三里，健脾益气

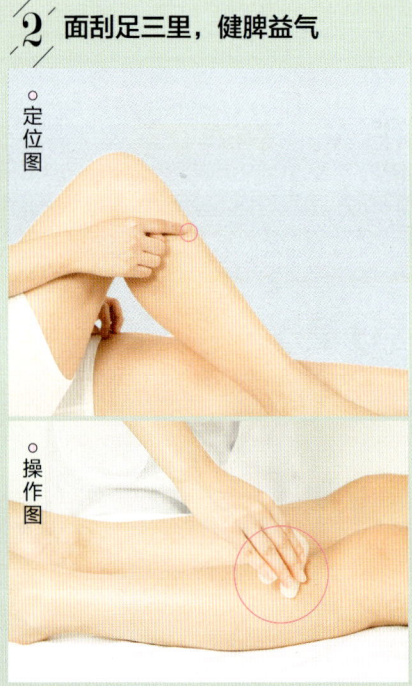

○定位图

○操作图

**定位：** 位于小腿前外侧，犊鼻穴下3寸，距胫骨前缘一横指。

**操作：** 用面刮法从上往下刮拭足三里穴30次，力度适中，以皮肤潮红、出痧为度。

# 养心安神，神清气爽睡眠好

在五脏六腑中，心属君主之官，全身气血的运行要靠心脏的有力跳动来完成。想保护心脏，就要学会心脏的保健刮痧法，疏解心烦气闷，养心安神。

扫码看视频

▶ **刮痧处方：** 角刮 **安眠** + 面刮 **肝俞**

## 刮痧疗法

### 1 角刮安眠，镇惊安神

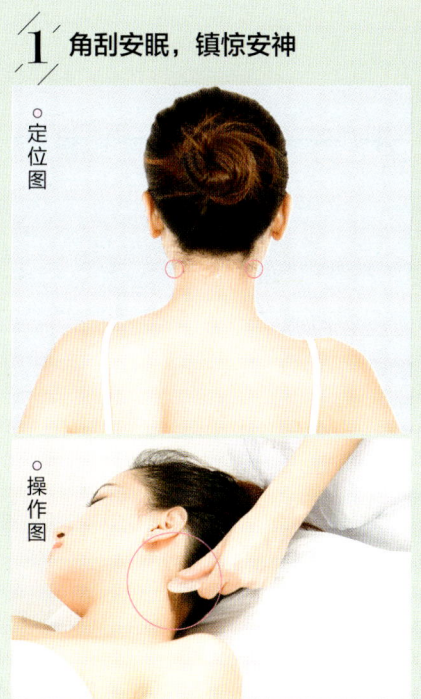

○定位图

○操作图

**定位：** 位于耳垂后凹陷与枕骨下凹陷连线的中点处。

**操作：** 用角刮法刮拭安眠穴30次，力度略轻，可不出痧。

### 2 面刮肝俞，宁神明目

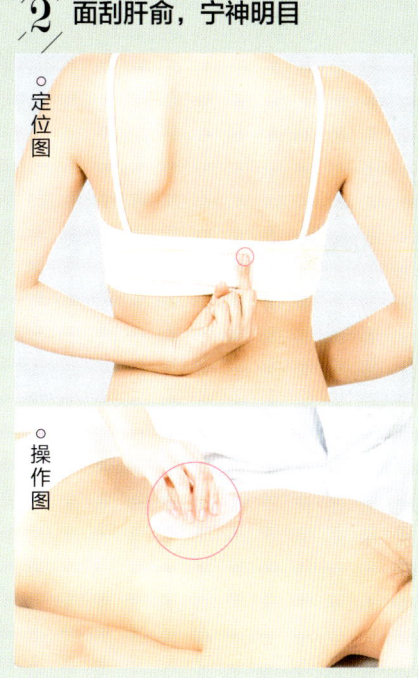

○定位图

○操作图

**定位：** 位于背部，第九胸椎棘突下，旁开1.5寸。

**操作：** 用面刮法刮拭肝俞穴30次，力度略重，以出痧为度。

# 疏肝解郁，气血通畅心情好

　　抑郁多因七情所伤，导致肝气郁结所致，而肝是人体的将军之官，它调节血液，指挥新陈代谢，承担着解毒和排泄废物的责任，同时保证人体血气通畅，需要好好呵护。

扫码看视频

▶ **刮痧处方：** 角刮 膻中 ＋平刮 期门

## 刮痧疗法

### 1 角刮膻中，理气化痰

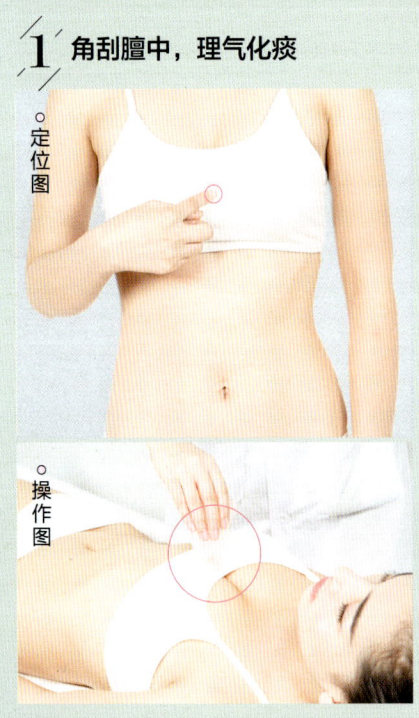

○定位图

○操作图

**定位：** 位于胸部，前正中线上，平第四肋间，两乳头连线的中点。
**操作：** 用角刮法从上往下刮拭膻中穴30次，力度适中，以出痧为度。

### 2 平刮期门，宽胸理气

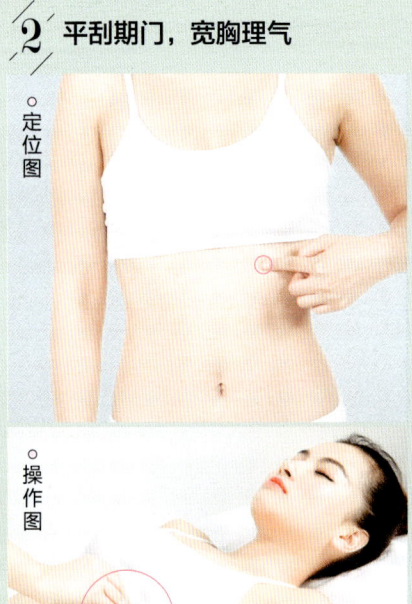

○定位图

○操作图

**定位：** 位于胸部，乳头直下，第六肋间隙，前正中线旁开4寸。
**操作：** 用平刮法从上往下刮拭期门穴10～15次，力度适中，可不出痧。

# 宣肺理气，抵抗力好气通畅

在当今污染严重的空气下，正视肺的健康显得尤为重要。肺部不好，不仅会引起咳嗽和呼吸道疾病，还会影响容颜。学好肺脏的刮痧保健法因而尤其重要。

扫码看视频

▶ **刮痧处方：** 角刮 膻中 ＋角刮 太渊

**刮痧疗法**

## 1 角刮膻中，理气化痰

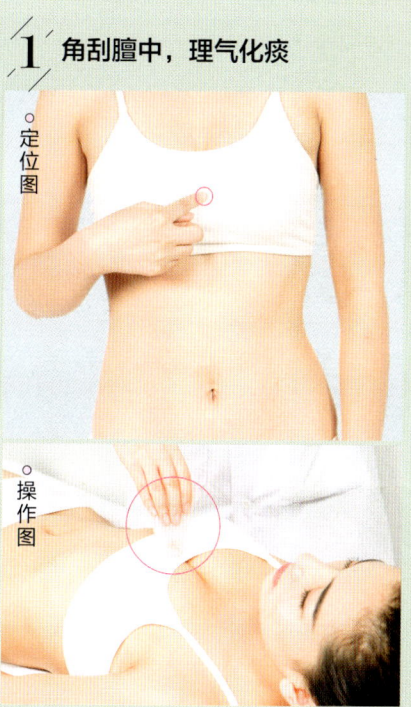

○定位图

○操作图

**定位：** 位于胸部，前正中线上，平第四肋间，两乳头连线的中点。
**操作：** 用角刮法从上往下刮拭膻中穴30次，力度适中，可不出痧。

## 2 角刮太渊，宣肺止咳

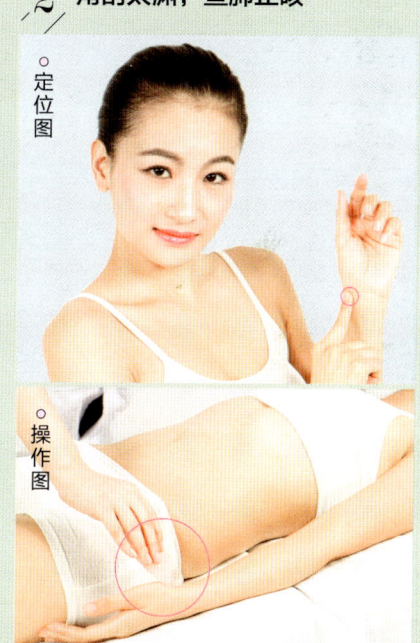

○定位图

○操作图

**定位：** 位于腕掌侧横纹桡侧，桡动脉搏动处。
**操作：** 用角刮法刮拭太渊穴30次，力度略重，以出痧为度。

# 补肾强腰，体魄强健肾气足

从古至今，补肾似乎仅仅是男性的专利，殊不知，夜尿频多、失眠多梦、腰腿酸软、脱发白发等症状在现代女性中也较多见。因此，补肾强腰对于现代人来说至关重要。

扫码看视频

▶ **刮痧处方：** 面刮 命门 ＋ 面刮 肾俞

## 刮痧疗法

### 1 面刮命门，强健腰脊

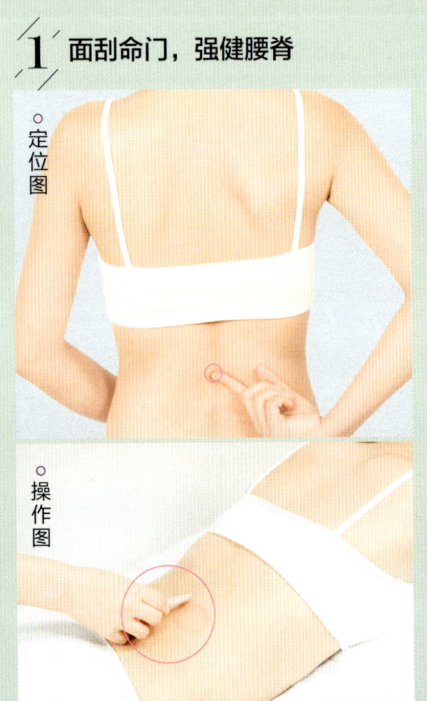

定位图

操作图

**定位：** 位于腰部，后正中线上，第二腰椎棘突下凹陷中。

**操作：** 用面刮法用力刮拭命门穴10~15次，以皮肤有热感为度。

### 2 面刮肾俞，益肾助阳

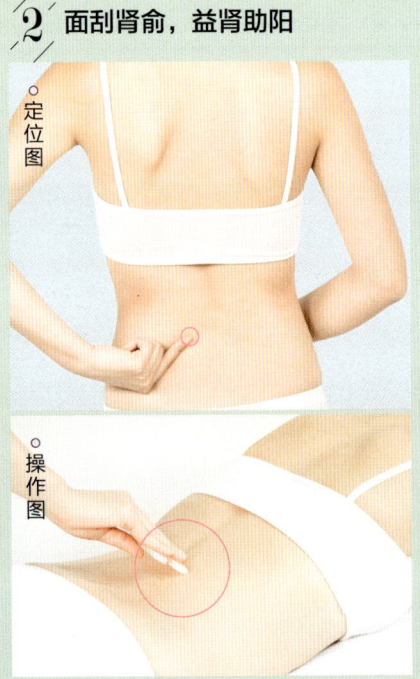

定位图

操作图

**定位：** 位于腰部，第二腰椎棘突下，旁开1.5寸。

**操作：** 用面刮法用力刮拭肾俞穴10~15次，以皮肤有热感为度。

# 美容养颜，容颜靓丽气色好

爱美是女人的天性，好气色能为女人增添不少光彩。我们常夸人"面带红光"，这便是气色充盈的一种外在表现。但是女人过了黄金年龄后，容颜极易衰老，气色也极易变差。

扫码看视频

➡ **刮痧处方：** 点刮 `迎香` + 角刮 `巨髎`

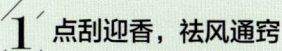

刮痧疗法

## 1 点刮迎香，祛风通窍

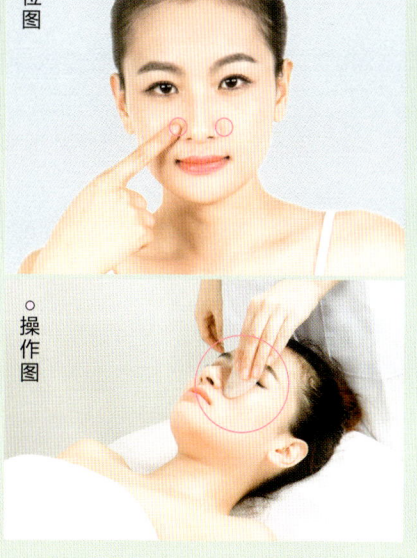

○定位图

○操作图

**定位：** 位于鼻翼外缘中点旁。
**操作：** 用点刮法点刮迎香穴10次，以皮肤潮红、发热为度。

## 2 角刮巨髎，明目退翳

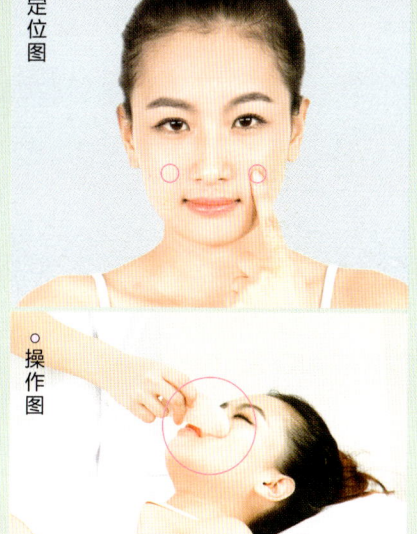

○定位图

○操作图

**定位：** 位于面部，瞳孔直下，平鼻翼下缘处，鼻唇沟外侧。
**操作：** 用角刮法刮拭巨髎穴30次，以皮肤潮红、发热为度。

# 瘦身降脂，轻体塑形身材好

　　由于现在物质生活的极大丰富和生活条件的极为优越，使得现代人身体里面的能量摄入与能量消耗，形成了严重的不平衡——"入"常常大于"出"，这也是很多人发胖的根本原因。

扫码看视频

▶ **刮痧处方：** 角刮 `上脘` ＋角刮 `下脘`

## 刮痧疗法

### 1 角刮上脘，调理脾胃

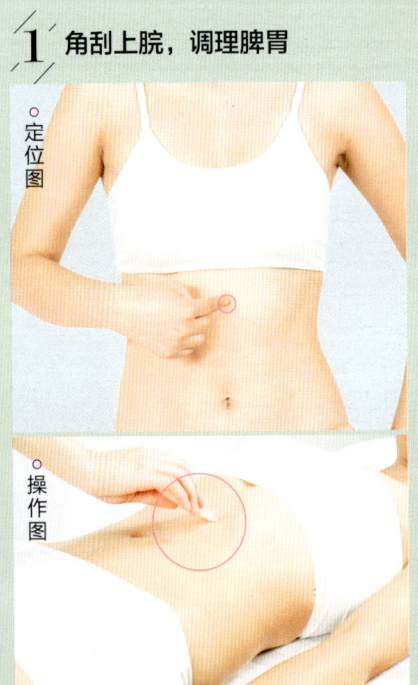

○ 定位图

○ 操作图

**定位：** 位于上腹部，前正中线上，脐中上5寸。

**操作：** 用角刮法刮拭上脘穴30次，至皮肤发红、出现红色痧点为止。

### 2 角刮下脘，消积化滞

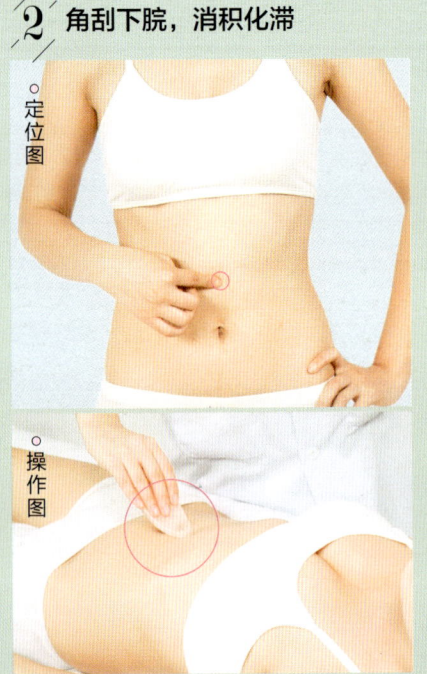

○ 定位图

○ 操作图

**定位：** 位于上腹部，前正中线上，脐中上2寸。

**操作：** 用角刮法刮拭下脘穴30次，至皮肤发红、出现红色痧点为止。

# 调经止带，月月轻松没烦恼

　　每个月有那么几天经期令女性颇为烦恼。有规律、无疼痛地度过还好；如果碰到不按规律"办事"的，也够女性朋友们烦的，日常生活中应注重调养。

扫码看视频

▶ **刮痧处方：** 面刮 气海 ＋面刮 血海

## 刮痧疗法

### 1 面刮气海，调经固经

○定位图

○操作图

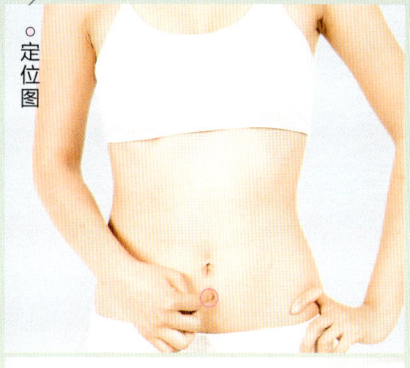
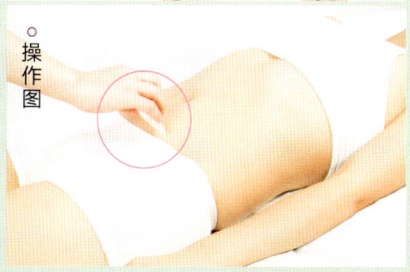

**定位：** 位于下腹部，前正中线上，脐中下1.5寸。

**操作：** 用面刮法刮拭气海穴30次，力度由轻加重，以皮肤潮红、发热为度。

### 2 面刮血海，调经养血

○定位图

○操作图

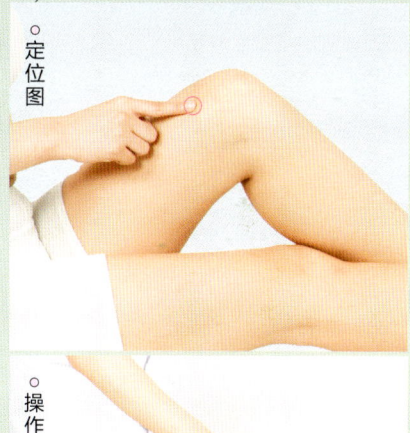
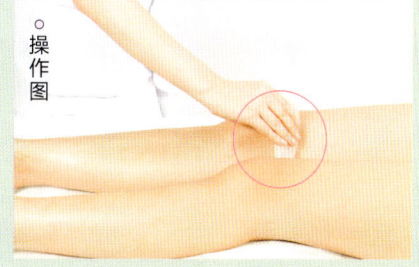

**定位：** 将腿绷直，在膝盖侧会出现一个凹陷的地方，在凹陷的上方有一块隆起的肌肉的顶端。

**操作：** 用面刮法刮拭血海穴30次，以皮肤潮红、出痧为度。

# 排毒通便，无宿便一身轻

近年来，患便秘的中青年人呈明显上升趋势。工作压力大、精神过度紧张、缺乏锻炼等，都是便秘的主要原因。便秘会导致毒素在体内堆积，影响身体健康。

扫码看视频

▶ **刮痧处方：** 角刮 百会 ＋面刮 曲池

**刮痧疗法**

## 1 角刮百会，升阳固脱

○定位图

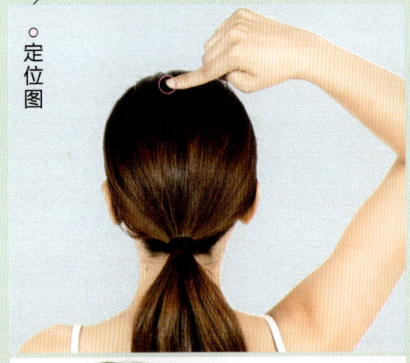

○操作图

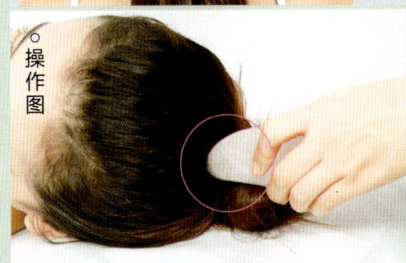

**定位：** 位于头顶正中心，以两边耳尖画直线与鼻子到后颈直线的交叉点（即两耳角直上连线中点）。

**操作：** 用角刮法轻柔刮拭百会穴15～30次，以皮肤潮红、发热为度。

## 2 面刮曲池，清热和营

○定位图

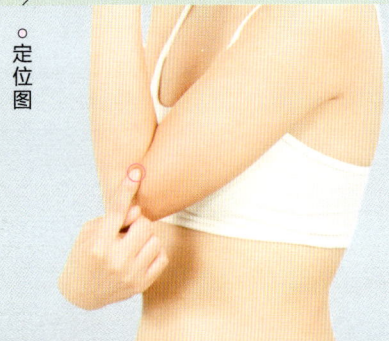

○操作图

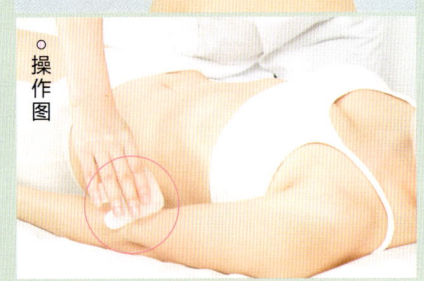

**定位：** 位于肘横纹外侧端，屈肘时，尺泽穴与肱骨外上髁连线中点。

**操作：** 用面刮法从上往下刮拭曲池穴30次，力度适中，至出现红色或紫色点状痧痕为止。

# 益气养血，面色红润有光泽

　　气血对人体最重要的作用就是滋养。气血充足，则人面色红润，肌肤饱满丰盈，毛发润滑有光泽，精神饱满，感觉灵敏。若气血不足，皮肤则容易粗糙、发暗、发黄、长斑等。

扫码看视频

▶ **刮痧处方：** 角刮 **太渊** ＋面刮 **三阴交**

## 刮痧疗法

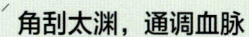

### **1** 角刮太渊，通调血脉

○定位图

○操作图

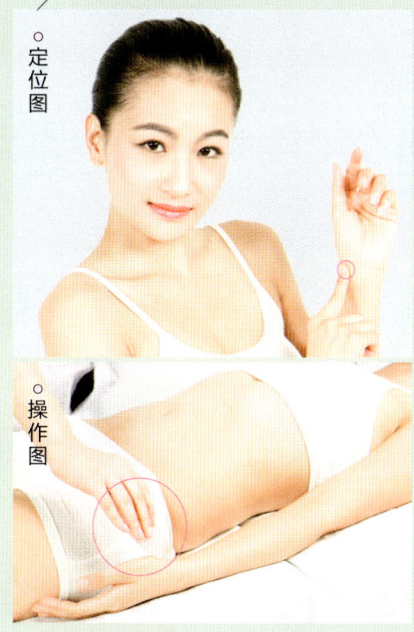

**定位：** 位于腕掌侧横纹桡侧，桡动脉搏动处。
**操作：** 用角刮法刮拭太渊穴30次，力度适中，至皮肤出现红色点痧为止。

### **2** 面刮三阴交，健脾理血

○定位图

○操作图

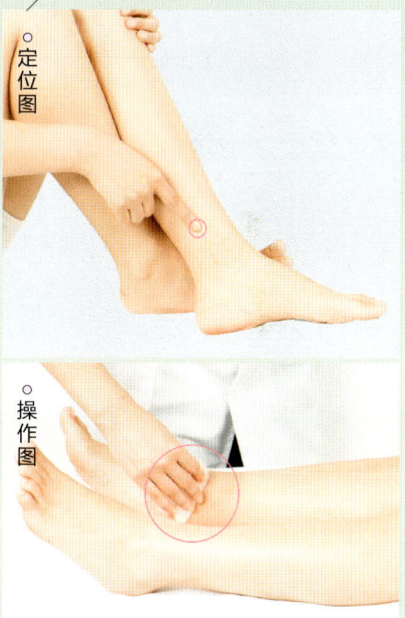

**定位：** 位于小腿内侧，足内踝尖上3寸，胫骨内侧缘后方。
**操作：** 用面刮法刮拭三阴交穴30次，力度略重，以出痧为度。

# 清热泻火，排出热毒

　　生活中，我们时常会说"上火"。中医学认为，人体内有一种看不见的"火"，能产生温暖和力量，提供生命的能源。如果此"火"失去制约，火性就会浮炎于上，引起牙痛、口疮等病症，统称"上火"。

扫码看视频

**▶ 刮痧处方：** 角刮 颊车 ＋面刮 曲池

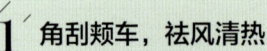

**刮痧疗法**

## **1** 角刮颊车，祛风清热

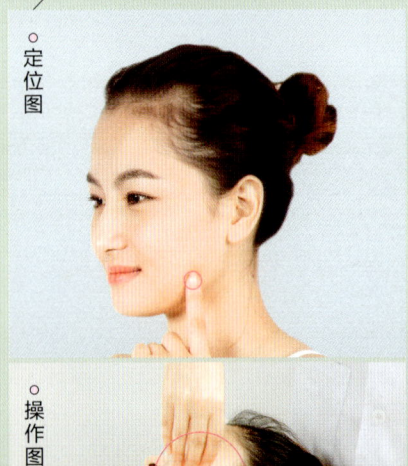

○定位图

○操作图

**定位：** 位于面颊部，下颌角前上方，耳下大约一横指处，咀嚼时，肌肉隆起出现的凹陷处。

**操作：** 用角刮法轻柔刮拭颊车穴15～30次，可不出痧。

## **2** 面刮曲池，清热和营

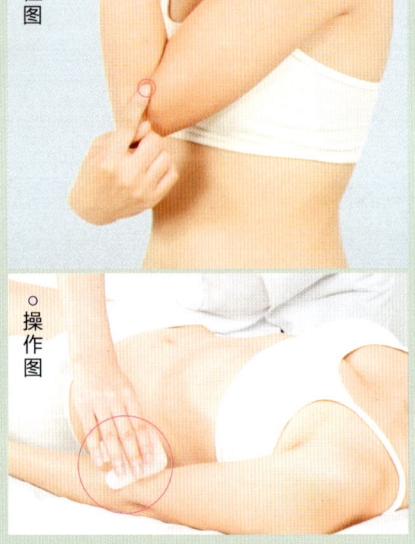

○定位图

○操作图

**定位：** 位于肘横纹外侧端，屈肘时，尺泽穴与肱骨外上髁连线中点。

**操作：** 用面刮法刮拭曲池穴30次，力度略重，以出痧为度。

# 降压降糖，轻松远离"三高"

被称为"富贵病"的高血压、高血糖俨然已成为人类致命的"头号杀手"，在中国十大死亡原因中，与高血压、高血糖相关的死亡人数占总死亡人数的27%。

扫码看视频

▶ **刮痧处方：** 面刮 百会 + 角刮 曲池

## 刮痧疗法

### 1 面刮百会，息风醒脑

○定位图

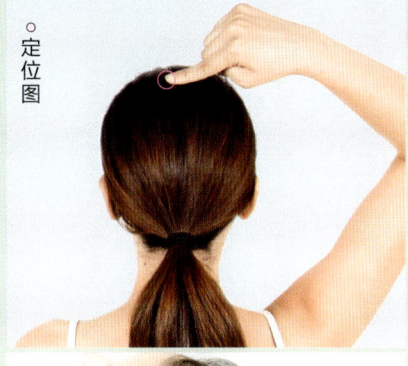

○操作图

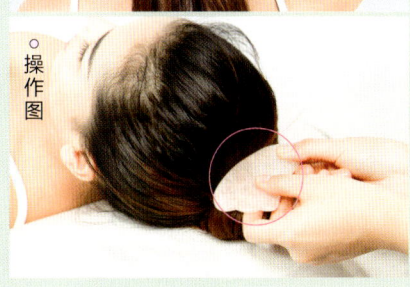

**定位：** 位于头顶正中心，以两边耳尖画直线与鼻子到后颈直线的交叉点（即两耳角直上连线中点）。
**操作：** 用面刮法刮拭百会穴30次，以感到头皮发热为止。

### 2 角刮曲池，清热和营

○定位图

○操作图

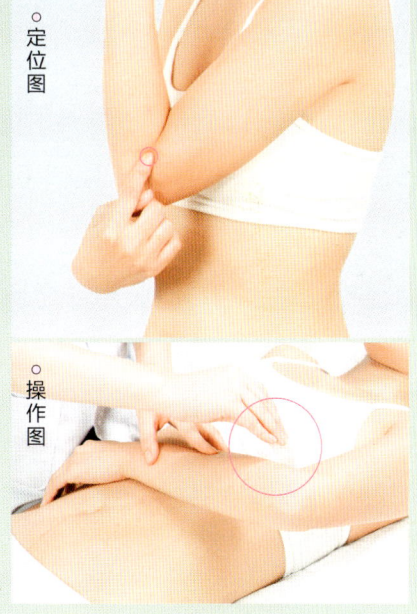

**定位：** 位于肘横纹外侧端，屈肘时，尺泽穴与肱骨外上髁连线中点。
**操作：** 用角刮法刮拭曲池穴30次，力度适中，以出痧为度。

# 消除疲劳，精力充沛效率高

由于现代社会生活节奏快，造成身体疲劳的原因也较为复杂。一般将疲劳分为以下几种：体力疲劳、脑力疲劳、病理疲劳、精神疲劳。经常疲劳主要是因为身体营养不均衡，免疫力低下所致。

扫码看视频

▶ **刮痧处方：** 点刮 百会 + 角刮 印堂

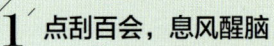
刮痧疗法

## 1 点刮百会，息风醒脑

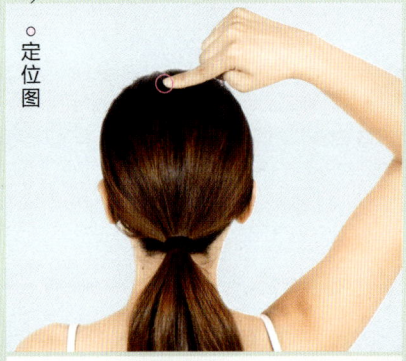
○定位图

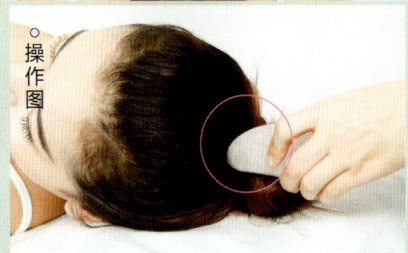
○操作图

**定位：** 位于头顶正中心，以两边耳尖画直线与鼻子到后颈直线的交叉点（即两耳角直上连线中点）。

**操作：** 用点刮法刮拭百会穴30次，以皮肤潮红、发热为度。

## 2 角刮印堂，清头明目

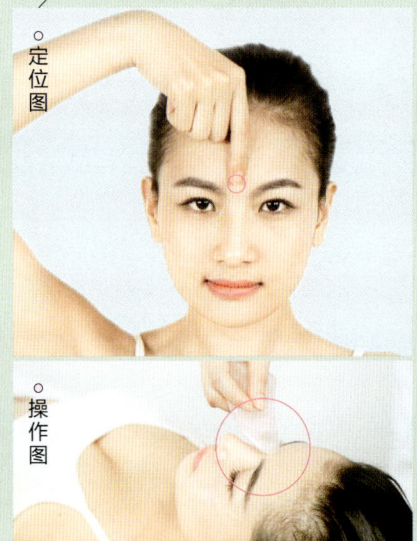
○定位图

○操作图

**定位：** 位于前额部，两眉头间连线与前正中线的交点处。

**操作：** 用角刮法刮拭印堂穴30次，力度适中，可不出痧。

# 阳虚体质，调补阳气防体寒

阳虚体质会经常腹泻，最明显的是早上五六点钟拉稀便。这是因为阳虚导致没有火力，水谷转化不彻底，就会经常拉肚子，最严重的是吃进去的食物不经消化就拉出来。

扫码看视频

▶ **刮痧处方：** 角刮 膻中 ＋角刮 内关

## 刮痧疗法

### 1 角刮膻中，理气宽胸

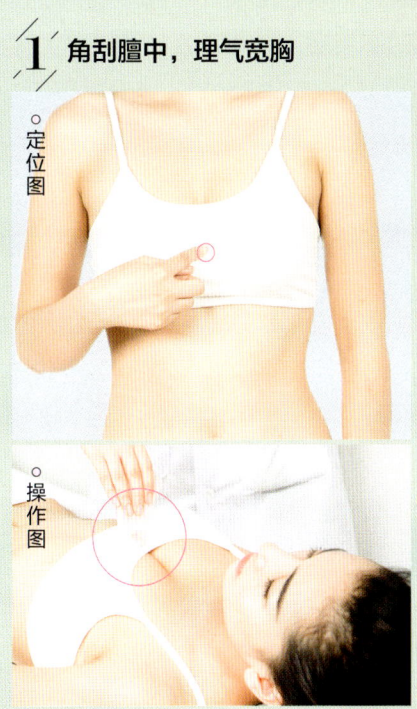

○定位图

○操作图

**定位：** 位于胸部正中线上，平第四肋间，两乳头连线的中点。

**操作：** 用角刮法从上往下刮拭膻中穴30次，以皮肤潮红、出痧为度。

### 2 角刮内关，宁心安神

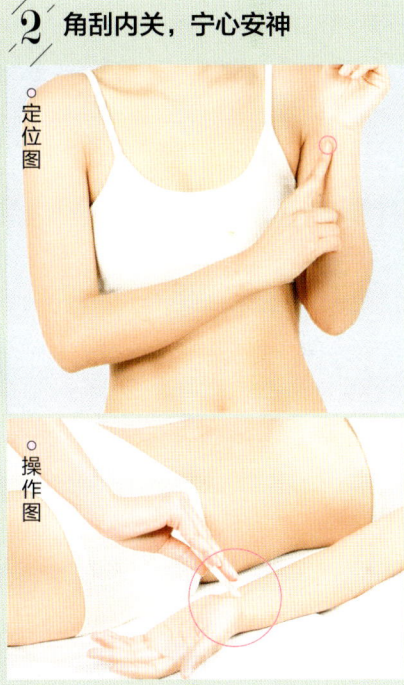

○定位图

○操作图

**定位：** 位于手掌面关节横纹的中央，往上约三指宽的中央凹陷处。

**操作：** 用角刮法从上往下刮拭内关穴30次，以皮肤潮红、出痧为度。

# 阴虚体质，滋阴生津润燥

阴虚体质，实质上是身体阴液不足。阴虚内热反映为胃火旺，能吃能喝，却不会胖，形体往往紧凑精悍。阴虚的人还会"五心烦热"——手心、脚心、胸中发热，但是体温正常。

扫码看视频

▶ **刮痧处方：** 角刮 `太渊` + 角刮 `三阴交`

## 刮痧疗法

### 1 角刮太渊，通调血脉

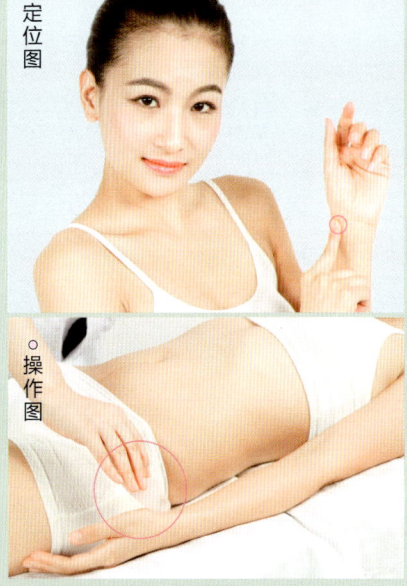

○定位图

○操作图

**定位：** 位于腕掌侧横纹桡侧，桡动脉搏动处。

**操作：** 用角刮法从上往下刮拭太渊穴30次，以皮肤潮红、发热为度。

### 2 角刮三阴交，益肾平肝

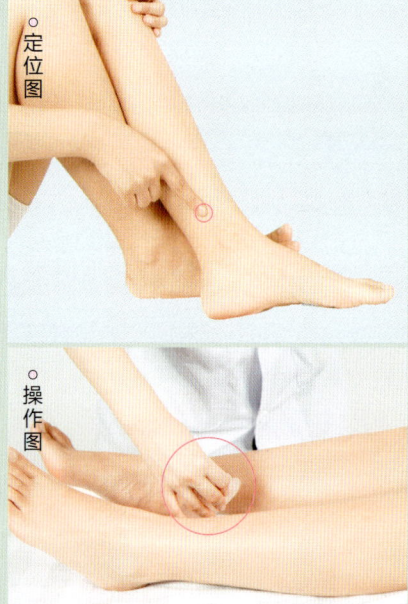

○定位图

○操作图

**定位：** 位于小腿内侧，足内踝尖上3寸，胫骨内侧缘后方。

**操作：** 用角刮法刮拭三阴交穴1~3分钟，以皮肤潮红、发热为度。

# 气虚体质，益气补虚健体

　　气虚体质的人对环境的适应能力差，遇到气候变化、季节转换很容易感冒，冬天怕冷，夏天怕热。脾气虚主要表现为胃口不好、经常腹胀、大便困难，当然，也有胃强脾弱的情况。

扫码看视频

▶ **刮痧处方：** 面刮 **肺俞** ＋面刮 **肝俞**

## 刮痧疗法

### 1 面刮肺俞，补益肺气

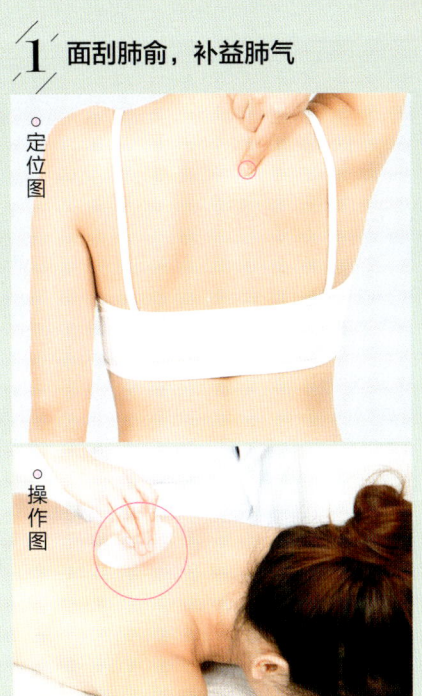

○定位图

○操作图

**定位：** 位于背部，第三胸椎棘突下，旁开1.5寸。

**操作：** 用面刮法从上往下刮拭肺俞穴5～10次，以皮肤潮红、出痧为度。

### 2 面刮肝俞，疏肝解郁

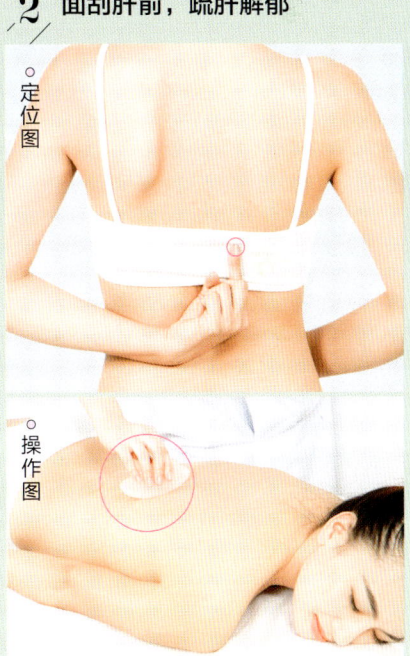

○定位图

○操作图

**定位：** 位于背部，第九胸椎棘突下，旁开1.5寸。

**操作：** 用面刮法从上往下刮拭肝俞穴5～10次，以皮肤潮红、出痧为度。

# 痰湿体质，健脾益气祛痰湿

痰湿体质的人多数容易发胖，而且不喜欢喝水。形体动作、情绪反应、说话速度显得缓慢迟钝，似乎连眨眼都比别人慢。经常胸闷、头昏脑涨、乏力、嗜睡、身体沉重，惰性较大。

扫码看视频

▶ **刮痧处方：** 角刮 中府 ＋面刮 足三里

## 刮痧疗法

### 1 角刮中府，止咳平喘

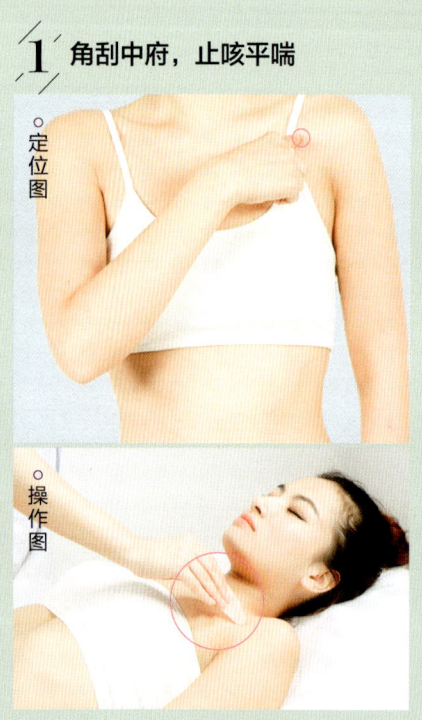

○定位图

○操作图

**定位：** 位于胸前壁的外上方、云门穴下1寸，平第一肋间隙，距前正中线6寸。

**操作：** 用角刮法从上往下刮拭中府穴30次，以皮肤潮红、发热为度。

### 2 面刮足三里，健脾利湿

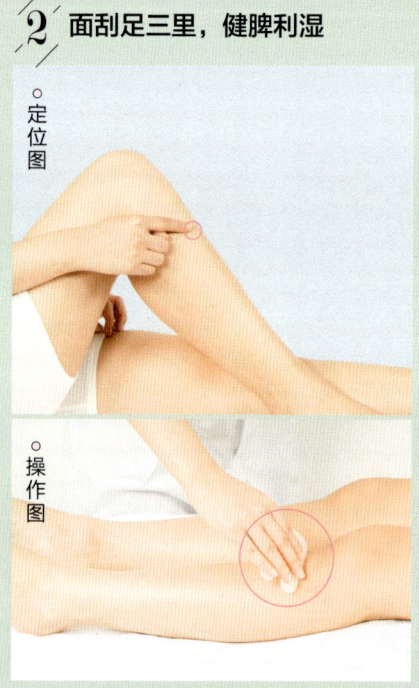

○定位图

○操作图

**定位：** 位于小腿前外侧，犊鼻穴下3寸，距胫骨前缘一横指。

**操作：** 用面刮法刮拭足三里穴1～3分钟，以皮肤潮红、发热为度。

# 血瘀体质，活血化瘀通经络

血瘀是指全身性的血液流通不畅，血瘀体质者多见形体消瘦、皮肤干燥，很少见到白白净净、清清爽爽的面容，经常表情抑郁，面部肌肉不灵活，容易健忘，记忆力下降。

扫码看视频

▶ **刮痧处方：** 角刮 膻中 + 面刮 曲池

## 刮痧疗法

### 1 角刮膻中，理气止痛

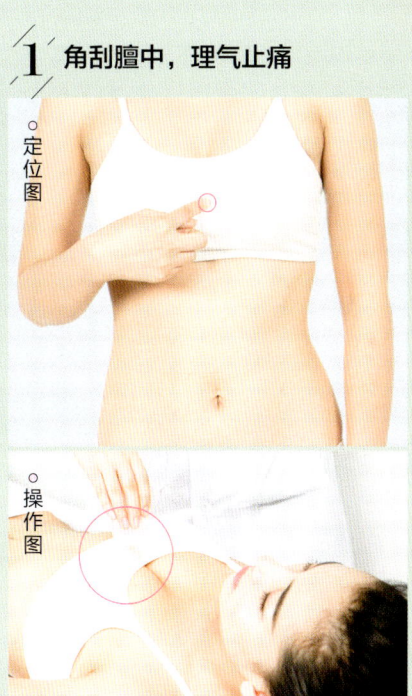

○定位图

○操作图

**定位：** 位于胸部，前正中线上，平第四肋间，两乳头连线的中点。
**操作：** 用角刮法从上往下刮拭膻中穴30次，力度适中，以皮肤潮红、发热为度。

### 2 面刮曲池，调理气血

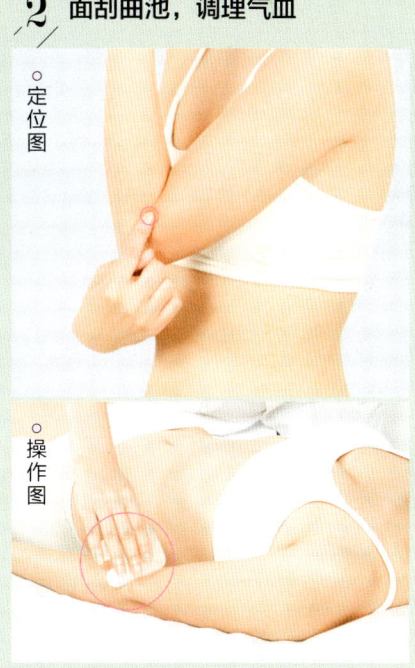

○定位图

○操作图

**定位：** 位于肘横纹外侧端，屈肘时，尺泽穴与肱骨外上髁连线中点。
**操作：** 用面刮法刮拭曲池穴30次，力度微重，以皮肤潮红、出痧为度。

# 湿热体质，清热通淋利湿

湿热体质的一般表现为：肢体沉重，发热多在午后明显，并不因出汗而减轻。湿热体质者性情急躁、容易发怒，不能忍受湿热环境，易患黄疸、火热症、痈疮和疖肿等病症。

扫码看视频

▶ **刮痧处方：** 角刮 曲池 + 角刮 合谷

## 刮痧疗法

### 1 角刮曲池，清热和营

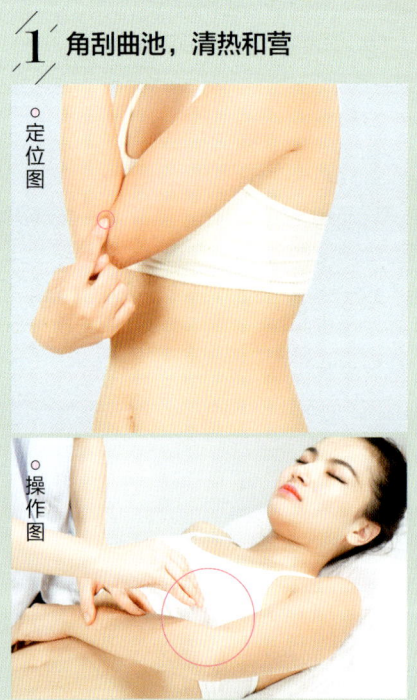

○定位图

○操作图

**定位：** 位于肘横纹外侧端，屈肘时，尺泽穴与肱骨外上髁连线中点。

**操作：** 用角刮法刮拭曲池穴15～30次，以出痧为度。

### 2 角刮合谷，清热解表

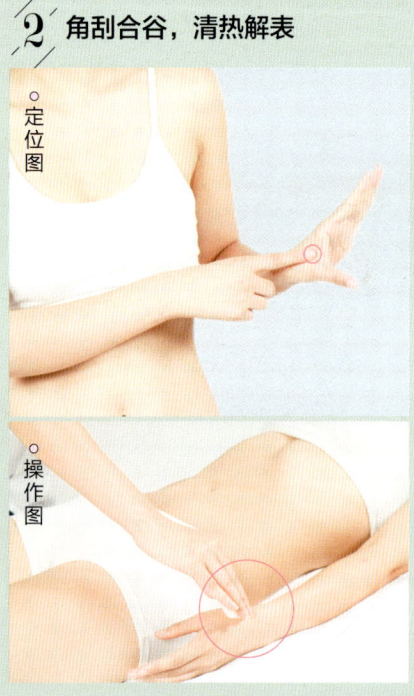

○定位图

○操作图

**定位：** 位于手背，第一、第二掌骨之间，第二掌骨桡侧的中点处。

**操作：** 用角刮法刮拭合谷穴30次，力度适中，可不出痧。

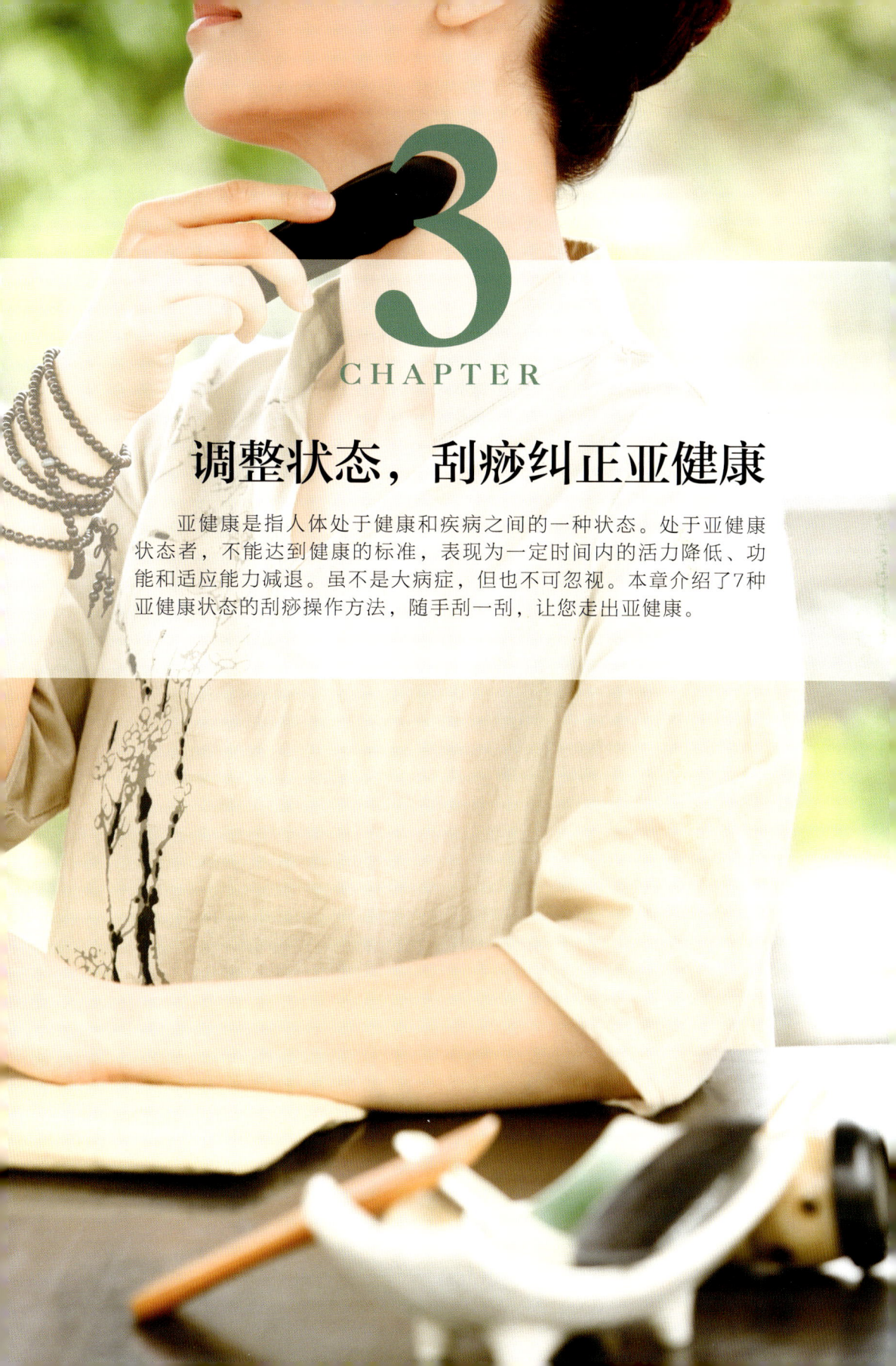

# 3
## CHAPTER

# 调整状态，刮痧纠正亚健康

亚健康是指人体处于健康和疾病之间的一种状态。处于亚健康状态者，不能达到健康的标准，表现为一定时间内的活力降低、功能和适应能力减退。虽不是大病症，但也不可忽视。本章介绍了7种亚健康状态的刮痧操作方法，随手刮一刮，让您走出亚健康。

# 头痛难忍，通络祛疼痛

头痛是临床常见的病症。常见的症状有胀痛、闷痛、撕裂样痛、针刺样痛，部分伴有血管搏动感及头部紧箍感，以及发热、恶心、呕吐、头晕、纳呆、肢体困重等症状。

扫码看视频

▶ **刮痧处方一：** 角刮 内关 ＋ 角刮 列缺 ＋ 角刮 合谷 ＋ 面刮 阳陵泉

## 刮痧疗法

**1 角刮内关，理气镇痛**

○定位图

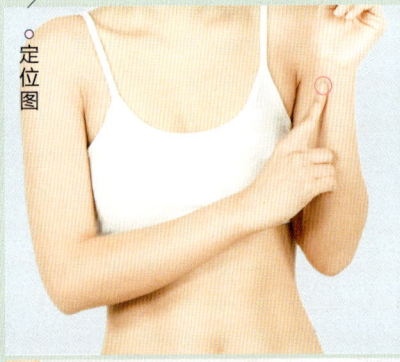

○操作图

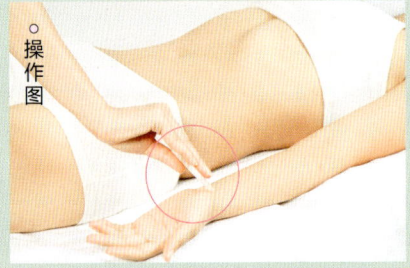

**定位：** 位于手掌面关节横纹的中央，往上约三指宽的中央凹陷处。

**操作：** 用角刮法刮拭内关穴30次，力度微重，以出痧为度。

**2 角刮列缺，疏经活络**

○定位图

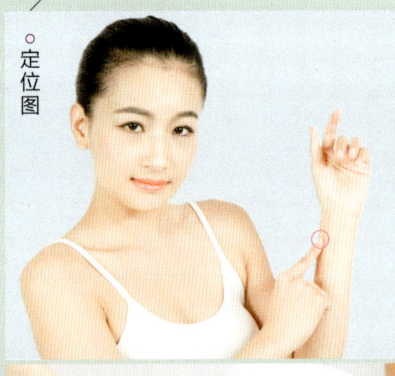

○操作图

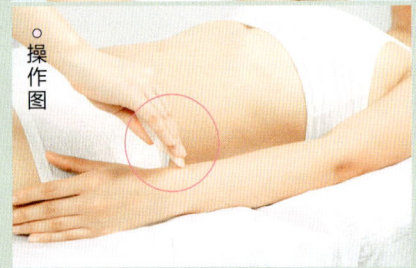

**定位：** 位于前臂桡侧缘，桡骨茎突上方，腕横纹上1.5寸。

**操作：** 用角刮法刮拭列缺穴30次，力度微重，以出痧为度。

## ❧ 随证加穴刮痧 ❧

### ❶ 失眠多梦——印堂

**配穴原理：** 印堂有通鼻开窍、安神助眠的作用，头痛伴失眠的患者加刮印堂可缓解不适，提高睡眠质量。

### ❷ 耳鸣——听宫

**配穴原理：** 听宫有宣耳窍、宁神志的作用，头痛伴耳鸣的患者可加刮本穴。

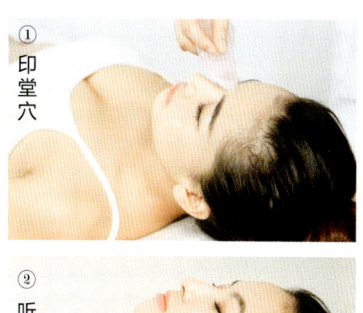

① 印堂穴

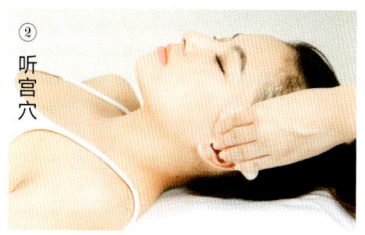

② 听宫穴

### 3 角刮合谷，镇静止痛

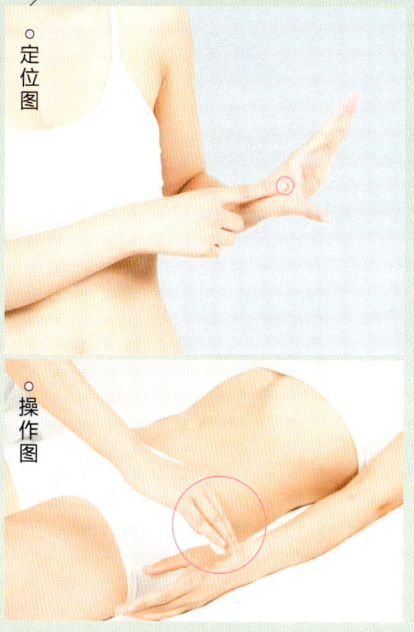

○ 定位图

○ 操作图

**定位：** 位于手背，第一、第二掌骨之间，第二掌骨桡侧的中点处。

**操作：** 用角刮法刮拭合谷穴30次，力度微重，以出痧为度。

### 4 面刮阳陵泉，疏肝利胆

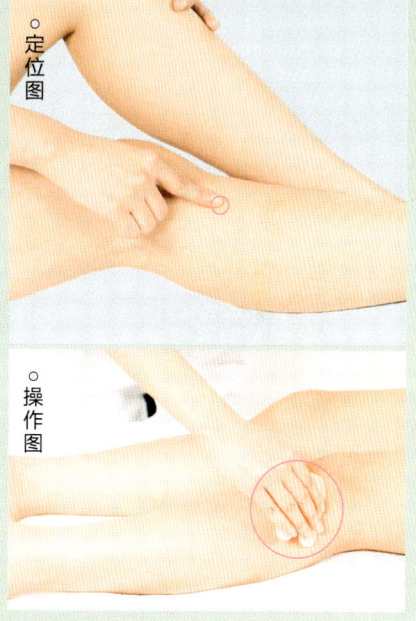

○ 定位图

○ 操作图

**定位：** 位于小腿外侧，腓骨头前下方凹陷处。

**操作：** 用面刮法刮拭阳陵泉穴30次，力度微重，以出痧为度。

### ❧ 注意事项 ❧

　　有头痛眩晕、心烦易怒、夜眠不佳、面红、口苦症状的患者，应加强其精神护理，消除患者易怒、紧张等不良情绪，以避免诱发其他疾病。高血压患者应注意休息，保持安静，按时服降压药。

▶ **刮痧处方二：** 面刮 百会 + 角刮 太阳 + 角刮 大椎 + 面刮 外关

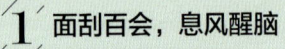

## 刮痧疗法

### 1 面刮百会，息风醒脑

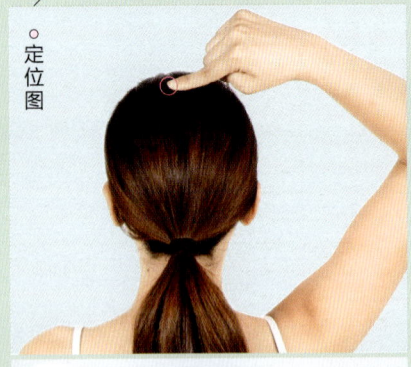

定位图

操作图

**定位：** 位于头顶正中心，以两边耳尖画直线与鼻子到后颈直线的交叉点（即两耳角直上连线中点）。

**操作：** 用面刮法刮拭百会穴1～3分钟，以有明显的酸胀感为度。

### 2 角刮太阳，健脑益神

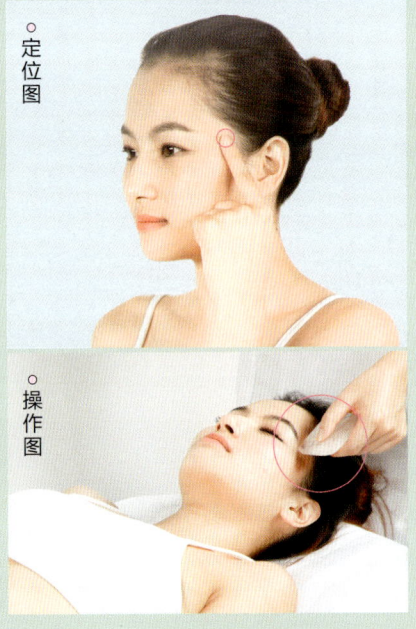

定位图

操作图

**定位：** 位于颞部，眉梢与目外眦之间，向后约一横指的凹陷处。

**操作：** 用角刮法刮拭太阳穴1～2分钟，以皮肤潮红、发热为度。

## ❧ 膳食调理经验方 ❧

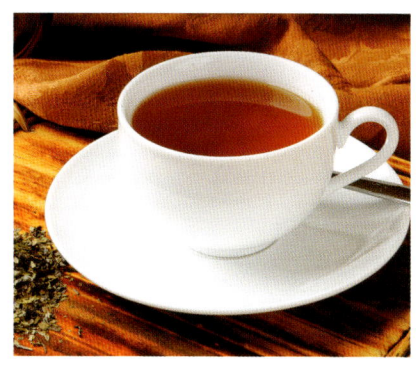

### 黄芪红枣枸杞茶——益气养血

**材料：** 黄芪15克，红枣5枚，枸杞子5克。

**制作方法：**

①将黄芪、红枣浸泡约25分钟，锅中烧开水放入材料，用大火煮开。

②转小火续煮20分钟，放入枸杞子，拌匀，焖至枸杞子熟软即可。

## 3 角刮大椎，解表通阳

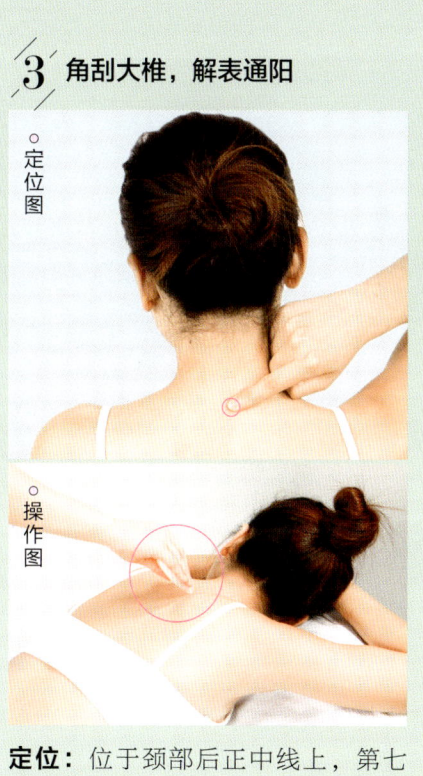

○定位图

○操作图

**定位：** 位于颈部后正中线上，第七颈椎棘突下凹陷处。

**操作：** 用角刮法由上而下刮拭大椎穴30次，力度适中，以出痧为度。

## 4 面刮外关，清热解表

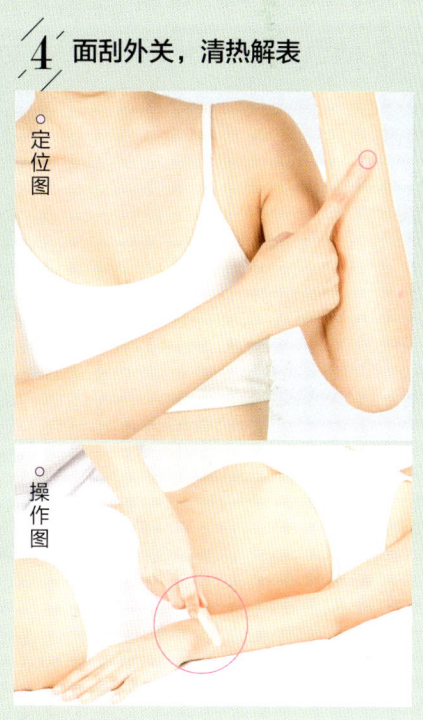

○定位图

○操作图

**定位：** 位于前臂背侧面，腕背横纹后2寸，尺骨与桡骨之间，阳池与肘尖的连线上。

**操作：** 用面刮法由上而下刮拭外关穴30次，力度适中，以出痧为度。

# 偏头痛，宁神醒脑止痛

　　偏头痛是临床最常见的原发性头痛类型，多起病于儿童和青春期，中青年期达发病高峰，常有遗传背景。另外，环境和精神因素如紧张、过劳、情绪激动、睡眠过度等均可导致偏头痛。

扫码看视频

▶ **刮痧处方一：** 面刮 血海 ＋ 角刮 列缺 ＋ 角刮 合谷 ＋ 面刮 阳陵泉

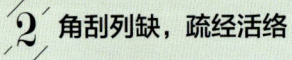

刮痧疗法

## 1 面刮血海，健脾化湿

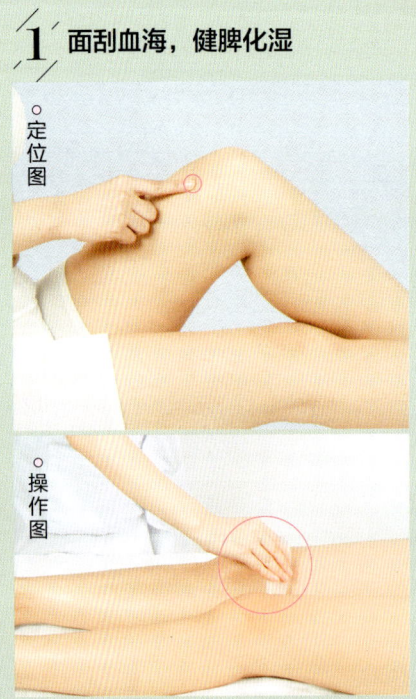

○定位图

○操作图

**定位：** 将腿绷直，在膝盖侧会出现一个凹陷的地方，在凹陷的上方有一块隆起的肌肉的顶端。

**操作：** 用面刮法由上而下刮拭血海穴30次，以出痧为度。

## 2 角刮列缺，疏经活络

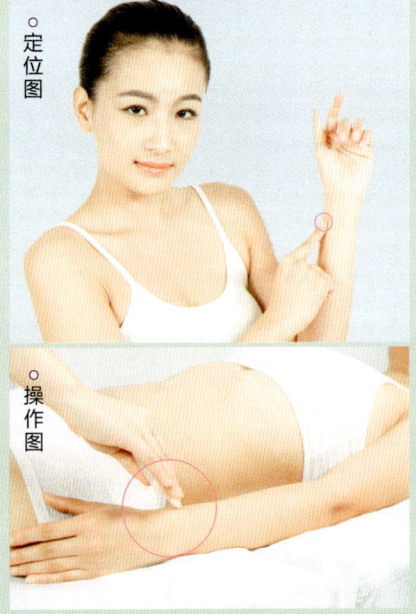

○定位图

○操作图

**定位：** 位于前臂桡侧缘，桡骨茎突上方，腕横纹上1.5寸。

**操作：** 用角刮法刮拭列缺穴30次，力度微重，以出痧为度。

## ❀ 随证加穴刮痧 ❀

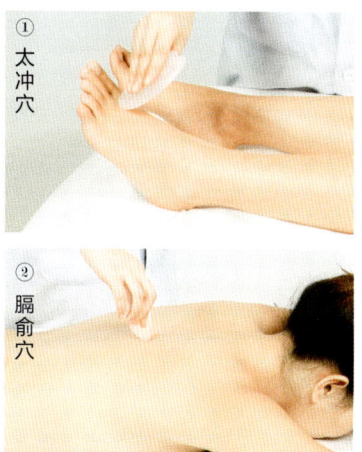

① 太冲穴

② 膈俞穴

### ❶ 心烦失眠——太冲

**配穴原理：** 太冲有疏肝解郁、补益肝气的作用，偏头痛伴心烦失眠的患者加刮太冲穴可缓解不适，提高睡眠质量。

### ❷ 头痛如椎刺——膈俞

**配穴原理：** 膈俞有宣耳窍、宁神志的作用，头痛如椎刺的患者可加刮膈俞穴，缓解疼痛。

---

### 3 ╱ 角刮合谷，镇静止痛

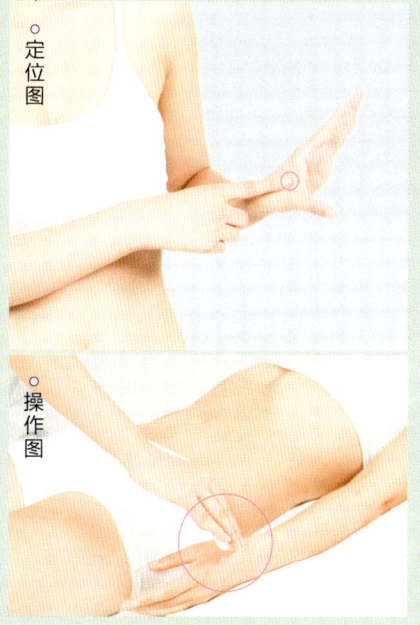

○ 定位图

○ 操作图

**定位：** 位于手背，第一、第二掌骨之间，第二掌骨桡侧的中点处。

**操作：** 用角刮法刮拭合谷穴30次，力度微重，以出痧为度。

### 4 ╱ 面刮阳陵泉，疏肝利胆

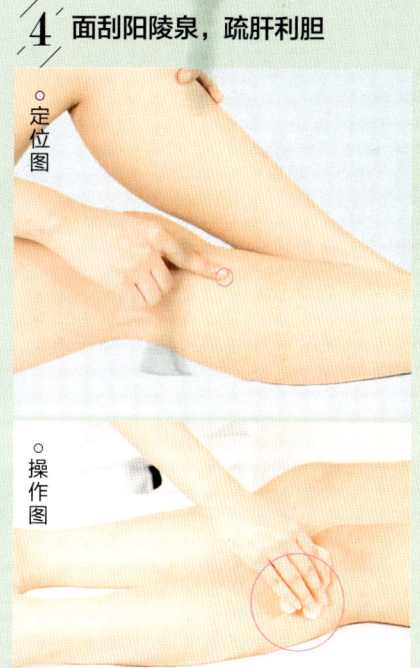

○ 定位图

○ 操作图

**定位：** 位于小腿外侧，腓骨头前下方凹陷处。

**操作：** 用面刮法刮拭阳陵泉穴30次，力度微重，以出痧为度。

## 注意事项

偏头痛发作时，可将双手浸没于一盆热水中，水温以手入水后能忍受的极限为宜，坚持浸泡半个小时，可使手部血管扩张，脑部血液相应减少，从而使偏头痛逐渐减轻。另外，平时要注意休息，不要太过劳累。

▶ **刮痧处方二：** 面刮 **百会** ＋面刮 **率谷** ＋ 角刮 **太阳** ＋ 角刮 **风池**

## 刮痧疗法

### 1 面刮百会，息风醒脑

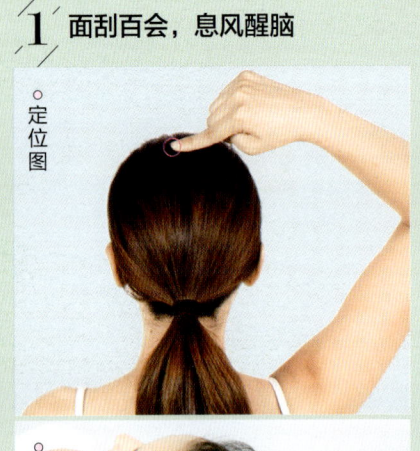
○定位图

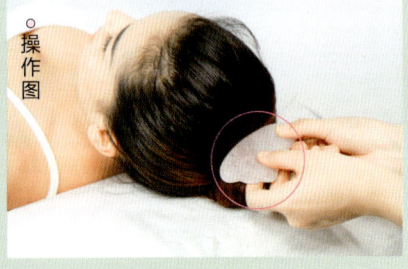
○操作图

**定位：** 位于头顶正中心，以两边耳尖画直线与鼻子到后颈直线的交叉点（即两耳角直上连线中点）。
**操作：** 用面刮法刮拭百会穴1～3分钟，以有明显的酸胀感为度。

### 2 面刮率谷，收降湿浊

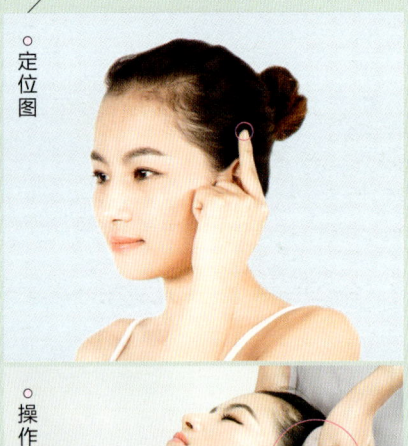
○定位图

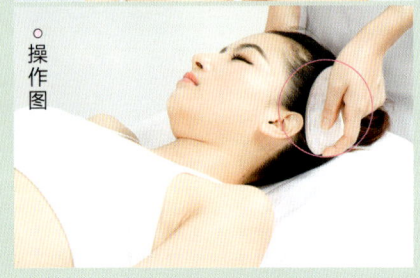
○操作图

**定位：** 位于头部，耳尖直上入发际1.5寸，角孙穴直上方。
**操作：** 用面刮法刮拭率谷穴1～3分钟，力度由轻至重，以有明显的酸胀感为度。

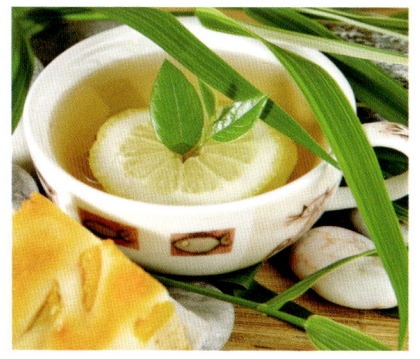

## ❧ 膳食调理经验方 ❧

**枳实白术茶——健脾化痰、行气除湿**

**材料：**枳实10克，白术15克。

**制作方法：**

①砂锅中注入适量清水烧开，倒入枳实、白术。

②转小火焖煮30分钟，熄火后盛出药茶，滤入杯中即可。

---

### 3 角刮太阳，清肝明目

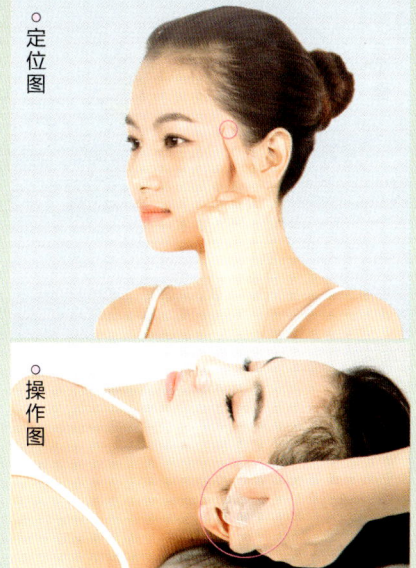

○定位图

○操作图

**定位：**位于颞部，眉梢与目外眦之间，向后约一横指的凹陷处。

**操作：**用角刮法刮拭太阳穴1～3分钟，力度轻柔，以皮肤潮红为度。

### 4 角刮风池，祛风解毒

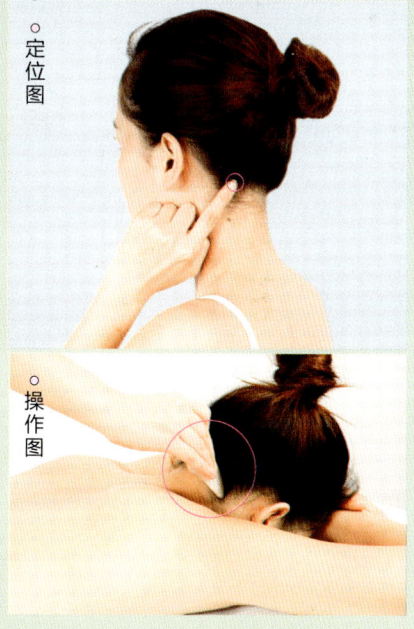

○定位图

○操作图

**定位：**位于项部，枕骨之下，与风府穴相平，胸锁乳突肌与斜方肌上端之间的凹陷处。

**操作：**用角刮法由上而下刮拭风池穴10～15遍，力度适中。

# 失眠夜寐不安，滋阴祛痰热

失眠是指无法入睡或无法保持睡眠的状态，虽不属于危重疾病，但影响人们的日常生活。睡眠不足会导致生理节奏被打乱，继之引起人的疲劳感，健康不佳。

扫码看视频

▶ **刮痧处方一：** 面刮 **心俞** ＋角刮 **神门** ＋角刮 **三阴交** ＋角刮 **足窍阴**

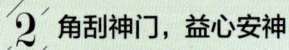

## 刮痧疗法

### 1 面刮心俞，宁心安神

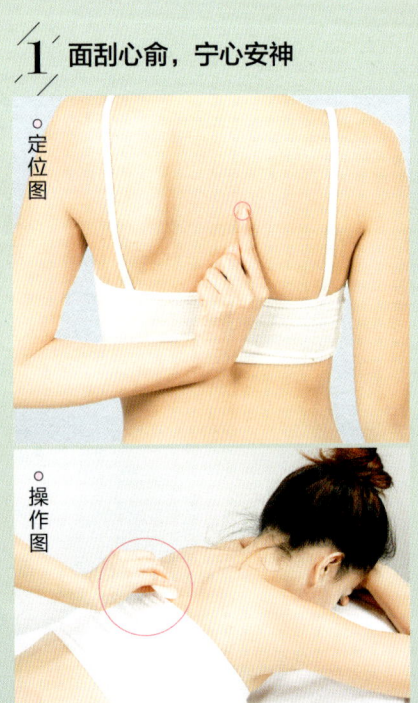

○ 定位图

○ 操作图

**定位：** 位于背部，第五胸椎棘突下，旁开1.5寸。
**操作：** 用面刮法刮拭心俞穴30次，力度适中，以出痧为度。

### 2 角刮神门，益心安神

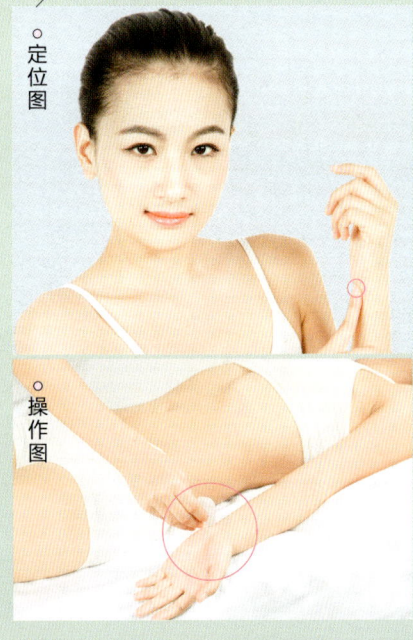

○ 定位图

○ 操作图

**定位：** 位于腕部，腕掌侧横纹尺侧端，尺侧腕屈肌腱的桡侧凹陷处。
**操作：** 用角刮法刮拭神门穴30次，力度适中，可不出痧。

## ❀ 随证加穴刮痧 ❀

### ❶ 心烦口干——太溪

**配穴原理：** 太溪穴有益肾平肝、宁心安神的作用，失眠伴心烦口干的患者加刮太溪穴可舒缓心烦口干，减轻失眠的并发症。

### ❷ 性情急躁易怒——行间

**配穴原理：** 行间穴有疏肝气、息风热、安心神的作用，失眠伴急躁易怒的患者加刮行间穴可缓解肝郁化火，平缓急躁的心情。

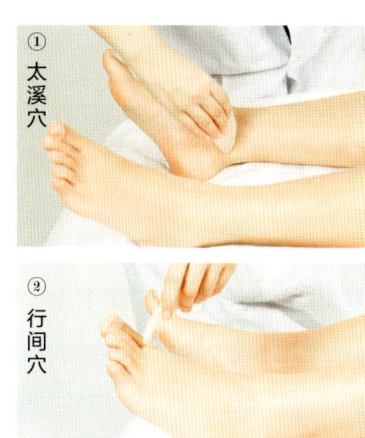

① 太溪穴

② 行间穴

### 3 角刮三阴交，健脾理血

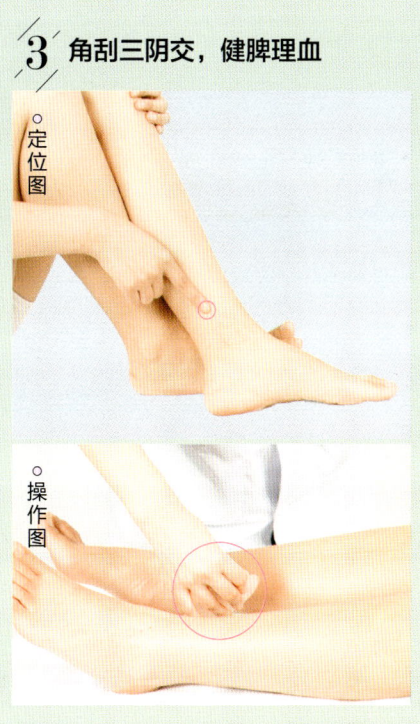

○ 定位图

○ 操作图

**定位：** 位于小腿内侧，足内踝尖上3寸，胫骨内侧缘后方。

**操作：** 用角刮法从上往下刮拭三阴交穴30次，以出痧为度。

### 4 角刮足窍阴，清热安神

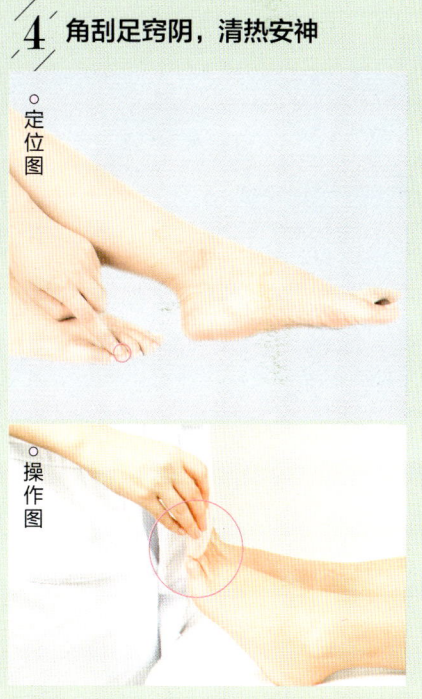

○ 定位图

○ 操作图

**定位：** 位于足第四趾末节外侧，距趾甲角0.1寸（指寸）。

**操作：** 用角刮法刮拭足窍阴穴30次，可不出痧。

## ❦ 注意事项 ❦

①失眠患者最好晚上10点前上床睡觉，早上6点起床，中午睡15～30分钟。

②失眠患者采用药物治疗见效后，切勿立即恢复原来的工作状态或生活习惯。

③可以适当进行一些运动锻炼，有助于提高睡眠质量。

**刮痧处方二：** 面刮 神庭 + 面刮 百会 + 角刮 申脉 + 角刮 涌泉

## 刮痧疗法

### 1 面刮神庭，清利头目

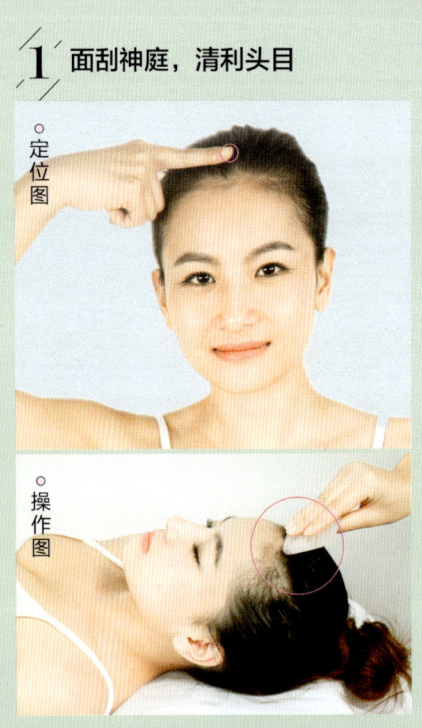

○定位图

○操作图

**定位：** 位于头部，前发际正中直上0.5寸。

**操作：** 用面刮法轻柔刮拭神庭穴10～15次，以皮肤潮红、发热为度。

### 2 面刮百会，息风醒脑

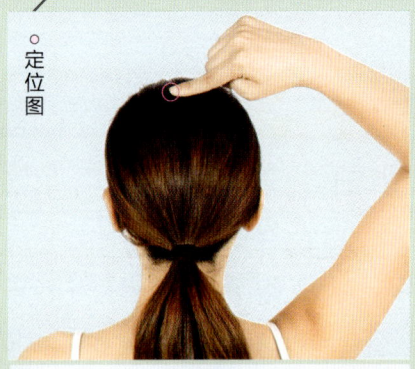
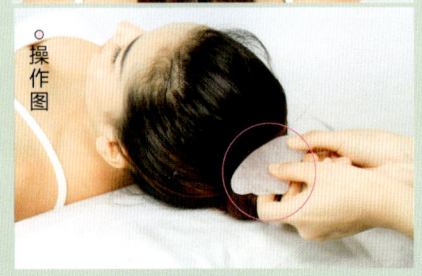

○定位图

○操作图

**定位：** 位于头顶正中心，以两边耳尖画直线与鼻子到后颈直线的交叉点（即两耳角直上连线中点）。

**操作：** 用面刮法刮拭百会穴1～3分钟，以有明显的酸胀感为度。

## ❧ 膳食调理经验方 ❧

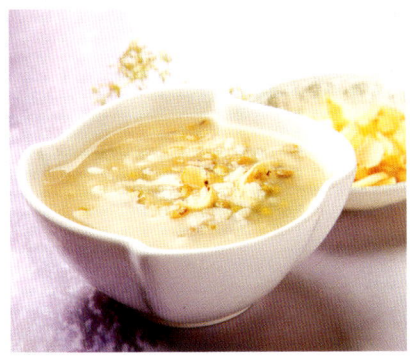

### 百合绿豆汤——清热解毒、宁心安神

**材料：** 鲜百合120克，水发绿豆130克，盐少许。

**制作方法：**

①砂锅中注入适量清水烧开，放入水发绿豆，盖上盖，用小火煮20分钟。

②放入鲜百合，用小火续煮30分钟，下盐，拌匀调味即可。

---

## 3 角刮申脉，宁心安神

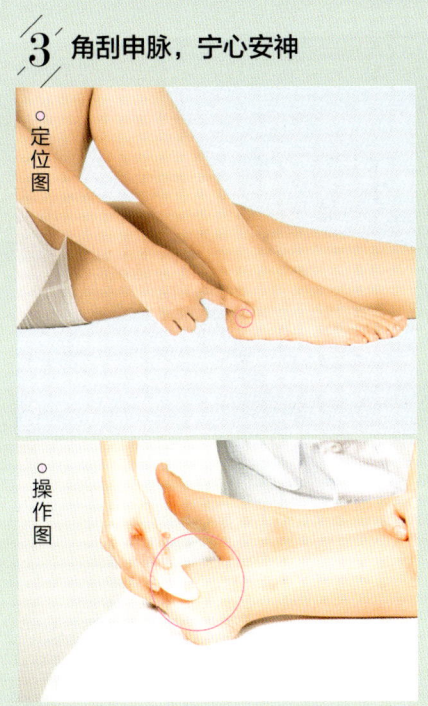

○定位图

○操作图

**定位：** 位于外踝直下方凹陷处，在腓骨长短肌腱上缘。

**操作：** 用角刮法从上往下刮拭申脉穴30次，以出痧为度。

## 4 角刮涌泉，补中益气

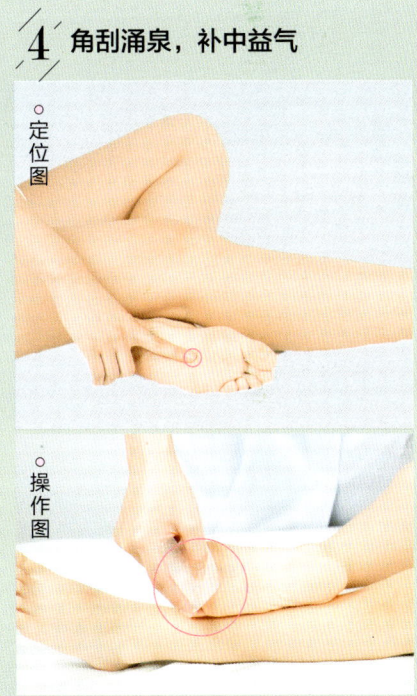

○定位图

○操作图

**定位：** 位于足底部，在足前部凹陷处，第二、第三趾趾缝纹头端与足跟连线的前1/3处。

**操作：** 用角刮法由上而下刮拭涌泉穴30次，力度适中。

# 胸闷呼吸难，宽胸调气血

　　胸闷是一种主观感觉，患者自觉胸部闷胀、呼吸不畅，伴或不伴咳嗽、胸痛。轻者可能是心脏、肺的功能失调引起的。严重者为心、肺二脏疾患引起，可由冠心病、心肌供血不足或肺心病等导致。

扫码看视频

▶ **刮痧处方：** 角刮 俞府 ＋ 角刮 中府 ＋ 角刮 膻中 ＋ 点刮 心俞

## 刮痧疗法

### 1 角刮俞府，止咳平喘

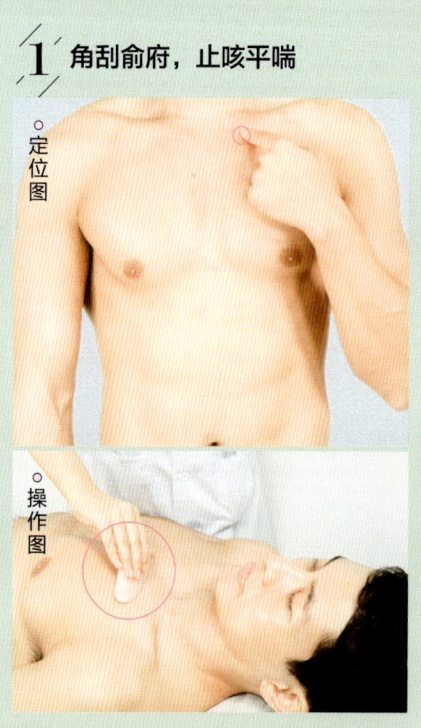

○定位图

○操作图

**定位：** 位于胸部，锁骨下缘，前正中线旁开2寸。

**操作：** 用角刮法刮拭俞府穴30次，力度适中，以出痧为度。

### 2 角刮中府，清泻肺热

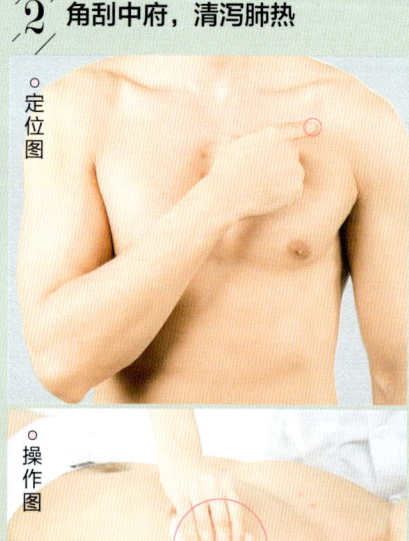

○定位图

○操作图

**定位：** 位于胸前壁的外上方、云门穴下1寸，平第一肋间隙，距前正中线6寸。

**操作：** 用角刮法刮拭中府穴30次，力度适中，以出痧为度。

## ❧膳食调理经验方❧

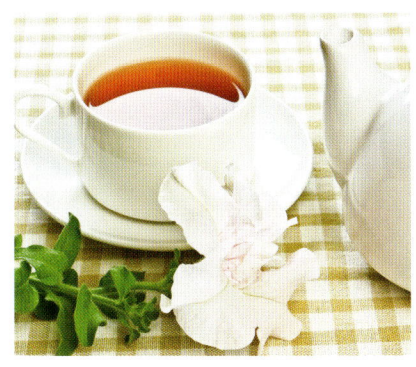

### 酸枣仁桂圆茶——滋阴清火、养心和络

**材料：** 酸枣仁粉10克，桂圆肉15克。

**制作方法：**

①取一个干净的茶碗，放入桂圆肉、酸枣仁粉，注入适量开水。

②盖上杯盖，泡约10分钟即可饮用。

---

### *3* 角刮膻中，降气通络

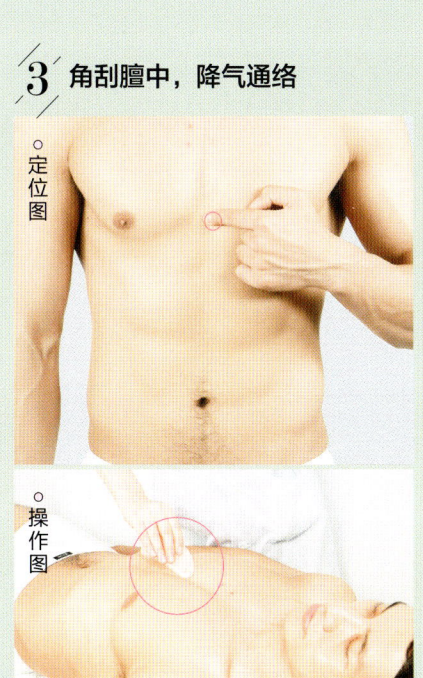

○定位图

○操作图

**定位：** 位于胸部正中线上，平第四肋间，两乳头连线的中点。

**操作：** 用角刮法从上往下刮拭膻中穴30次，力度微重，以出痧为度。

### *4* 点刮心俞，理气消肿

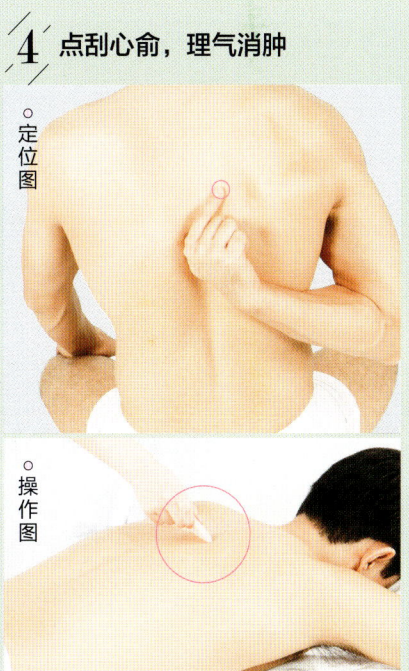

○定位图

○操作图

**定位：** 位于背部，第五胸椎棘突下，旁开1.5寸。

**操作：** 用点刮法由上而下刮拭心俞穴30次，力度适中，以出痧为度。

# 疲劳综合征困扰，提神解疲劳

疲劳综合征典型表现为短期记忆力减退或注意力不集中、肌肉酸痛、头痛、睡眠后精力不能恢复。患者多表现为神经系统疲劳、心血管系统疲劳、骨骼肌系统疲劳，持续半年以上。

扫码看视频

▶ **刮痧处方：** 面刮 神庭 + 角刮 太阳 + 角刮 合谷 + 角刮 涌泉

## 刮痧疗法

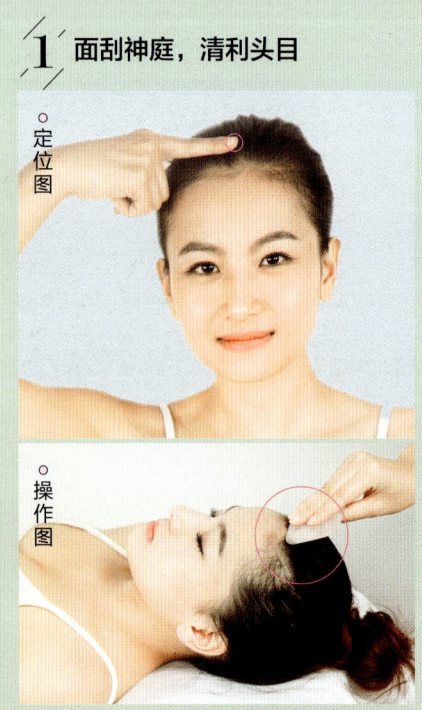

### 1 面刮神庭，清利头目

○定位图

○操作图

**定位：** 位于头部，前发际正中直上0.5寸。

**操作：** 用面刮法轻柔刮拭神庭穴10～15次，以皮肤潮红、发热为度。

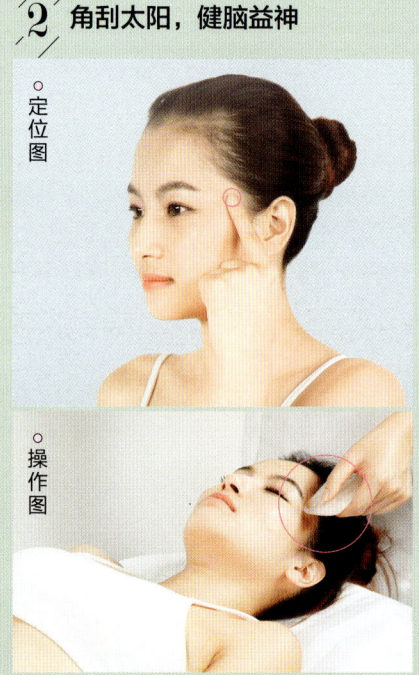

### 2 角刮太阳，健脑益神

○定位图

○操作图

**定位：** 位于颞部，眉梢与目外眦之间，向后约一横指的凹陷处。

**操作：** 用角刮法刮拭太阳穴1～2分钟，以皮肤潮红、发热为度。

## ❧ 膳食调理经验方 ❧

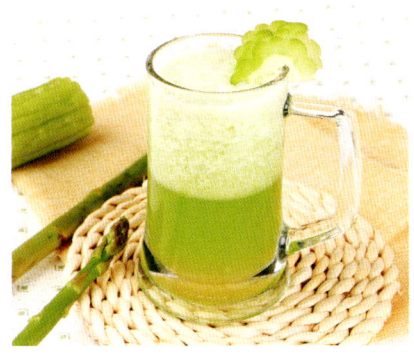

### 苦瓜芦笋汁——清热解毒、消肿排水

**材料：** 苦瓜90克，去皮芦笋50克，蜂蜜20克。

**制作方法：**

①苦瓜去瓤，切小块，去皮芦笋切小段。

②倒入榨汁机中，注入100毫升凉开水。

③盖上盖，榨成蔬菜汁后，倒入杯中，调入蜂蜜即可。

### 3 角刮合谷，镇静止痛

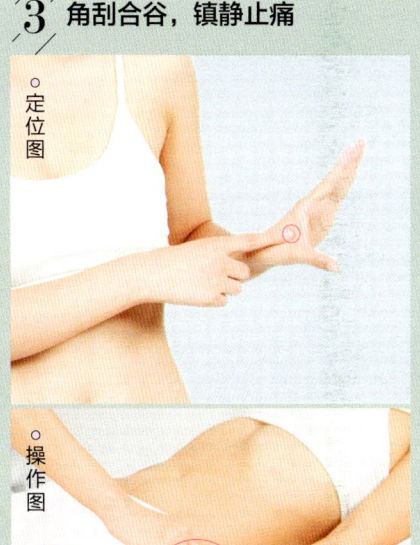

〇定位图

〇操作图

**定位：** 位于手背，第一、第二掌骨之间，第二掌骨桡侧的中点处。

**操作：** 用角刮法刮拭合谷穴3分钟，力度适中，以出痧为度。

### 4 角刮涌泉，补中益气

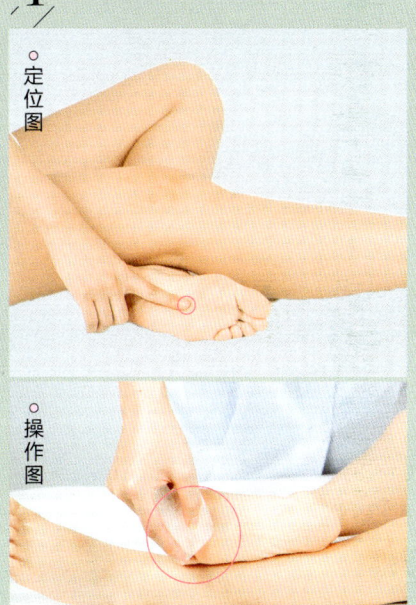

〇定位图

〇操作图

**定位：** 位于足底部，在足前部凹陷处，第二、第三趾趾缝纹头端与足跟连线的前1/3处。

**操作：** 用角刮法由上而下刮拭涌泉穴30次，力度适中，以出痧为度。

# 肥胖症早调理，化痰除积热

肥胖是指一定程度的明显超重与脂肪层过厚，是体内脂肪，尤其是三酰甘油积聚过多而导致的一种状态。肥胖严重者容易引起血压高、心脑血管疾病、肝脏病变、肿瘤、睡眠呼吸暂停等一系列的问题。

扫码看视频

▶ **刮痧处方：** 面刮 肾俞 + 角刮 膻中 + 角刮 中脘 + 面刮 天枢

## 刮痧疗法

**1 面刮肾俞，调补肾气**

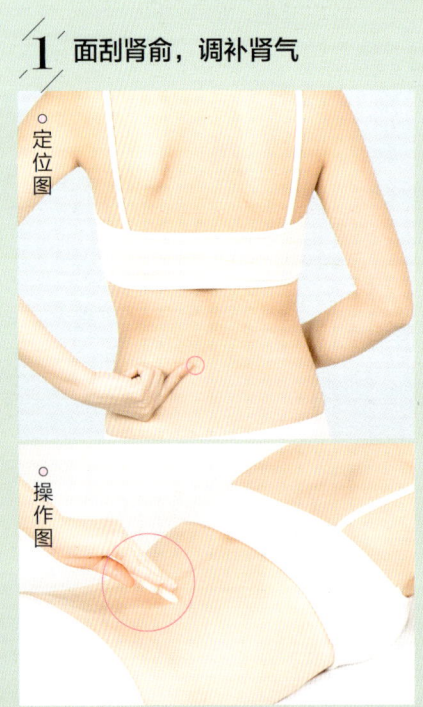

○定位图

○操作图

**定位：** 位于腰部，第二腰椎棘突下，旁开1.5寸。
**操作：** 用面刮法从上往下刮拭肾俞穴30次，力度稍重，以出痧为度。

**2 角刮膻中，降气通络**

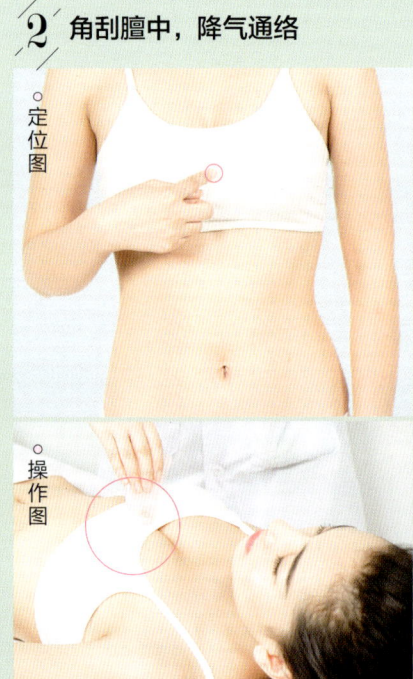

○定位图

○操作图

**定位：** 位于胸部正中线上，平第四肋间，两乳头连线的中点。
**操作：** 用角刮法从上往下刮拭膻中穴30次，力度微重，以出痧为度。

## ❧ 膳食调理经验方 ❧

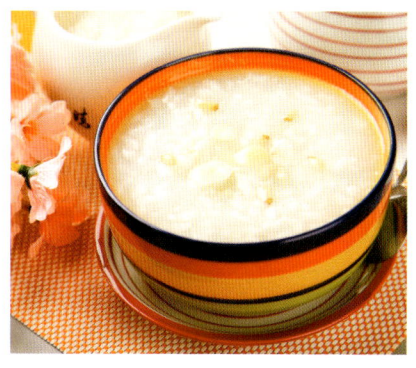

### 杏仁松子大米粥——调理肠道

**材料：** 水发大米80克，松子20克，杏仁10克。

**制作方法：**

①砂锅中注入适量清水烧开，倒入水发大米，大火烧开后转小火煮30分钟。

②放入松子、杏仁，拌匀，加盖，小火续煮20分钟即可。

---

**3** 角刮中脘，化湿降逆

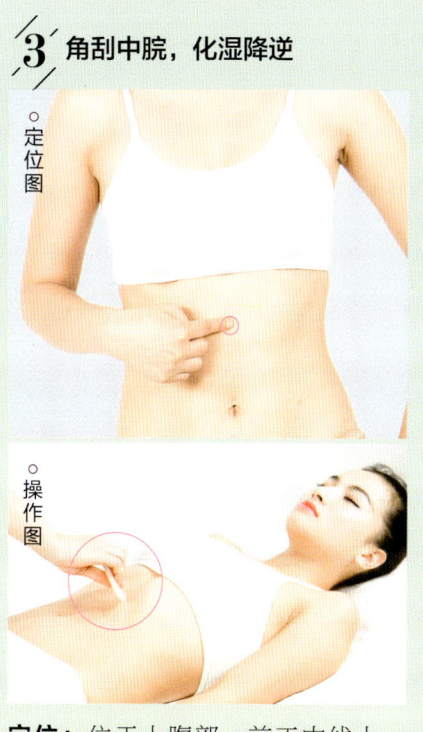

○定位图

○操作图

**定位：** 位于上腹部，前正中线上，脐中上4寸。

**操作：** 用角刮法由上而下刮拭中脘穴30次，力度适中，以出痧为度。

**4** 面刮天枢，理气健脾

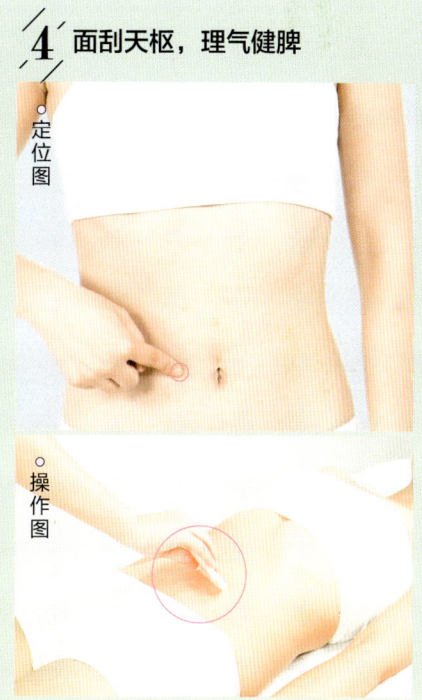

○定位图

○操作图

**定位：** 位于腹中部，距脐中2寸。

**操作：** 用面刮法由上而下刮拭天枢穴30次，力度适中，以出痧为度。

# 摆脱空调病，祛寒健体魄

空调病又称"空调综合征"，指长时间在空调环境下工作学习的人，因空气不流通，且室内外温差较大，机体适应不良，表现为鼻塞、头昏、打喷嚏、耳鸣、乏力、四肢肌肉关节酸痛等症状。

扫码看视频

➤ **刮痧处方：** 角刮 太阳 ＋ 角刮 迎香

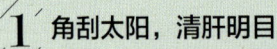

刮痧疗法

## 1 角刮太阳，清肝明目

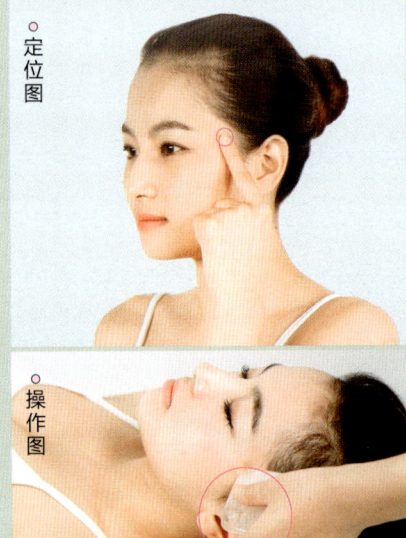

定位图

操作图

**定位：** 位于颞部，眉梢与目外眦之间，向后约一横指的凹陷处。
**操作：** 用角刮法刮拭太阳穴1~3分钟，力度轻柔，以皮肤潮红为度。

## 2 角刮迎香，祛风通窍

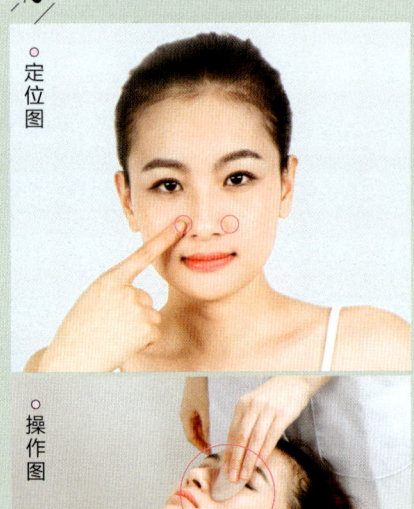

定位图

操作图

**定位：** 位于鼻翼外缘中点旁。
**操作：** 用角刮法刮拭迎香穴1~3分钟，力度轻柔，以皮肤潮红为度。

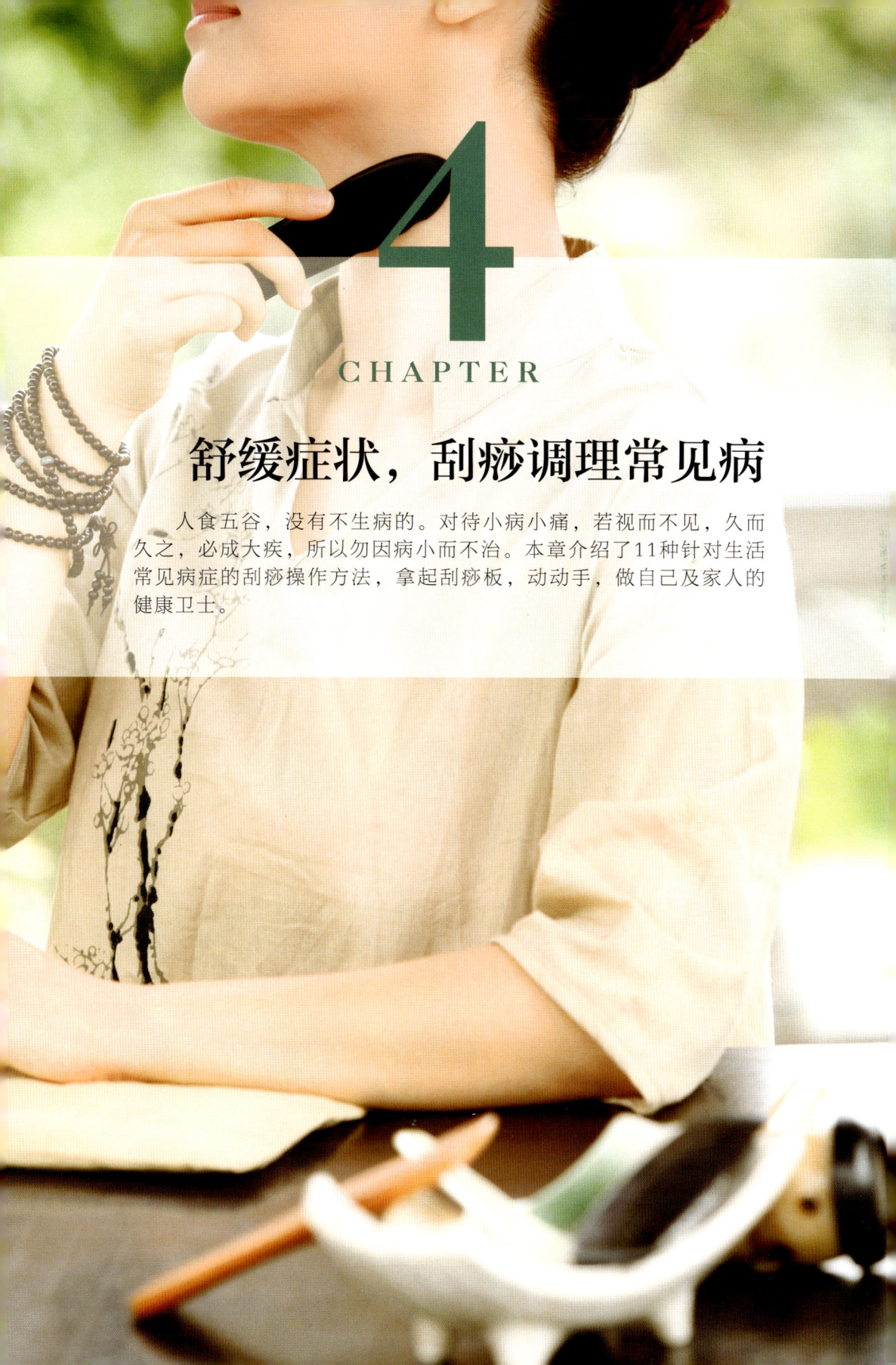

# 4

CHAPTER

# 舒缓症状，刮痧调理常见病

　　人食五谷，没有不生病的。对待小病小痛，若视而不见，久而久之，必成大疾，所以勿因病小而不治。本章介绍了11种针对生活常见病症的刮痧操作方法，拿起刮痧板，动动手，做自己及家人的健康卫士。

# 感冒鼻塞流涕，祛风散寒热

感冒，是由病毒或细菌引起的一种急性上呼吸道感染疾病，中医称为"伤风"。本病春冬季多发，体质较弱者易感。一般病情较轻，病程较短，可自行痊愈，甚至引起严重的并发症。

扫码看视频

▶ **刮痧处方一：** 角刮 **风池** ＋ 角刮 **大椎** ＋ 面刮 **风门** ＋ 面刮 **肺俞**

## 刮痧疗法

### 1 角刮风池，解表祛风

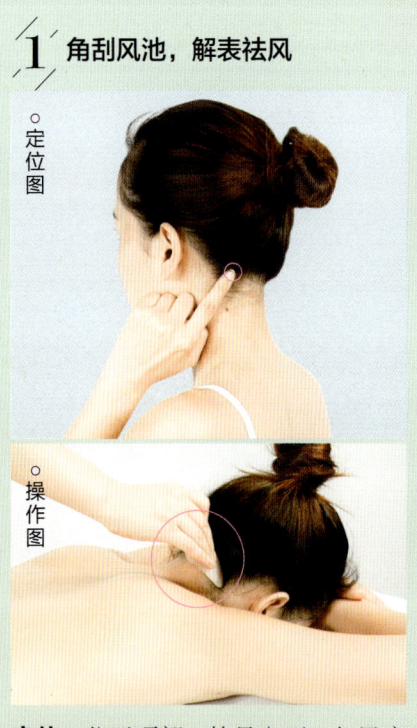

○定位图

○操作图

**定位：** 位于项部，枕骨之下，与风府穴相平，胸锁乳突肌与斜方肌上端之间的凹陷处。

**操作：** 用角刮法从上往下刮拭风池穴30次，反复刮至出痧为止。

### 2 角刮大椎，清热解表

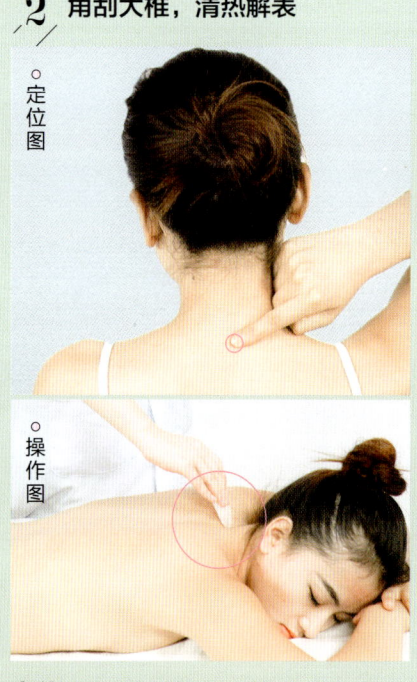

○定位图

○操作图

**定位：** 位于颈部后正中线上，第七颈椎棘突下凹陷处。

**操作：** 用角刮法从上往下刮拭大椎穴30次，力度由轻到重，反复刮至出痧为止。

## ✿ 随证加穴刮痧 ✿

### ❶ 发热汗出、头痛——合谷

**配穴原理：** 合谷穴有清热解表、镇静止痛的作用，感冒伴发热、头痛的患者加刮合谷可缓解不适，让感冒并发症快速痊愈。

### ❷ 夏季感冒、头重如裹、胸闷——中脘

**配穴原理：** 中脘穴有和胃健脾、降逆利水、舒胸解郁的作用，感冒伴胸闷的患者加刮中脘穴可缓解不适，不再头重脚轻。

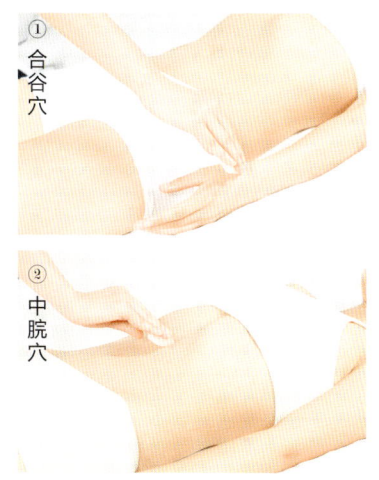

① 合谷穴

② 中脘穴

---

### 3 面刮风门，宣肺解表

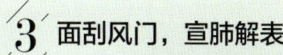

○ 定位图

○ 操作图

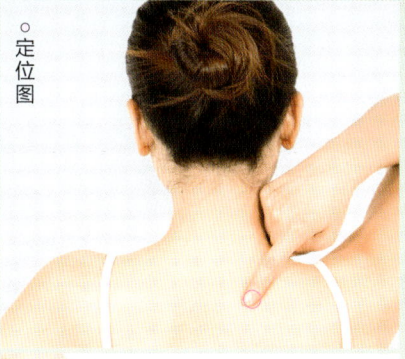
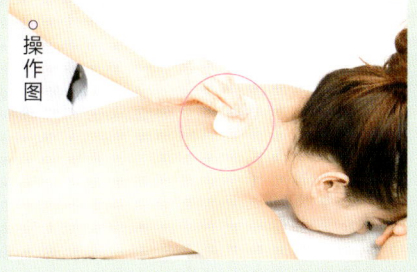

**定位：** 位于背部，第二胸椎棘突下，旁开1.5寸。

**操作：** 用面刮法刮拭风门穴30次，反复刮至出痧为止。

### 4 面刮肺俞，宣肺通窍

○ 定位图

○ 操作图

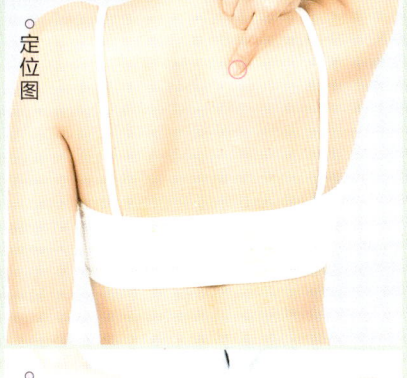
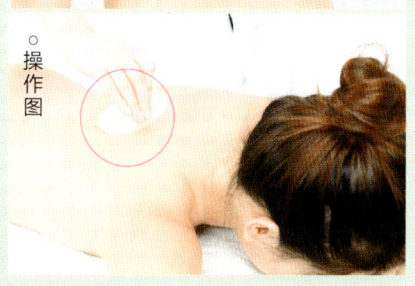

**定位：** 位于背部，第三胸椎棘突下，旁开1.5寸。

**操作：** 用面刮法从上往下刮拭肺俞穴30次，反复刮至出痧为止。

## ❧ 注意事项 ❧

①约50%的感冒由病毒引起，由于鼻咽部是最初感染的部位，因此鼻部按摩能有效预防感冒。可以将手掌摩擦发热，然后轻轻按摩鼻尖和鼻翼。

②每天坚持用冷水洗鼻子，不仅可以清除污垢和病菌，还能增强鼻孔及整个上呼吸道对寒冷的适应性。

▶ **刮痧处方二：** 面刮 百会 ＋面刮 大杼 ＋角刮 命门 ＋角刮 至阳

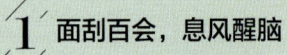

**刮痧疗法**

### 1 面刮百会，息风醒脑

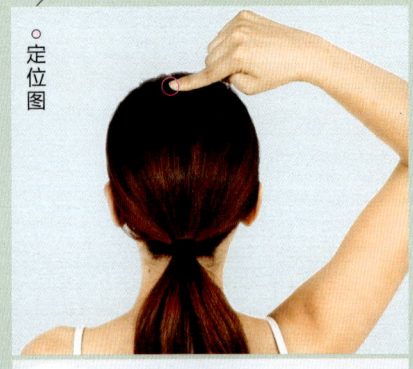
○定位图

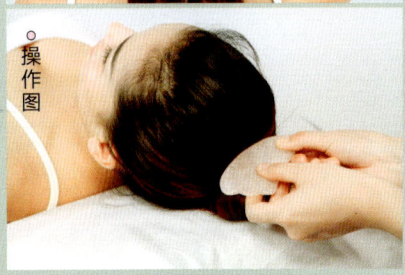
○操作图

**定位：** 位于头顶正中心，以两边耳尖画直线与鼻子到后颈直线的交叉点（即两耳角直上连线中点）。

**操作：** 用面刮法刮拭百会穴1～3分钟，以有明显的酸胀感为度。

### 2 面刮大杼，祛风解表

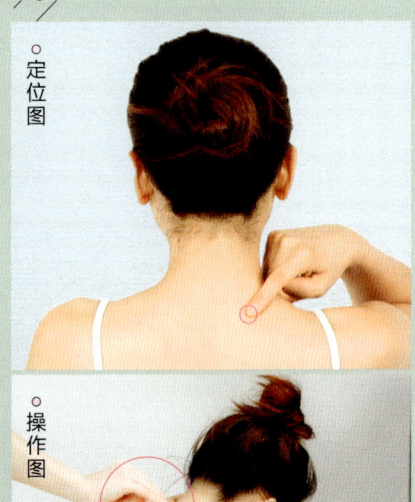
○定位图

○操作图

**定位：** 位于背部，第一胸椎棘突下，旁开1.5寸。

**操作：** 用面刮法刮拭大杼穴30次，力度微重，速度适中，以出痧为度。

## ❧ 膳食调理经验方 ❧

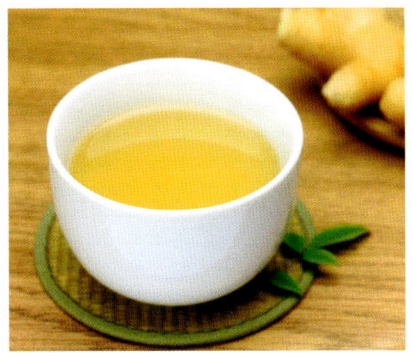

### 紫苏甜姜祛风寒茶——发汗解表

**材料：** 紫苏叶、生姜各5克，红糖15克。

**制作方法：**

①将紫苏叶、生姜、红糖放入杯中，用开水冲。

②盖上杯盖，泡10分钟即可饮用。

---

### 3 角刮命门，培元补肾

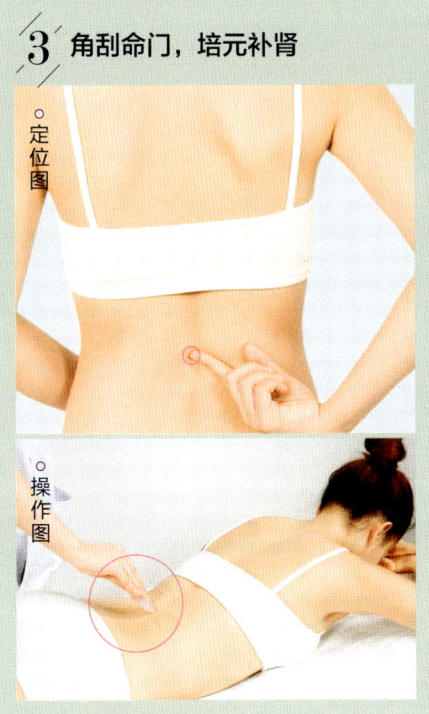

○定位图

○操作图

**定位：** 位于腰部，后正中线上，第二腰椎棘突下凹陷中。

**操作：** 用角刮法由上而下刮拭命门穴30次，力度适中，以出痧为度。

### 4 角刮至阳，理气宽胸

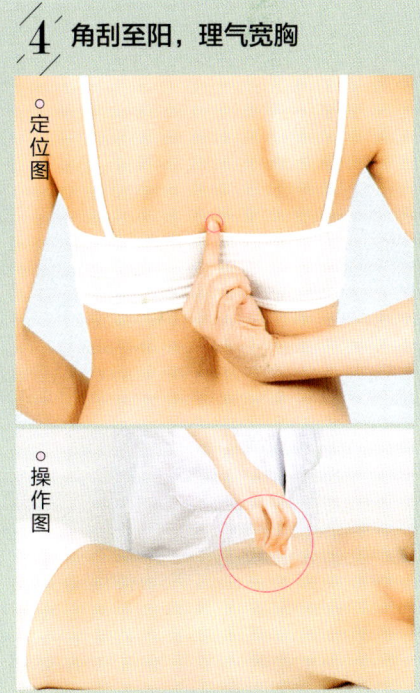

○定位图

○操作图

**定位：** 位于背部，后正中线上，第七胸椎棘突下凹陷处。

**操作：** 用角刮法刮拭至阳穴30次，力度适中，可不出痧。

# 低血压，回阳升血压

低血压指血压降低引起的一系列症状，部分人群无明显症状，病情轻微者可有头晕、头痛、食欲不振、疲劳、脸色苍白等，严重者会出现直立性眩晕、四肢冰凉、心律失常等症状。

扫码看视频

▶ **刮痧处方**：面刮 百会 ＋ 面刮 肾俞 ＋ 角刮 膻中 ＋ 面刮 涌泉

## 刮痧疗法

### 1 面刮百会，息风醒脑

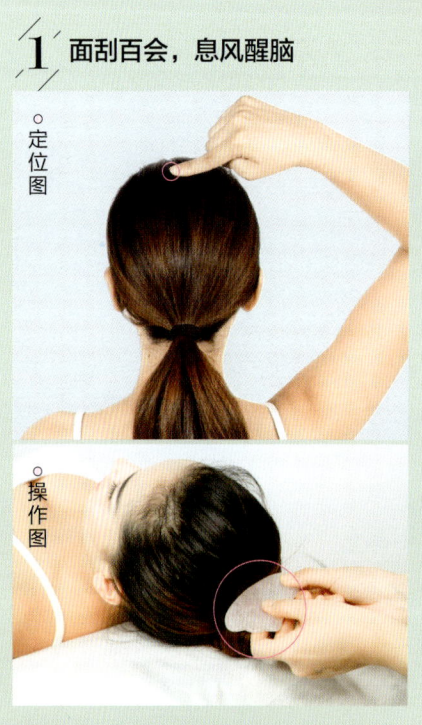

○定位图

○操作图

**定位**：位于头顶正中心，以两边耳尖画直线与鼻子到后颈直线的交叉点（即两耳角直上连线中点）。

**操作**：用面刮法向四周呈放射性刮拭，轻刮百会穴30次。

### 2 面刮肾俞，补肾强腰

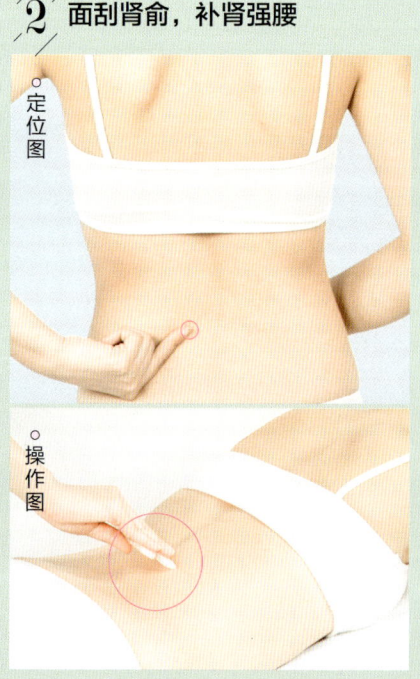

○定位图

○操作图

**定位**：位于腰部，第二腰椎棘突下，旁开1.5寸。

**操作**：用面刮法由内而外刮拭肾俞穴2～3分钟，力度适中，以出痧为度。

## ❧ 膳食调理经验方 ❧

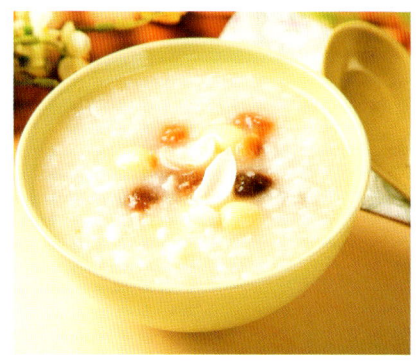

### 人参莲子粥——滋补元气、养心安神

**材料：**大米、人参、泡发莲子各10克，冰糖30克。

**制作方法：**

①将人参、泡发莲子、大米洗净放入锅中，加入适量水煮沸。

②加入冰糖，改小火焖煮，煮至熟软即可。

## *3* 角刮膻中，宽胸理气

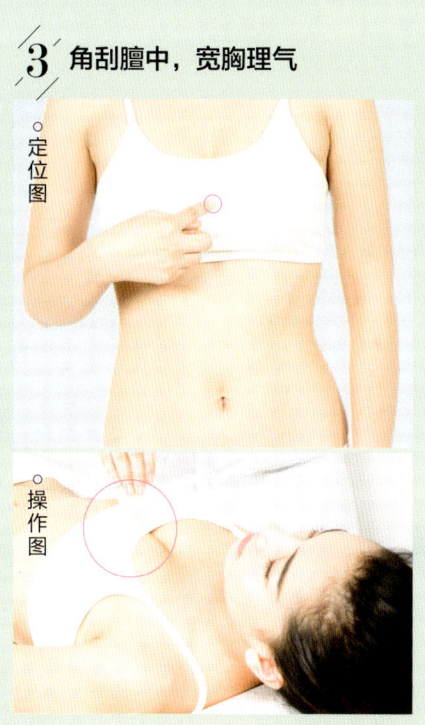

○定位图

○操作图

**定位：**位于胸部正中线上，平第四肋间，两乳头连线的中点。

**操作：**用角刮法由上而下刮拭膻中穴10~15遍，力度适中，以出痧为度。

## *4* 面刮涌泉，补中益气

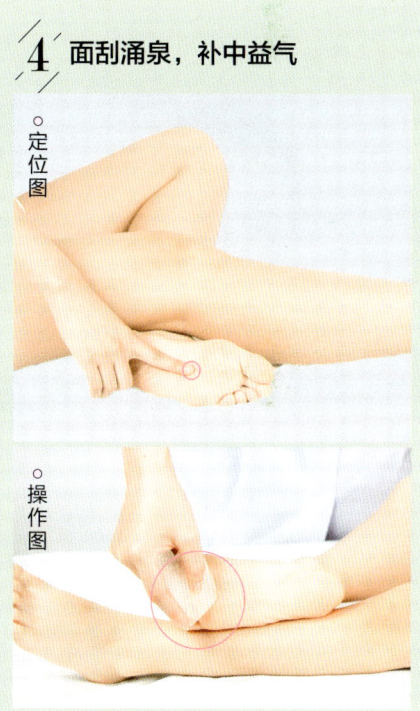

○定位图

○操作图

**定位：**位于足底部，在足前部凹陷处，第二、第三趾趾缝纹头端与足跟连线的前1/3处。

**操作：**用面刮法由上而下刮拭涌泉穴30次，力度适中，以出痧为度。

# 打嗝止不住，除积清胃火

打嗝，中医称之为呃逆，指气从胃中上逆，于喉间频频作声，声音急而短促，是一种常见的生理现象，由横膈膜痉挛收缩引起。呃逆的原因有多种，轻者可不治自愈，重者则持续不止。

扫码看视频

▶ **刮痧处方：** 角刮 `天突` ＋ 面刮 `中脘` ＋ 面刮 `气海` ＋ 角刮 `内关`

## 刮痧疗法

### 1 角刮天突，理气化痰

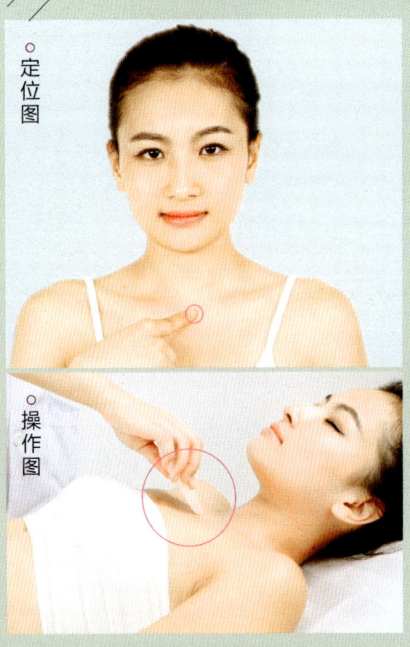
○定位图

○操作图

**定位：** 位于颈部，前正中线上，胸骨上窝中央。
**操作：** 用角刮法刮拭天突穴30次，力度适中，可不出痧。

### 2 面刮中脘，理气和胃

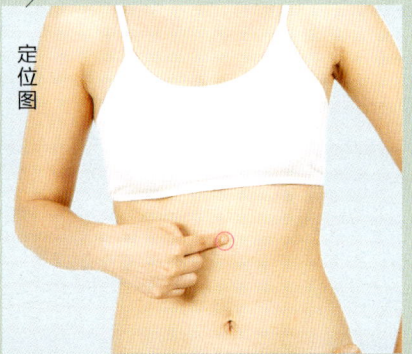
定位图

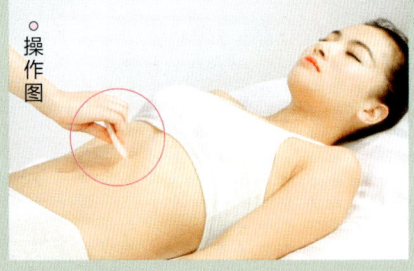
○操作图

**定位：** 位于上腹部，前正中线上，脐中上4寸。
**操作：** 用面刮法从上往下刮拭中脘穴30次，至皮肤发红，皮下紫色痧斑、痧痕形成为止。

## ❦ 随证加穴刮痧 ❦

### ❶ 口臭烦渴——内庭

**配穴原理：** 内庭穴有清降胃火、通涤腑气的作用，打嗝伴口臭烦渴的患者加刮内庭穴可以缓解口中有异味的烦恼。

### ❷ 打嗝因情志不畅诱发——期门

**配穴原理：** 期门穴有健脾疏肝、理气活血的作用，因情志不畅导致的打嗝加刮期门穴可以有效缓解不适，停止频繁打嗝。

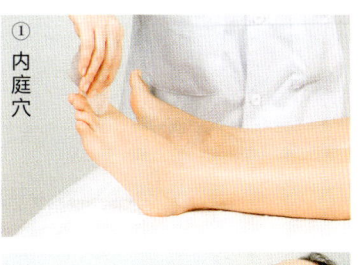

① 内庭穴

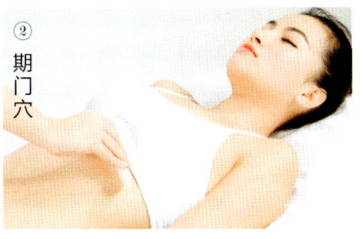

② 期门穴

### 3 面刮气海，补气理气

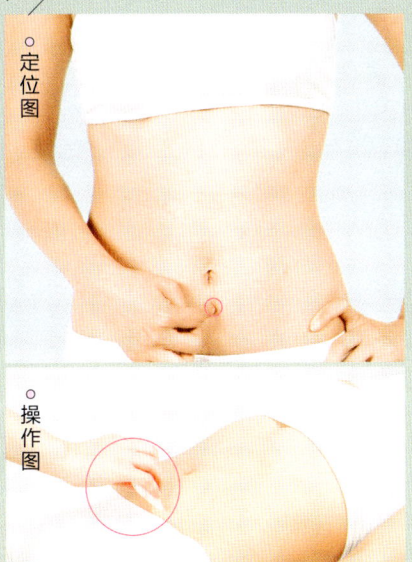

○ 定位图

○ 操作图

**定位：** 位于下腹部，前正中线上，当脐中下1.5寸。

**操作：** 用面刮法从上往下刮拭气海穴30次，至皮肤发红，皮下紫色痧斑、痧痕形成为止。

### 4 角刮内关，和胃降逆

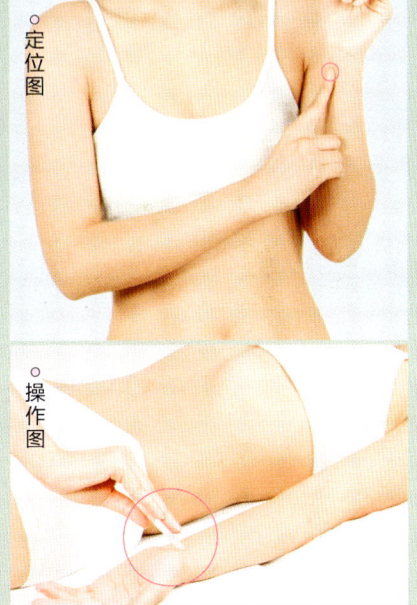

○ 定位图

○ 操作图

**定位：** 位于手掌面关节横纹的中央，往上约三指宽的中央凹陷处。

**操作：** 用角刮法从上往下刮拭内关穴30次，以出痧为度。

# 呕吐恶心胃翻涌，健脾和胃

呕吐是临床常见的病症，既可单独为患，亦可见于多种疾病，是机体的一种防御反射动作。呕吐常有诱因，如饮食不节、情志不遂、闻及不良气味等。

扫码看视频

▶ **刮痧处方：** 角刮 下脘 + 角刮 气海 + 面刮 内关 + 面刮 神门

## 刮痧疗法

### 1 角刮下脘，健脾和胃

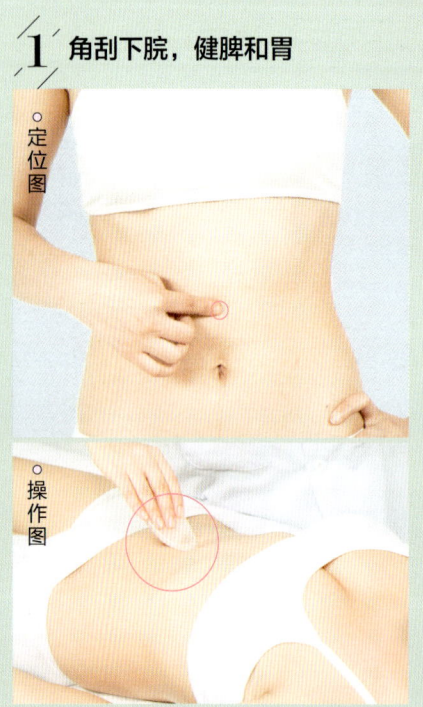

定位图

操作图

**定位：** 位于上腹部，前正中线上，脐中上2寸。

**操作：** 用角刮法从上往下刮拭下脘穴30次，力度、速度均适中，以出痧为度。

### 2 角刮气海，补气理气

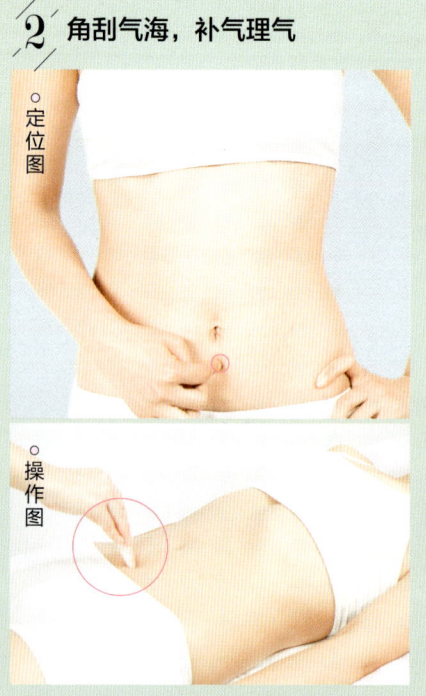

定位图

操作图

**定位：** 位于下腹部，前正中线上，脐中下1.5寸。

**操作：** 用角刮法从上往下刮拭气海穴30次，力度、速度均适中，以出痧为度。

## ❖ 随证加穴刮痧 ❖

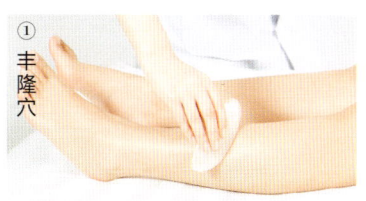

丰隆穴 ①

**❶ 呕吐多为清水痰涎——丰隆**

**配穴原理：** 丰隆穴有健脾化痰、和胃降逆的作用，呕吐多为清水痰涎的患者加刮丰隆可缓解不适，清痰止呕。

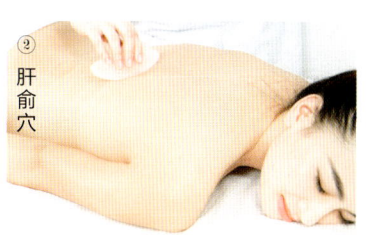

肝俞穴 ②

**❷ 呕吐吞酸、嗳气频繁——肝俞**

**配穴原理：** 肝俞穴有散发肝脏之热的作用，呕吐吞酸、嗳气频繁的患者加刮肝俞穴可缓解不适，疏肝利胆。

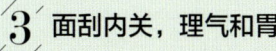

**3 面刮内关，理气和胃**

○ 定位图

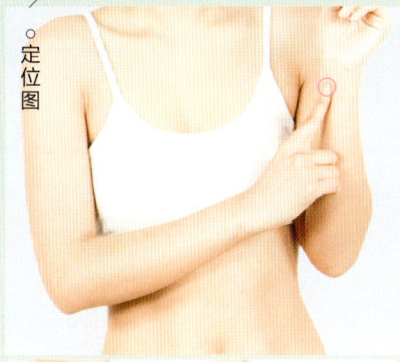

○ 操作图

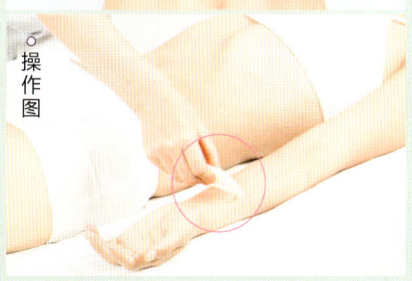

**定位：** 位于手掌面关节横纹的中央，往上约三指宽的中央凹陷处。

**操作：** 用面刮法从上往下刮拭内关穴30次，力度微重，速度适中，以出痧为度。

**4 面刮神门，益心安神**

○ 定位图

○ 操作图

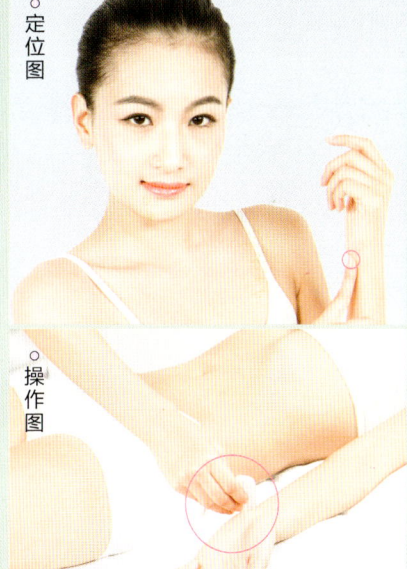

**定位：** 位于腕部，腕掌侧横纹尺侧端，尺侧腕屈肌腱的桡侧凹陷处。

**操作：** 用面刮法从上往下刮拭神门穴30次，力度微重，速度适中，以出痧为度。

# 胃痛，散寒助消化

胃痛是指上腹胃脘部近心窝处的疼痛，是临床上常见的病症。引起胃痛的疾病有很多，常见的有急、慢性胃炎，胃、十二指肠溃疡，胃黏膜脱垂，胃下垂，胰腺炎，胆囊炎，胆结石等。

扫码看视频

▶ **刮痧处方一：** 面刮 **胃俞** + 角刮 **中脘** + 角刮 **天枢** + 面刮 **手三里**

## 刮痧疗法

### 1 面刮胃俞，和胃健脾

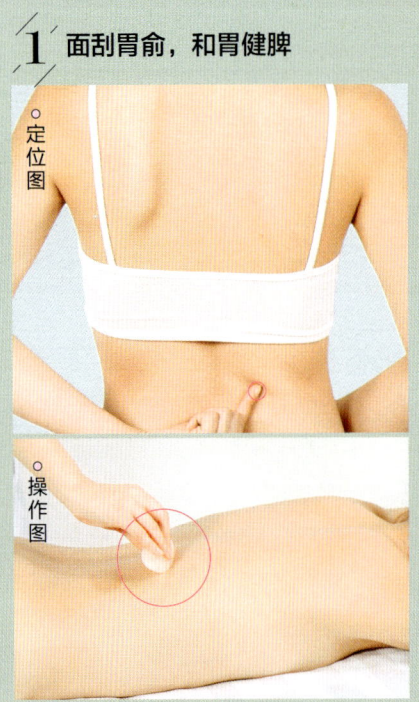

○定位图

○操作图

**定位：** 位于背部，第十二胸椎棘突下，旁开1.5寸。
**操作：** 用面刮法刮拭胃俞穴30次，力度适中，以出痧为度。

### 2 角刮中脘，理气和胃

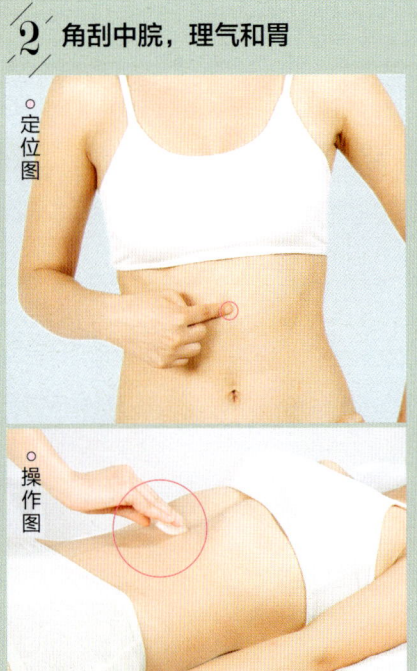

○定位图

○操作图

**定位：** 位于上腹部，前正中线上，脐中上4寸。
**操作：** 用角刮法从上往下刮拭中脘穴30次，力度适中，可不出痧。

## 𐫱 随证加穴刮痧 𐫱

**1** 胃痛剧烈、畏寒喜暖——上脘

**配穴原理：** 上脘有和中降逆、利膈化痰的作用，胃痛且畏寒喜暖的患者加刮上脘穴可缓解肠胃不适、畏寒喜暖的症状。

**2** 胃痛拒按、痛有定处——膈俞

**配穴原理：** 膈俞穴有理气宽胸、活血通脉的作用，胃痛拒按、痛有定处的患者加刮膈俞穴可缓解胃痛不适，健脾止痛。

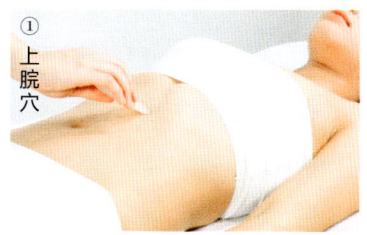

① 上脘穴

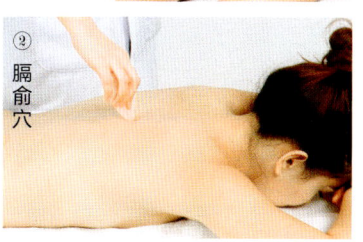

② 膈俞穴

---

**3** 角刮天枢，调中和胃

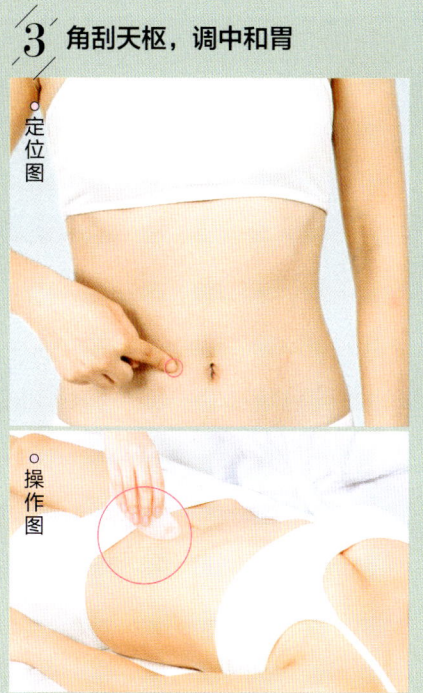

○ 定位图

○ 操作图

**定位：** 位于腹中部，距离脐中2寸处。
**操作：** 用角刮法刮拭天枢穴30次，力度适中，可不出痧。

---

**4** 面刮手三里，调理肠胃

○ 定位图

○ 操作图

**定位：** 位于前臂背面桡侧，阳溪穴与曲池穴连线上，肘横纹下2寸。
**操作：** 用面刮法刮拭手三里穴30次，力度适中，微微出痧即可。

## ❧ 注意事项 ❧

①要做到每餐食量适度，每日三餐定时，到了规定时间，不管肚子饿不饿，都应主动进食，避免过饥或过饱。

②进餐应细嚼慢咽，以减轻胃肠负担。对食物充分咀嚼次数愈多，随之分泌的唾液也愈多，对胃黏膜有保护作用。

▶ **刮痧处方二：** 面刮 肝俞 + 面刮 脾俞 + 面刮 大肠俞 + 面刮 天枢

## 刮痧疗法

### 1 面刮肝俞，疏肝利胆

○定位图

○操作图

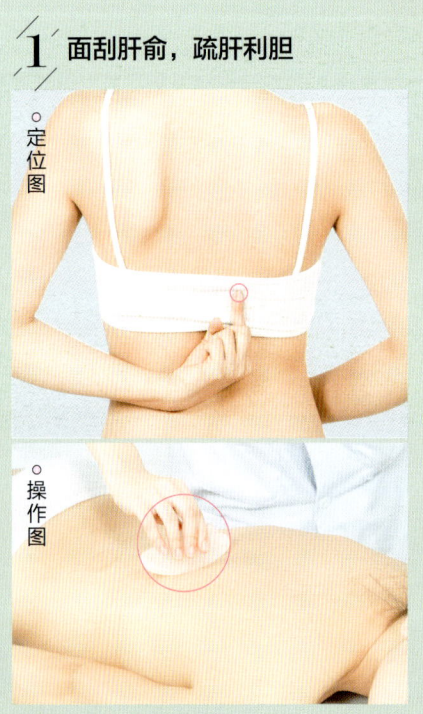

**定位：** 位于背部，第九胸椎棘突下，旁开1.5寸。

**操作：** 用面刮法从上往下刮拭肝俞穴30次，至皮肤发红，皮下紫色痧斑、痧痕形成为止。

### 2 面刮脾俞，健脾和胃

○定位图

○操作图

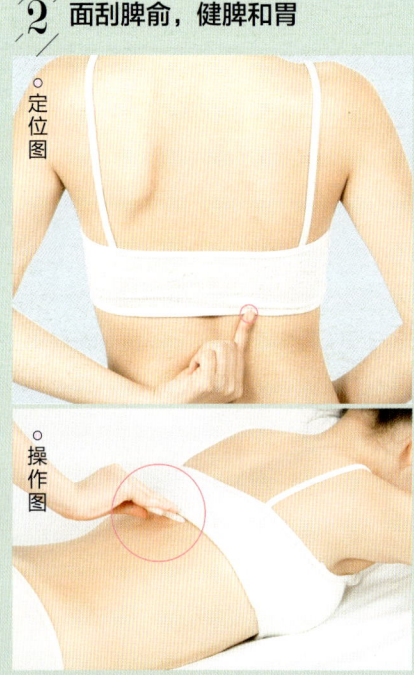

**定位：** 位于背部，第十一胸椎棘突下，旁开1.5寸。

**操作：** 用面刮法从上往下刮拭脾俞穴30次，至皮肤发红，皮下紫色痧斑、痧痕形成为止。

## ❧ 膳食调理经验方 ❧

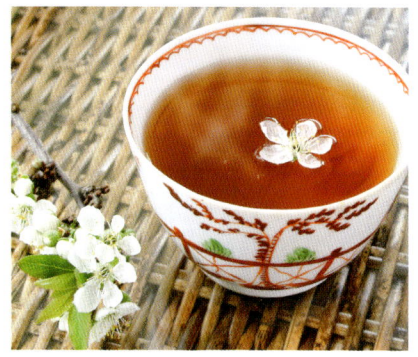

**神曲山楂麦芽茶——消食导滞、和胃止痛**

**材料：** 鲜山楂40克，神曲、麦芽各少许。

**制作方法：**

①山楂切去头、尾、核，把果肉切成小块，放入锅中，倒入麦芽，用大火煮开。

②转小火煮约15分钟，倒入神曲，再煮2分钟即可。

---

### 3 面刮大肠俞，疏调肠腑

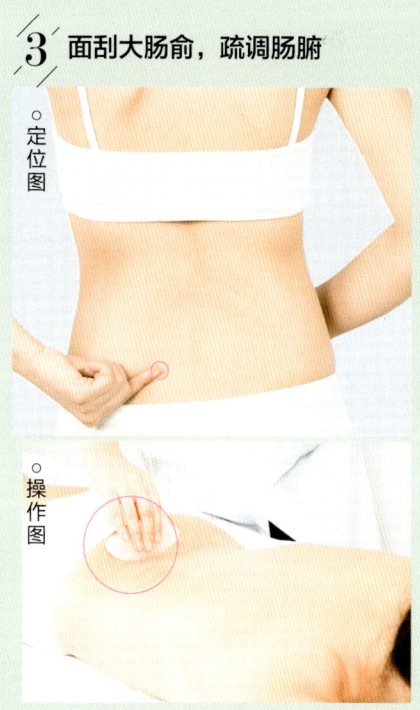

○定位图

○操作图

**定位：** 位于腰部，第四腰椎棘突下，旁开1.5寸。

**操作：** 用面刮法从上往下刮拭大肠俞穴30次，至皮肤发红，皮下紫色痧斑、痧痕形成为止。

### 4 面刮天枢，调理肠道

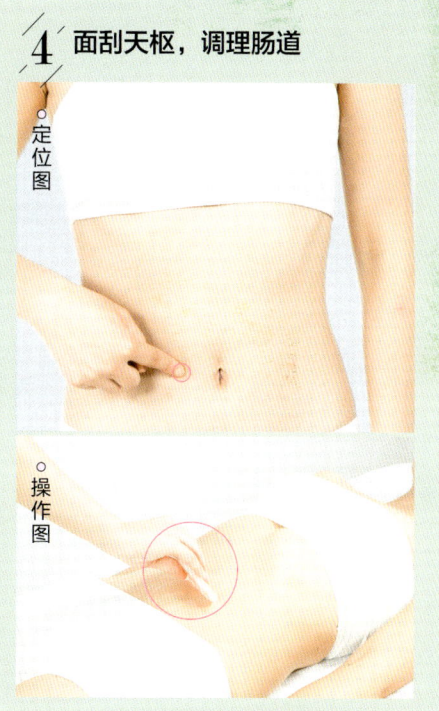

○定位图

○操作图

**定位：** 位于腹中部，距脐中2寸。

**操作：** 用面刮法从上往下刮拭天枢穴3~5分钟，以出痧为度。

# 急性肠炎，理气和肠胃

急性肠炎是较为常见的消化系统疾病。致病原因是肠道细菌、病毒感染或饮食不当（如进食了变质食物，食物中带有化学物质或寄生虫，食物过敏）等，严重者可导致身体脱水，甚至发生休克。

扫码看视频

▶ **刮痧处方：** 面刮 肝俞 + 面刮 脾俞 + 面刮 天枢 + 面刮 关元

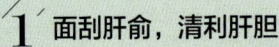

刮痧疗法

## 1 面刮肝俞，清利肝胆

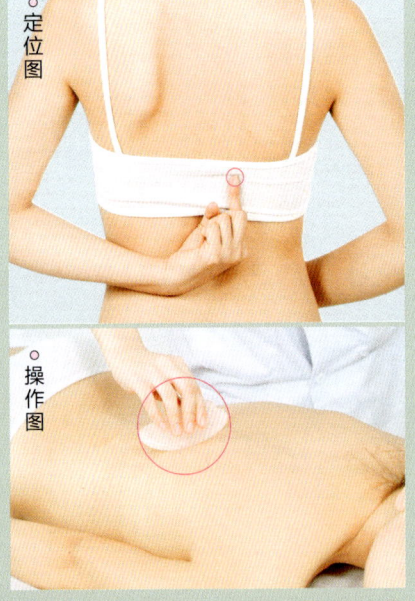

定位图

操作图

**定位：** 位于背部，第九胸椎棘突下，旁开1.5寸。

**操作：** 用面刮法从上往下刮拭肝俞穴30次，至皮肤发红，皮下紫色痧斑、痧痕形成为止。

## 2 面刮脾俞，健脾和胃

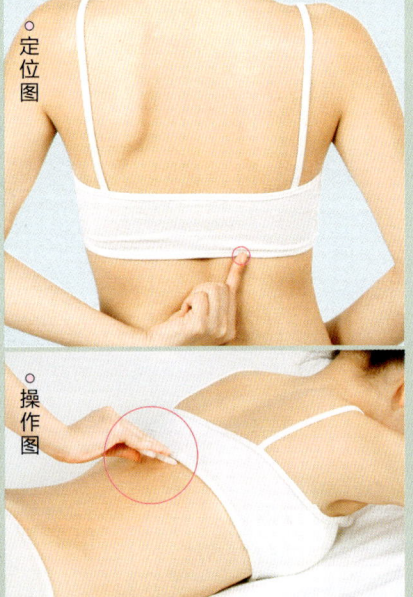

定位图

操作图

**定位：** 位于背部，第十一胸椎棘突下，旁开1.5寸。

**操作：** 用面刮法从上往下刮拭脾俞穴30次，至皮肤发红，皮下紫色痧斑、痧痕形成为止。

## 🌸 膳食调理经验方 🌸

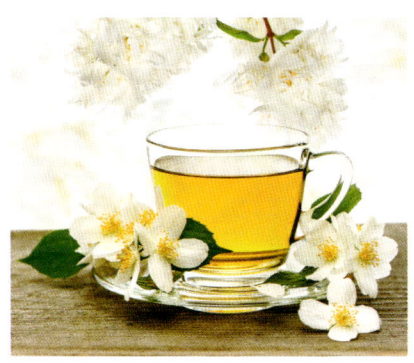

### 银花丹参饮——化瘀通络、理气和胃

**材料：**金银花5克，丹参5克。

**制作方法：**

①砂锅中注入适量清水烧开，倒入金银花、丹参。

②盖上盖，煮沸后用小火煮约15分钟即可饮用。

## 刮痧疗法

### 3 面刮天枢，调理肠道

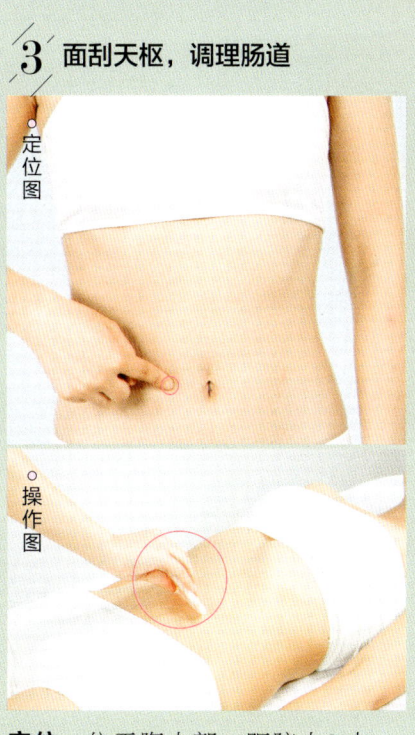

○定位图

○操作图

**定位：**位于腹中部，距脐中2寸。

**操作：**用面刮法从上往下刮拭天枢穴3～5分钟，以出痧为度。

### 4 面刮关元，培肾固本

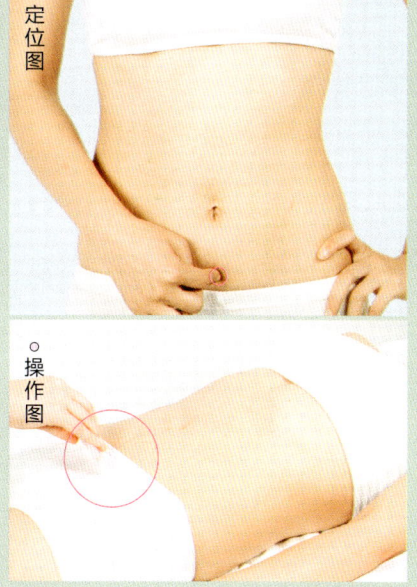

○定位图

○操作图

**定位：**位于下腹部，前正中线上，脐中下3寸。

**操作：**用面刮法从上往下刮拭关元穴3～5分钟，以出痧为度。

# 便秘，润肠调气机

便秘是临床常见的复杂症状，而不是一种疾病。引起功能性便秘的原因有：饮食不当，如饮水过少或进食含膳食纤维的食物过少；生活压力过大，精神紧张；滥用泻药，对药物产生依赖等。

扫码看视频

▶ **刮痧处方一：** 面刮 **肝俞** + 面刮 **脾俞** + 面刮 **大肠俞** + 面刮 **天枢**

## 刮痧疗法

### 1 面刮肝俞，理气通便

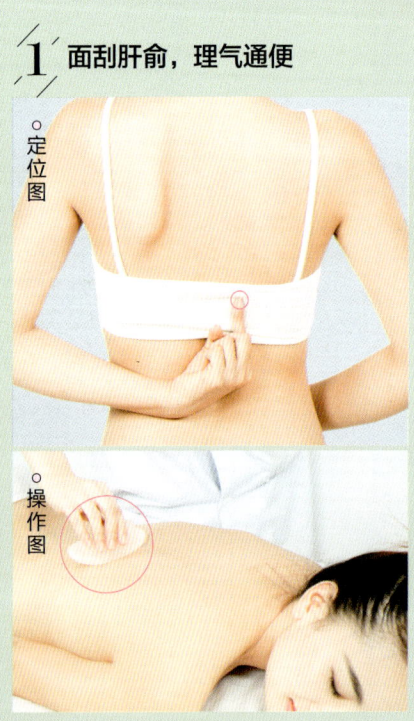

○定位图

○操作图

**定位：** 位于背部，第九胸椎棘突下，旁开1.5寸。

**操作：** 用面刮法从上往下刮拭肝俞穴30次，力度轻柔，可不出痧，不可逆刮。

### 2 面刮脾俞，健脾和胃

○定位图

○操作图

**定位：** 位于背部，第十一胸椎棘突下，旁开1.5寸。

**操作：** 用面刮法从上往下刮拭脾俞穴30次，力度轻柔，可不出痧，不可逆刮。

## ❧ 随证加穴刮痧 ❧

### ❶ 大便干结、小便短赤——内庭

**配穴原理：** 内庭穴有清胃泻火、理气止痛的作用，便秘伴大便干结、小便短赤的患者加刮内庭穴可缓解不适，通畅肠胃。

### ❷ 腹部和两胁胀满——太冲

**配穴原理：** 太冲穴有平肝泄热、清利下焦的作用，便秘伴腹部和两胁胀满的患者加刮太冲穴可缓解腹胁胀满不适。

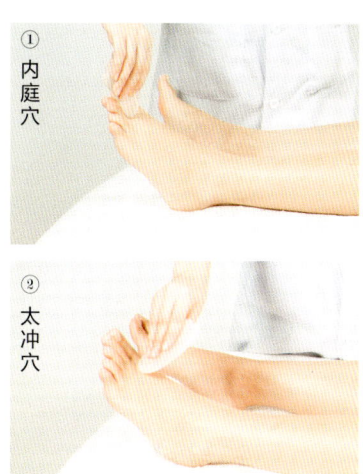

① 内庭穴

② 太冲穴

### 3　面刮大肠俞，理气化滞

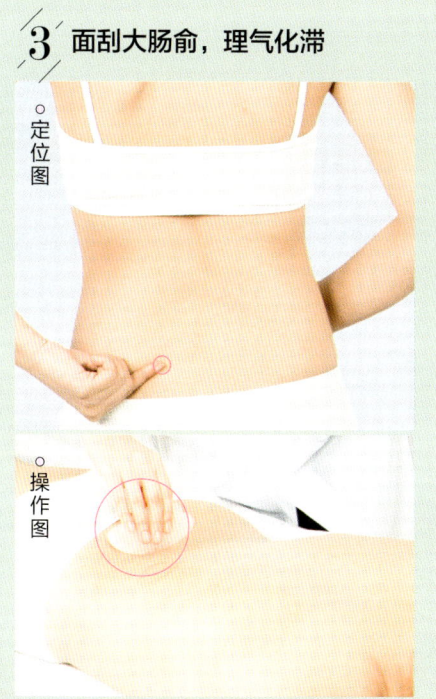

○ 定位图

○ 操作图

**定位：** 位于腰部，第四腰椎棘突下，旁开1.5寸。

**操作：** 用面刮法从上往下刮拭大肠俞穴30次，力度轻柔，可不出痧，不可逆刮。

### 4　面刮天枢，调中和胃

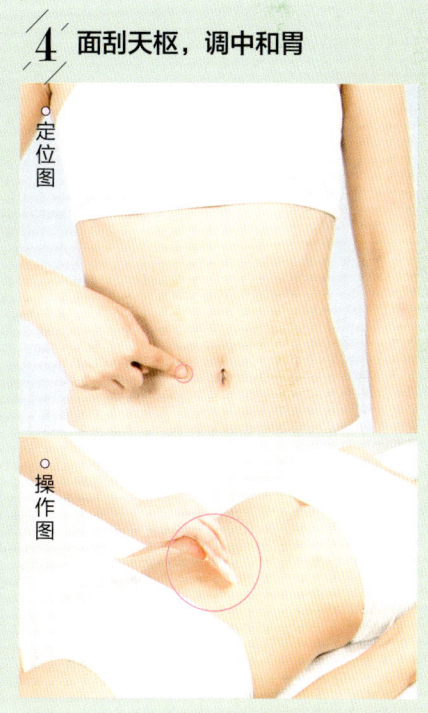

○ 定位图

○ 操作图

**定位：** 位于腹中部，距脐中2寸。

**操作：** 用面刮法刮拭天枢穴30次，力度轻柔，可不出痧，不可逆刮。

## ❧ 注意事项 ❧

①服用抗生素或某些药物后，肠道内有益菌群遭到破坏，会引起消化不良、便秘。平时可食用酸奶、蜂蜜等食物培养肠道有益菌。

②不宜久坐，每隔1~2个小时站起来活动一下身体，可以刺激肠道、促进肠蠕动。

③注意适当休息和精神放松，多食用含有丰富的B族维生素的胡萝卜。

▶ **刮痧处方二：** 面刮 **中脘** + 面刮 **建里** + 面刮 **天枢** + 面刮 **气海**

## 刮痧疗法

### 1 面刮中脘，和胃健脾

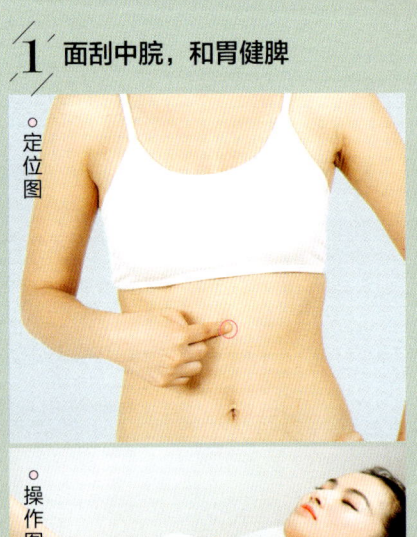
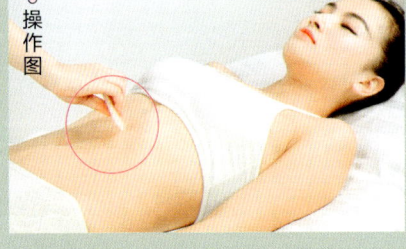

**定位：** 位于上腹部，前正中线上，脐中上4寸。

**操作：** 用面刮法从上往下刮拭中脘穴30次，以出痧为度。

### 2 面刮建里，通降腑气

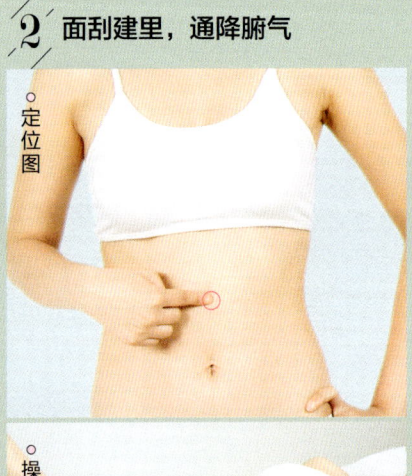

**定位：** 位于上腹部，前正中线上，脐中上3寸。

**操作：** 用面刮法从上往下刮拭建里穴30次，以出痧为度。

## ❧ 膳食调理经验方 ❧

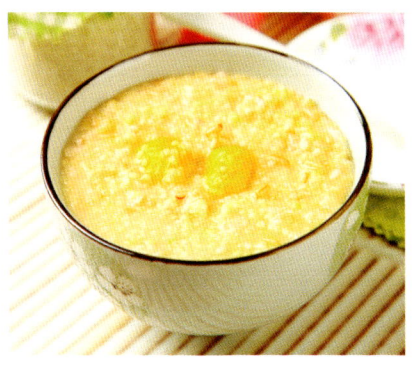

### 润肠板栗燕麦粥——通调肠胃

**材料：** 板栗肉50克，小米、燕麦各70克，冰糖20克。

**制作方法：**

①砂锅中注入适量清水，倒入板栗肉、燕麦、小米，用大火煮开后转小火焖煮40分钟。

②加入冰糖，搅拌至溶化即可。

---

**3** 面刮天枢，调中和胃

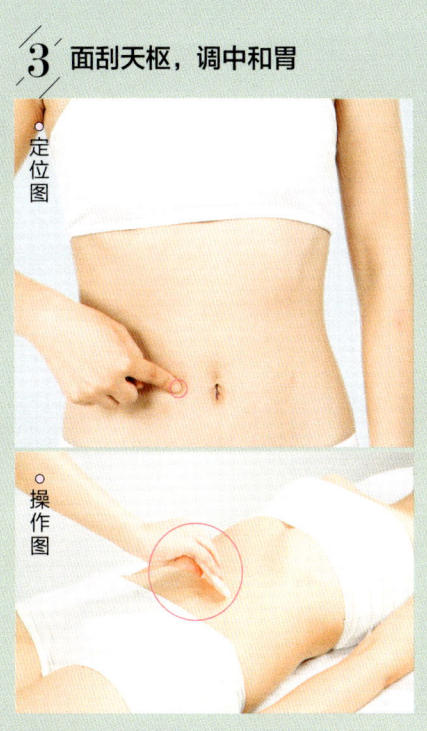

○定位图

○操作图

**定位：** 位于腹中部，距脐中2寸。
**操作：** 用面刮法刮拭天枢穴30次，力度适中，以出痧为度。

**4** 面刮气海，补气理气

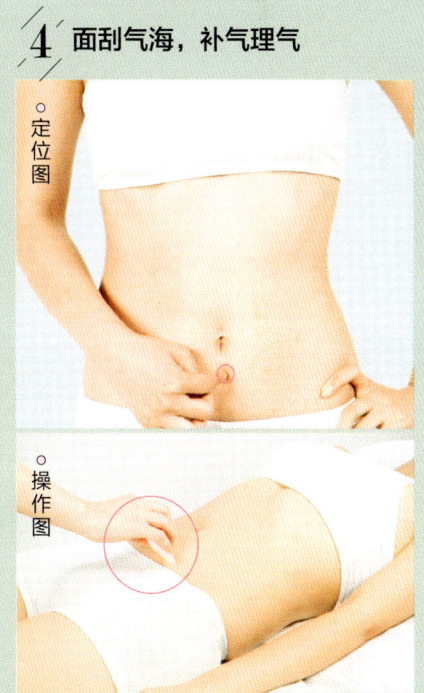

○定位图

○操作图

**定位：** 位于下腹部，前正中线上，脐中下1.5寸。
**操作：** 用面刮法刮拭气海穴30次，力度适中，以出痧为度。

# 鼻炎，祛风除痰热

鼻炎一般可分为急性鼻炎及过敏性鼻炎。前者俗称"伤风""感冒"，多为急性呼吸道感染的一个并发症。后者又名变态反应性鼻炎，是以鼻黏膜潮湿水肿、黏液腺增生为主的一种异常反应。

扫码看视频

▶ **刮痧处方一：** 角刮 风府 + 角刮 风池 + 面刮 夹脊 + 角刮 迎香

## 刮痧疗法

### 1 角刮风府，通关开窍

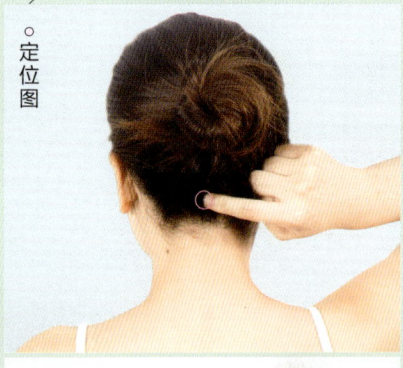

○定位图

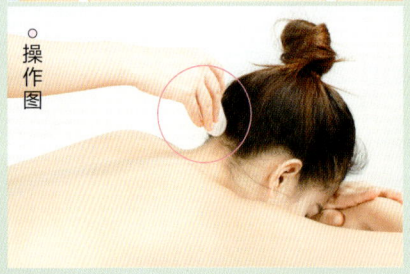

○操作图

**定位：** 位于项部，当后发际正中直上1寸，枕外隆凸直下，两侧斜方肌之间凹陷中。

**操作：** 用角刮法从上向下刮拭风府穴20~30次，手法轻柔。

### 2 角刮风池，醒脑开窍

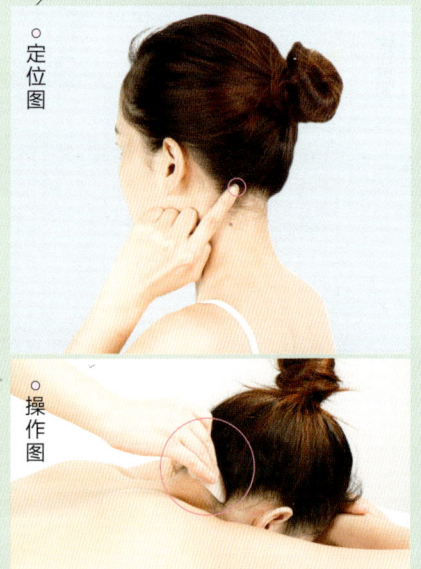

○定位图

○操作图

**定位：** 位于项部，枕骨之下，与风府相平，胸锁乳突肌与斜方肌上端之间的凹陷处。

**操作：** 用角刮法从上向下刮拭风池穴20~30次，手法轻柔。

## ❀ 随证加穴刮痧 ❀

### ❶ 黄白黏涕量多——尺泽

**配穴原理：** 尺泽穴有清肺泻火、调理肠腑的作用，鼻炎伴黄白黏涕量多的患者加刮尺泽穴可缓解不适，改善黏涕量多的症状。

### ❷ 眉心部疼痛——行间

**配穴原理：** 行间穴有清肝泄热、凉血安神的作用，鼻炎伴眉心部疼痛的患者加刮行间穴可缓解不适，改善眉心部疼痛的症状。

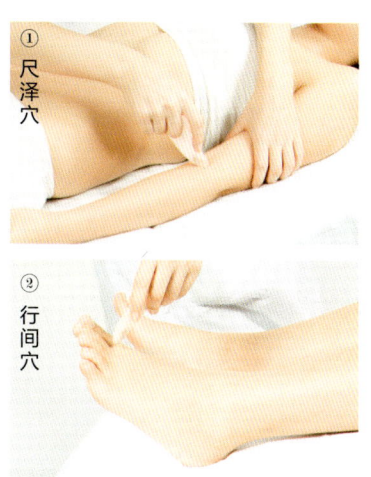

① 尺泽穴

② 行间穴

### 3 面刮夹脊，调节脏腑机能

○ 定位图

○ 操作图

**定位：** 位于背腰部，第一胸椎至第五腰椎棘突下两侧，后正中线旁开0.5寸，一侧17穴。

**操作：** 用面刮法从上往下刮拭夹脊穴10～15次，以出痧为度。

### 4 角刮迎香，通鼻窍

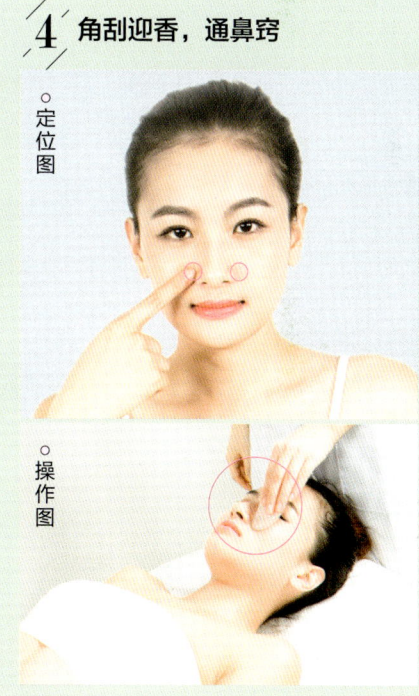

○ 定位图

○ 操作图

**定位：** 位于鼻翼外缘中点旁。

**操作：** 用角刮法刮拭迎香穴30次，力度轻柔，可不出痧。

## ❧ 注意事项 ❧

①鼻炎患者因为免疫力不强，抵抗外来细菌入侵的能力自然较弱，所以要保证工作、生活环境的空气清洁，有良好的通风，避免滋生有害细菌，积累灰尘。

②吸烟会使鼻腔受到污染，刺激鼻腔的黏膜，加剧鼻炎的症状，同时还会伤害肺部、呼吸道，所以鼻炎患者要戒烟。

▶ **刮痧处方二：** 角刮 天府 ＋面刮 手三里 ＋面刮 曲池 ＋角刮 迎香

## 刮痧疗法

### 1 角刮天府，调肺气

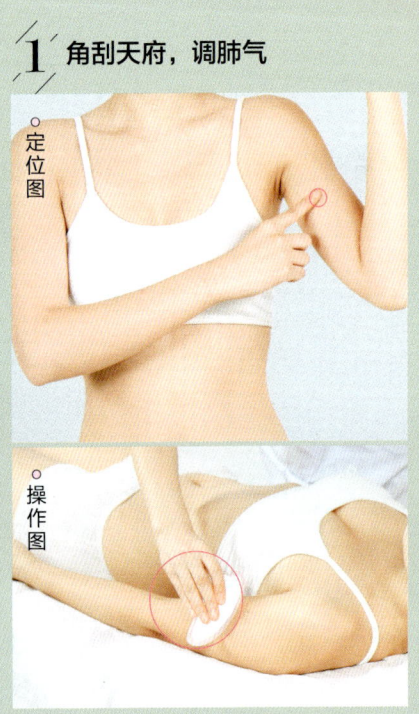

◦定位图

◦操作图

**定位：** 位于臂内侧面，肱二头肌桡侧缘，腋前纹下3寸。

**操作：** 用角刮法从上往下刮拭天府穴30次，力度轻柔，以皮肤潮红、发热为度。

### 2 面刮手三里，调理肠胃

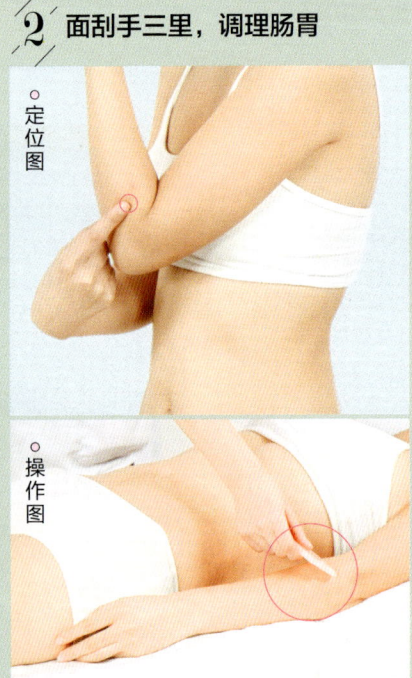

◦定位图

◦操作图

**定位：** 位于前臂背面桡侧，阳溪穴与曲池穴连线上，肘横纹下2寸。

**操作：** 用面刮法刮拭手三里穴30次，力度适中，微微出痧即可。

## ❧ 膳食调理经验方 ❧

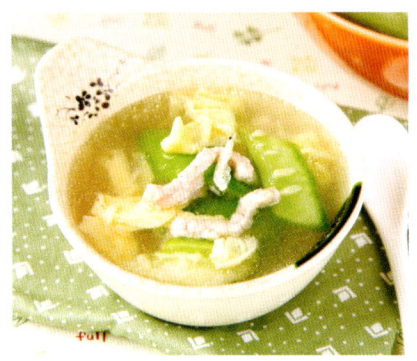

### 丝瓜络煲瘦肉——清热消炎，解毒通窍

**材料：** 丝瓜络300克，瘦肉60克，盐少许。

**制作方法：**

①将丝瓜络洗净，瘦肉洗净、切块。

②将两者一同放入锅内，加适量水熬煮，快熟时下盐调味。

**3 面刮曲池，清热调血**

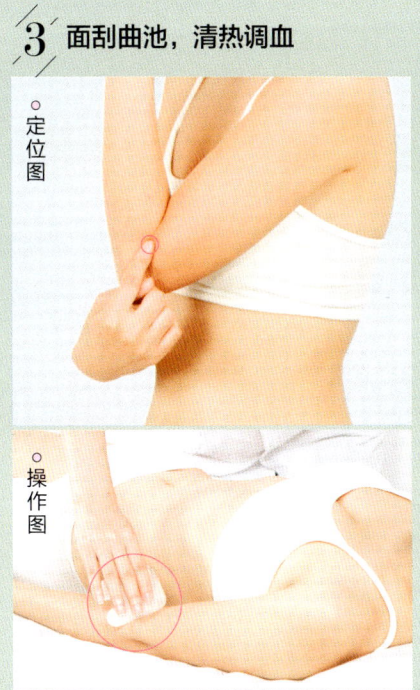

**定位：** 位于肘横纹外侧端，屈肘时，尺泽穴与肱骨外上髁连线中点。

**操作：** 用面刮法从上向下刮拭曲池穴10～15次，力度适中，以出痧为度。

**4 角刮迎香，通鼻窍**

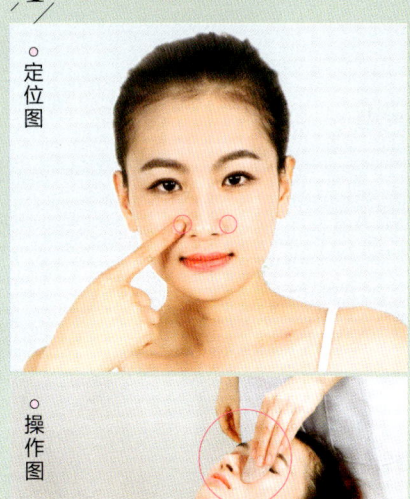

**定位：** 位于鼻翼外缘中点旁。

**操作：** 用角刮法刮拭迎香穴30次，力度轻柔，可不出痧。

# 急性扁桃体炎，清热散风邪

扁桃体是人体呼吸道的第一道免疫器官，当吸入的病原微生物数量较多或吸入毒力较强的病原菌时，就会引起相应的症状。若治疗不及时则会转为慢性扁桃体炎，严重者可引起肾炎等并发症。

扫码看视频

▶ **刮痧处方一：** 角刮 **天突** ＋面刮 **曲池** ＋角刮 **风府** ＋角刮 **哑门**

## 刮痧疗法

### 1 角刮天突，清咽开音

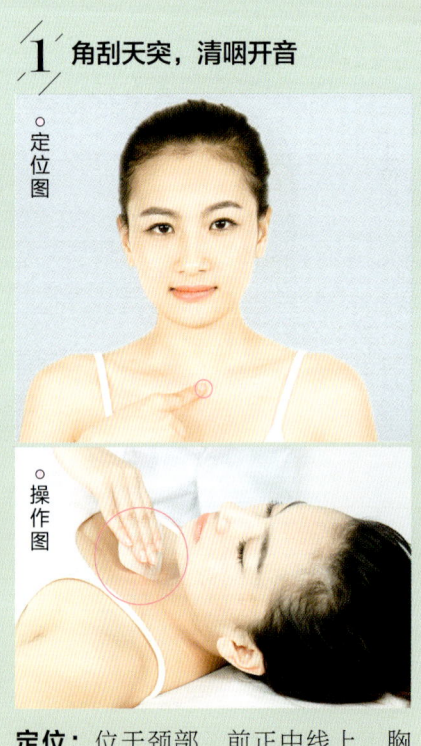

○定位图

○操作图

**定位：** 位于颈部，前正中线上，胸骨上窝中央。
**操作：** 用角刮法刮拭天突穴1~2分钟，力度适中，以皮肤潮红、出痧为度。

### 2 面刮曲池，清热调血

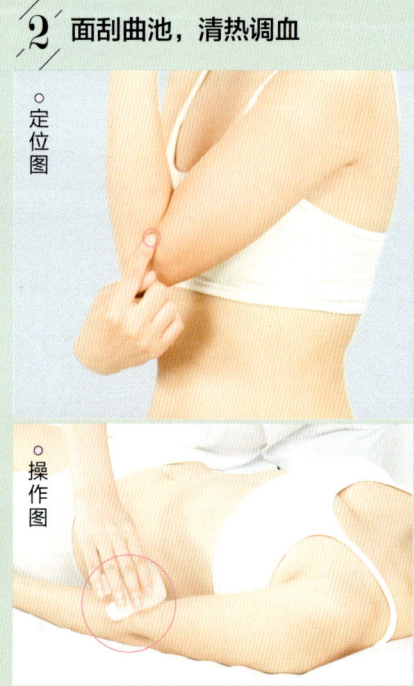

○定位图

○操作图

**定位：** 位于肘横纹外侧端，屈肘时，尺泽穴与肱骨外上髁连线中点。
**操作：** 用面刮法从上向下刮拭曲池穴10~15次，力度适中，以出痧为度。

## ❧ 随证加穴刮痧 ❧

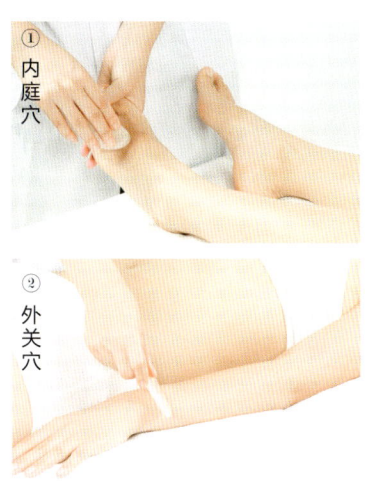

①内庭穴

②外关穴

**❶ 牙痛，口臭——内庭**

**配穴原理：** 内庭穴有清肺泻火的作用，扁桃体炎伴牙痛、口臭的患者加刮内庭穴可缓解不适。

**❷ 吞咽困难，形寒身热——外关**

**配穴原理：** 外关穴有清肝泄热的作用，扁桃体炎伴形寒身热的患者加刮外关穴可缓解不适。

### 3 角刮风府，息风醒神

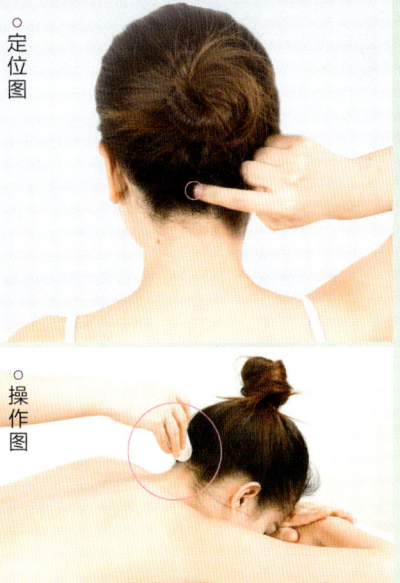

○定位图

○操作图

**定位：** 位于项部，后发际正中直上1寸，枕外隆凸直下，两侧斜方肌之间凹陷处。

**操作：** 用角刮法从上往下刮拭风府穴30次，力度适中，以出痧为度。

### 4 角刮哑门，开窍醒神

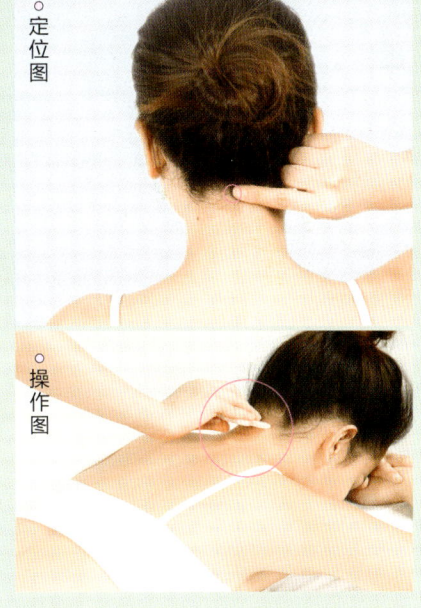

○定位图

○操作图

**定位：** 位于项部，后发际正中直上0.5寸，第一颈椎下。

**操作：** 用角刮法从上往下刮拭哑门穴30次，力度适中，以出痧为度。

## ❧ 注意事项 ❧

①扁桃体发炎最好在家里休息，一则避免被室外浑浊空气刺激，二则要提高人体的免疫力。如果必须外出的话，一定要戴上口罩和一些常用应急药物。

②饮食应以清淡易消化为主，再辅助摄入一些清爽去火、柔嫩多汁的食品。多喝水，忌食烟、酒、姜、椒、芥、蒜及一切辛辣之物。

▶ **刮痧处方二：** 面刮 **风池** ＋面刮 **大椎** ＋面刮 **曲池** ＋角刮 **复溜**
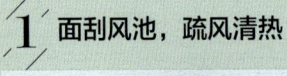

### 刮痧疗法

**①** **面刮风池，疏风清热**

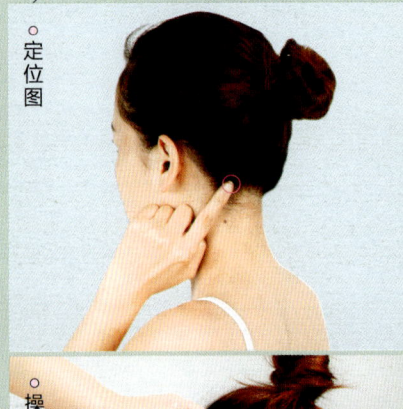

○定位图

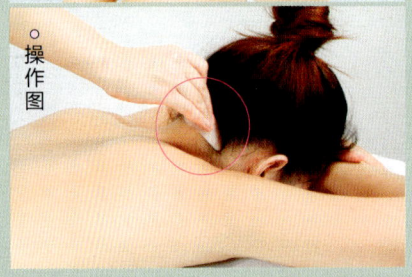

○操作图

**定位：** 位于项部，枕骨之下，与风府穴相平，胸锁乳突肌与斜方肌上端之间的凹陷处。

**操作：** 用面刮法用力刮拭风池穴，自上而下刮至皮肤发红为止。

**②** **面刮大椎，解表通阳**

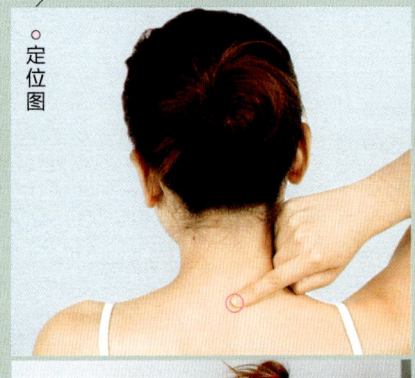

○定位图

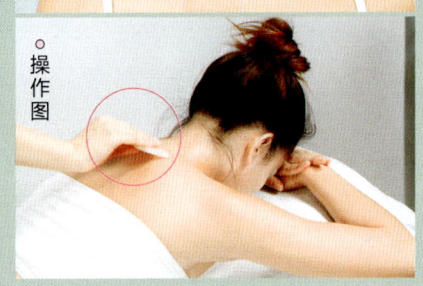

○操作图

**定位：** 位于后正中线上，第七颈椎棘突下凹陷处。

**操作：** 用面刮法从上往下刮拭大椎穴30次，力度适中，以出痧为度。

## 膳食调理经验方

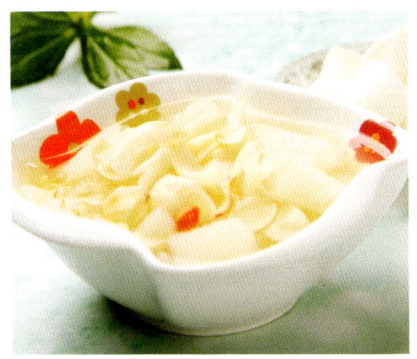

### 百合雪梨银耳羹——补中益气，清热泻火

**材料：** 银耳100克，水发百合25克，雪梨1个，枸杞子5克。

**制作方法：**

①将雪梨去核，切小块。银耳去黄蒂，撕成小朵。

②砂锅中注入清水烧开，倒入雪梨块、百合、银耳，烧开后用中火煮约1小时，倒入枸杞子，再小火煮约15分钟至食材熟软即可。

---

### 3 角刮曲池，清热调血

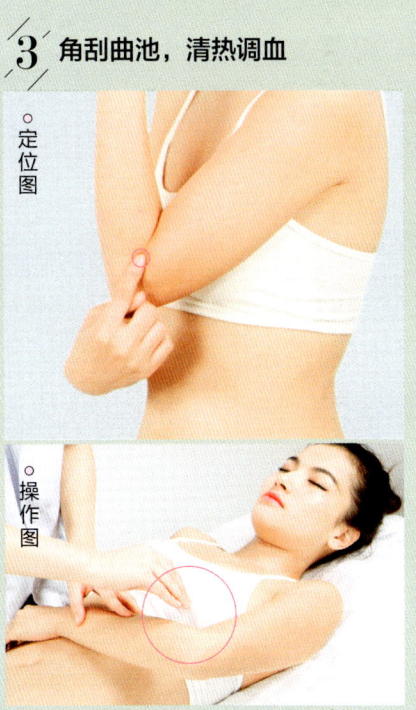

**定位：** 位于肘横纹外侧端，屈肘时，尺泽穴与肱骨外上髁连线的中点。

**操作：** 用角面刮法从上往下刮拭曲池穴30次，力度适中，以出痧为度。

### 4 面刮复溜，温阳利水

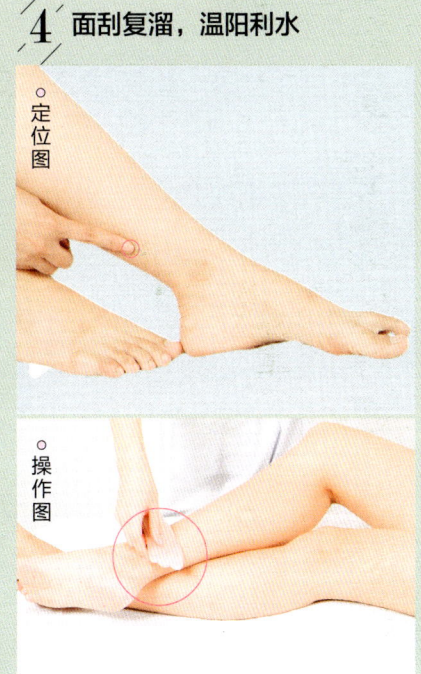

**定位：** 位于小腿内侧，太溪穴直上2寸，跟腱的前方。

**操作：** 用面刮法从上往下刮拭复溜穴30次，力度适中，以出痧为度。

# 醉酒，利水解酒毒

醉酒实际就是急性酒精中毒。由于短时间内饮入过量的酒精或酒类饮料而导致中枢神经系统由兴奋转为抑制的状态，并对肝、肾、胃、脾、心脏等人体重要脏器造成伤害，严重的可导致死亡。

扫码看视频

▶ **刮痧处方：**面刮 肝俞 ＋面刮 肾俞 ＋角刮 阳陵泉 ＋角刮 三阴交

## 刮痧疗法

### 1 面刮肝俞，理气明目

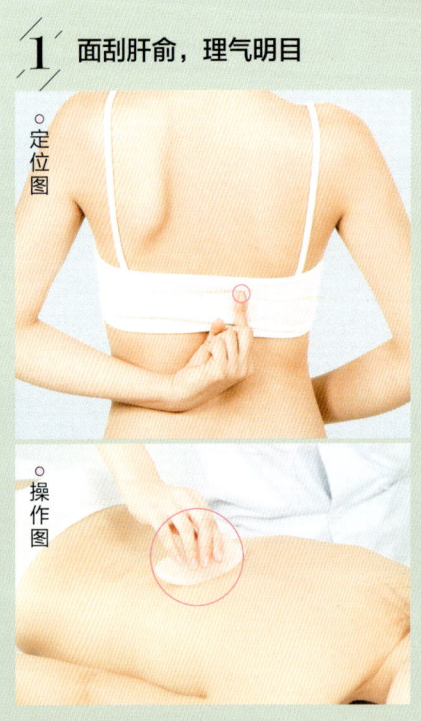

○ 定位图

○ 操作图

**定位：**位于背部，第九胸椎棘突下，旁开1.5寸。

**操作：**用面刮法由上而下刮拭肝俞穴10～15遍，力度稍重，至皮肤发红、出痧为度。

### 2 面刮肾俞，清热利湿

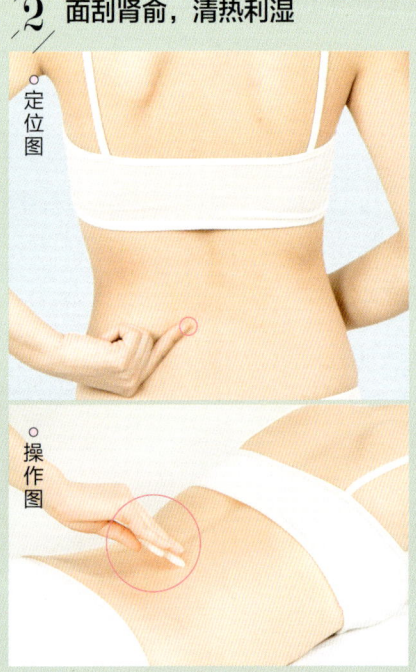

○ 定位图

○ 操作图

**定位：**位于腰部，第二腰椎棘突下，旁开1.5寸。

**操作：**用面刮法由上而下刮拭肾俞穴10～15遍，力度稍重，至皮肤发红、出痧为度。

## ❧ 膳食调理经验方 ❧

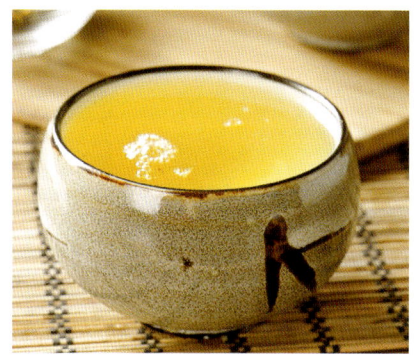

### 橘皮汤——行气健脾、燥湿化痰

**材料：** 柑橘皮5～8片，盐少许。

**制作方法：**

①将柑橘皮焙干、研末，放入锅中，加入适量清水，武火煮沸。

②转文火后煮10分钟，下盐调味即可饮用。

---

### 3 角刮阳陵泉，疏肝利胆

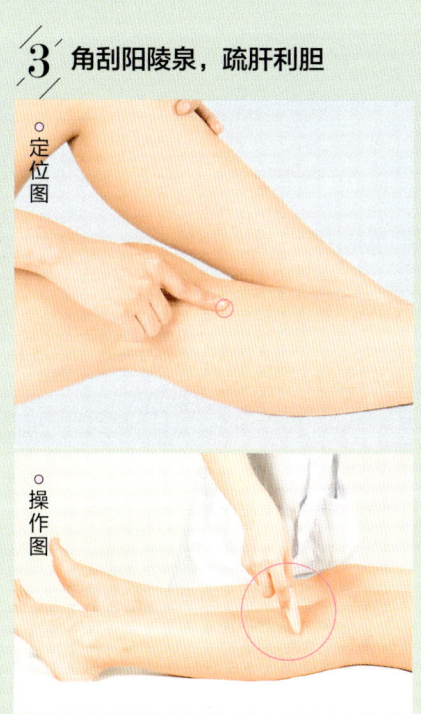

○定位图

○操作图

**定位：** 位于小腿外侧，腓骨头前下方凹陷处。

**操作：** 用角刮法由上而下刮拭阳陵泉穴30次，力度稍重，至皮肤发红、出痧为度。

### 4 角刮三阴交，益肾平肝

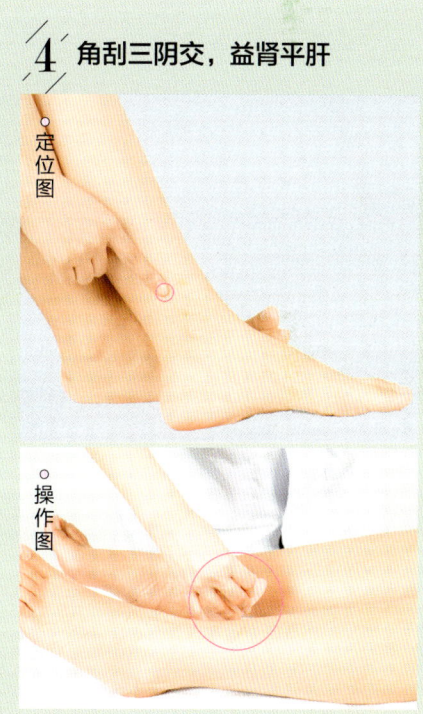

○定位图

○操作图

**定位：** 位于小腿内侧，足内踝尖上3寸，胫骨内侧缘后方。

**操作：** 用角刮法由上而下刮拭三阴交穴30次，力度稍重，至皮肤发红、出痧为度。

# 水肿，祛湿利脾肺

水肿是指血管外的组织间隙中有过多的体液积聚，为临床常见症状之一，是全身出现气化功能障碍的一种表现，与肺、脾、肾、三焦各脏腑密切相关。依据症状表现不同而分为阳水、阴水二类。

扫码看视频

▶ **刮痧处方：** 面刮 水分 ＋角刮 支沟

## 刮痧疗法

### 1 面刮水分，通调水道

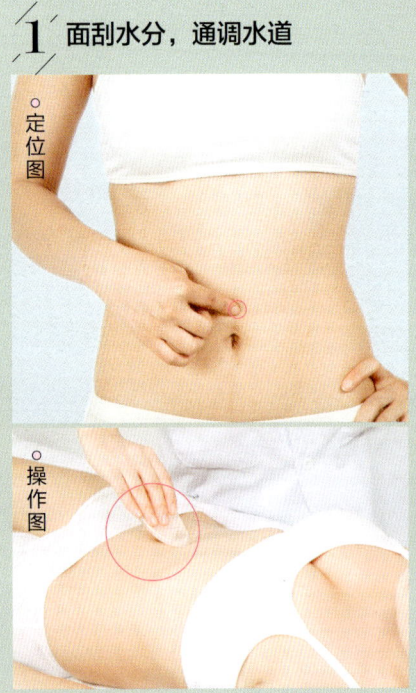

○定位图

○操作图

**定位：** 位于上腹部，前正中线上，脐中上1寸。
**操作：** 用面刮法由上而下刮拭水分穴30次，力度适中，至皮肤潮红、出痧为度。

### 2 角刮支沟，清利三焦

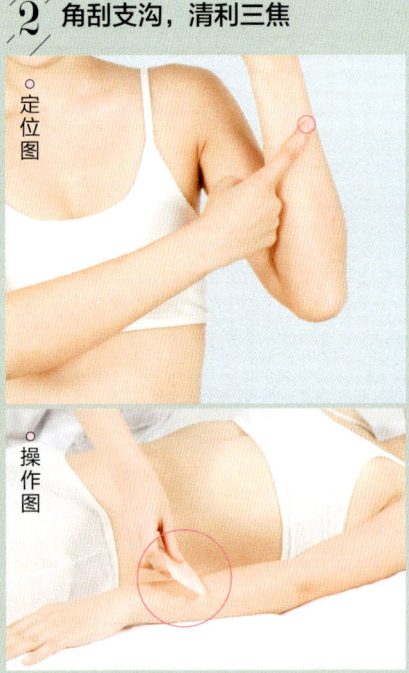

○定位图

○操作图

**定位：** 位于前臂背侧，阳池穴与肘尖的连线上，腕背横纹上3寸。
**操作：** 用角刮法由上而下刮拭支沟穴30次，力度适中，至皮肤潮红、出痧为度。

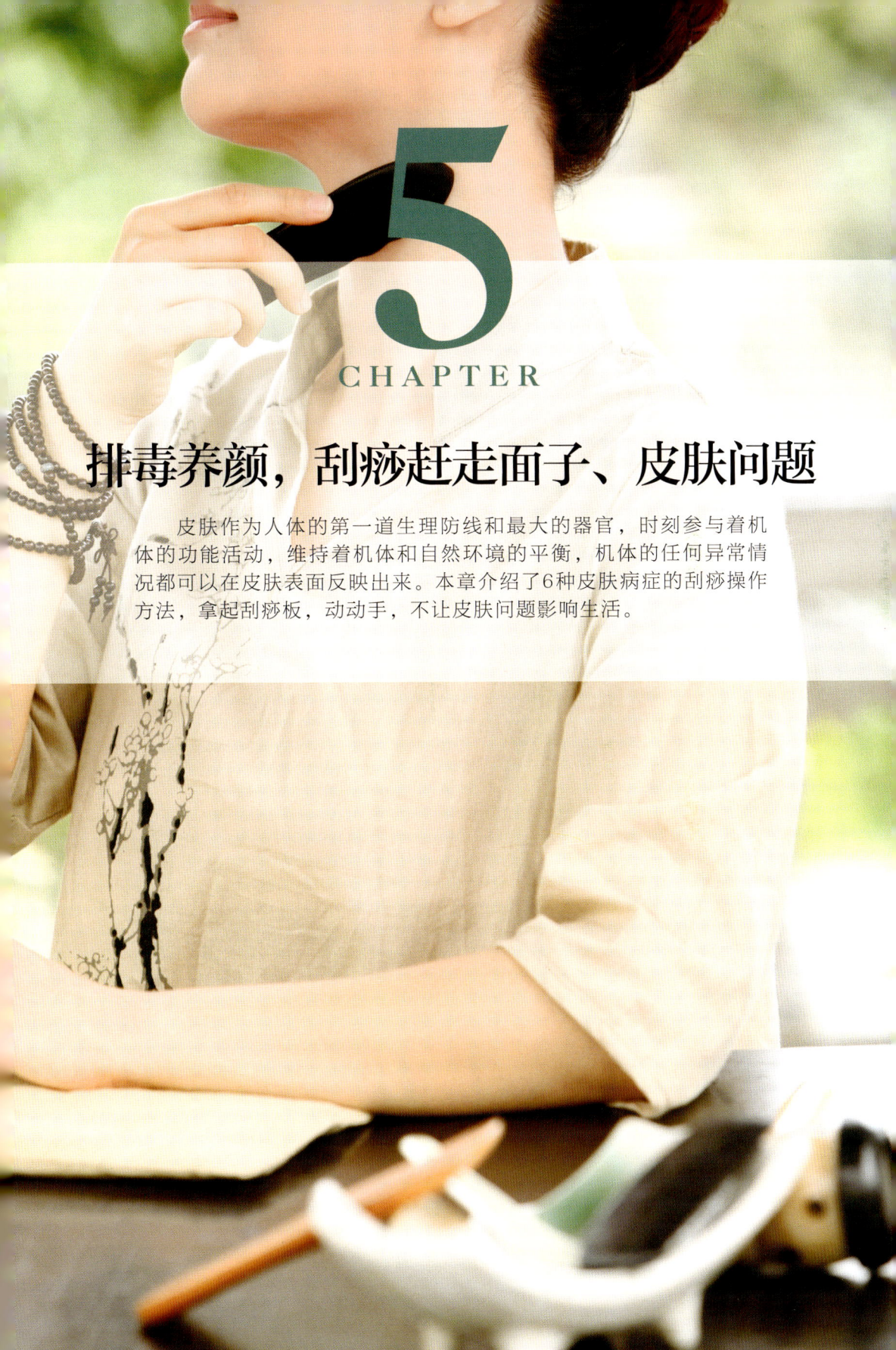

# 5

## CHAPTER

# 排毒养颜，刮痧赶走面子、皮肤问题

皮肤作为人体的第一道生理防线和最大的器官，时刻参与着机体的功能活动，维持着机体和自然环境的平衡，机体的任何异常情况都可以在皮肤表面反映出来。本章介绍了6种皮肤病症的刮痧操作方法，拿起刮痧板，动动手，不让皮肤问题影响生活。

# 黑眼圈、眼袋，养颜促循环

　　黑眼圈患者由于经常熬夜或情绪过于激动而致睡眠不足，眼部过度疲劳，造成眼部色素沉着所致。眼袋，是指下眼睑浮肿。眼袋的形成有诸多因素，长期睡眠不佳、睡前饮水过多等因素均可引起。

扫码看视频

▶ **刮痧处方：** 角刮 **承泣** ＋角刮 **四白** ＋面刮 **肾俞** ＋角刮 **涌泉**

## 刮痧疗法

### 1 角刮承泣，清肝明目

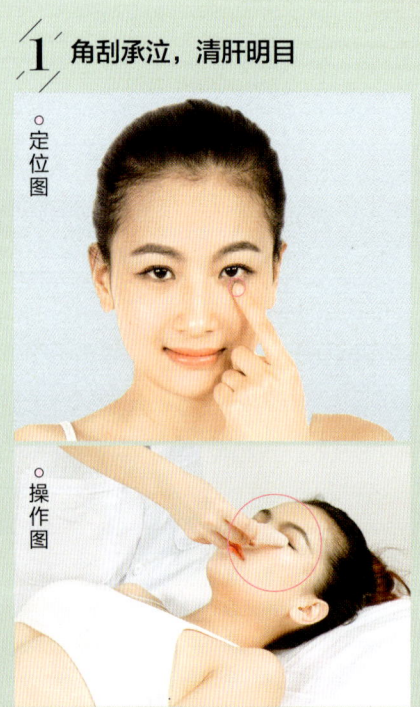

○定位图

○操作图

**定位：** 在面部，瞳孔直下，眼球与眶下缘之间。

**操作：** 用角刮法从内往外刮拭承泣穴30次，力度适中，可不出痧。

### 2 角刮四白，祛风明目

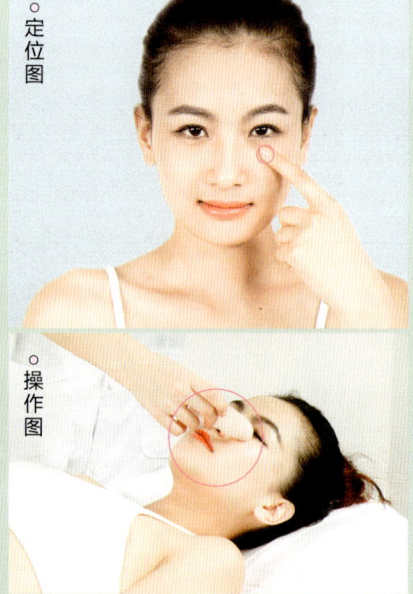

○定位图

○操作图

**定位：** 位于面部，瞳孔直下，眶下孔凹陷处。

**操作：** 用角刮法从内往外刮拭四白穴30次，力度适中，可不出痧。

## ✁膳食调理经验方✁

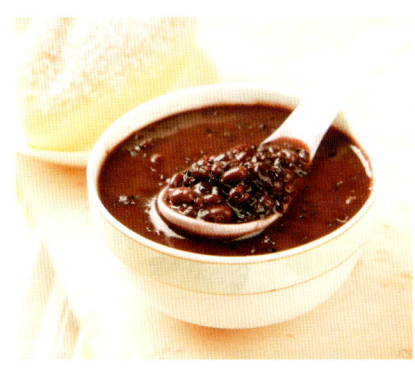

### 椰汁黑米红豆粥——补中益气、养心明目

**材料：** 水发黑米180克，水发红豆120克，椰汁75毫升，冰糖15克。

**制作方法：**

①砂锅中注入适量清水烧热，倒入洗净的水发红豆、水发黑米，大火烧开。

②用小火煮约60分钟，至食材熟透，倒入备好的椰汁，拌匀。

**3** 面刮肾俞，益肾助阳

○定位图

○操作图

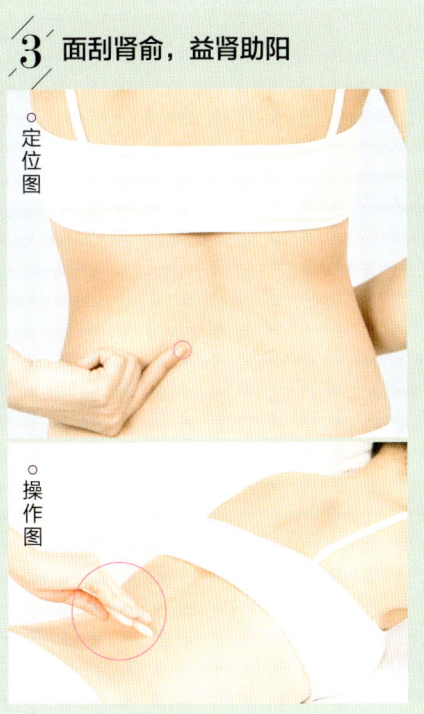

**定位：** 位于腰部，第二腰椎棘突下，旁开1.5寸。

**操作：** 用面刮法由上而下刮拭肾俞穴10～15遍，力度适中，至皮肤潮红、出痧为度。

**4** 角刮涌泉，泄热宁神

○定位图

○操作图

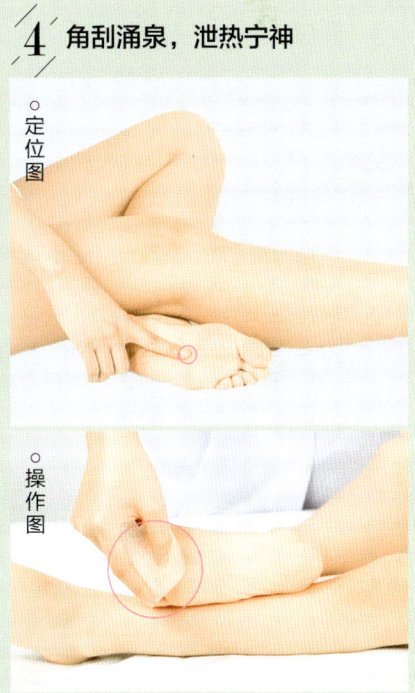

**定位：** 位于足底部，在足前部凹陷处，第二、第三趾趾缝纹头端与足跟连线的前1/3处。

**操作：** 用角刮法由上而下刮拭涌泉穴10～15遍，至皮肤潮红、出痧为度。

# 黄褐斑，祛斑美容颜

黄褐斑是有黄褐色色素沉着性的皮肤病。内分泌异常是本病发生的原因，与妊娠、月经不调、痛经、失眠、慢性肝病及日晒等有一定的关系。

扫码看视频

▶ **刮痧处方一：** 面刮 气海 + 面刮 关元 + 角刮 太冲 + 面刮 肝俞

## 刮痧疗法

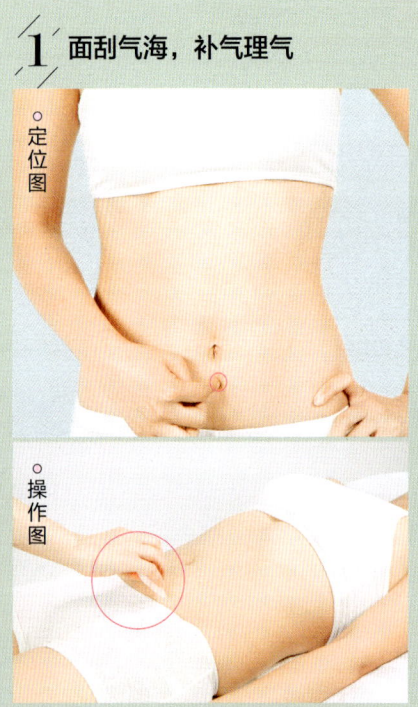

**1 面刮气海，补气理气**

○定位图

○操作图

**定位：** 位于下腹部，前正中线上，脐中下1.5寸。

**操作：** 用面刮法由上而下刮拭气海穴10～15遍，力度适中，至皮肤潮红、出痧为度。

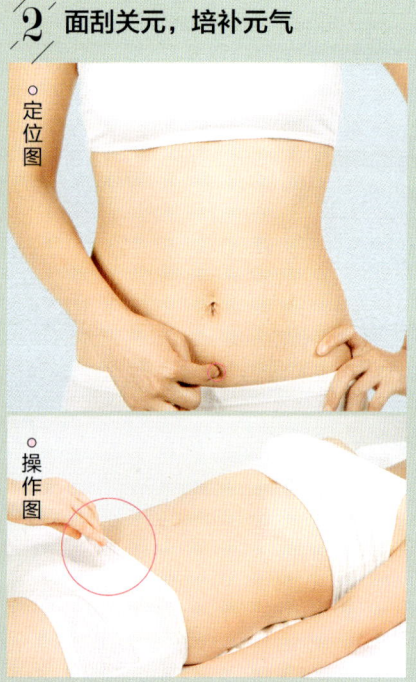

**2 面刮关元，培补元气**

○定位图

○操作图

**定位：** 位于下腹部，前正中线上，脐中下3寸。

**操作：** 用面刮法由上而下刮拭关元穴10～15遍，力度适中，至皮肤潮红、出痧为度。

## ❦ 膳食调理经验方 ❧

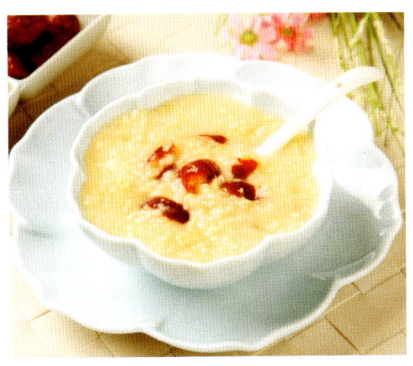

### 红枣小米粥——补中益气又补血

**材料：** 小米100克，红枣100克。

**制作方法：**

①红枣洗净，去核、切碎；小米洗净。

②将红枣粒与小米一同放入锅内，加适量清水，先大火烧开，改小火煮40分钟即可。

---

### 3 角刮太冲，补益肝气

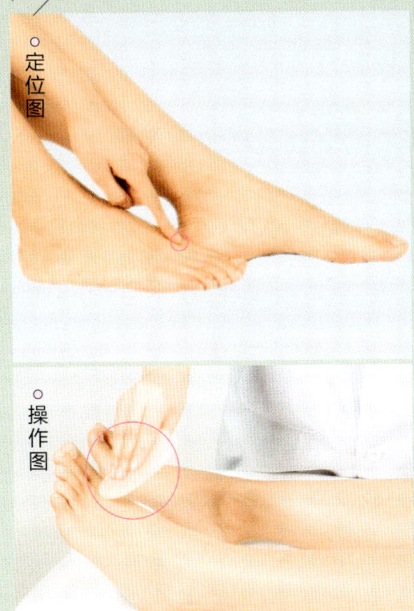

○定位图

○操作图

**定位：** 位于足背侧，第一跖骨间隙的后方凹陷处。

**操作：** 用角刮法由上而下刮拭太冲穴30次，力度适中，至皮肤潮红、出痧为度。

### 4 面刮肝俞，疏肝解郁

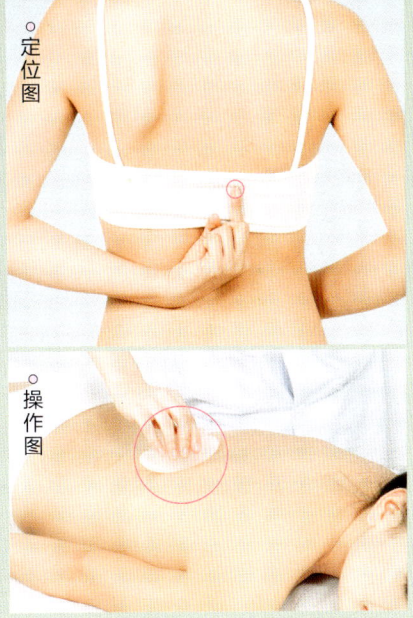

○定位图

○操作图

**定位：** 位于背部，第九胸椎棘突下，旁开1.5寸。

**操作：** 用面刮法由上而下刮拭肝俞穴10~15遍，力度适中，至皮肤潮红、出痧为度。

## ❧ 注意事项 ❧

①若怀孕后出现黄褐斑，一般只做面部按摩，并应多吃新鲜蔬菜和水果，或产前、产后服维生素C，有抑制色素合成的作用。治疗中需保持心情舒畅，避免过多忧虑。

②此外，在治疗期间需保持清淡的饮食，不宜进食辛辣刺激之物。

**▶ 刮痧处方二：** 角刮 风池 ＋ 角刮 曲池 ＋ 角刮 天井 ＋ 角刮 合谷

## 刮痧疗法

### 1 角刮风池，祛风解毒

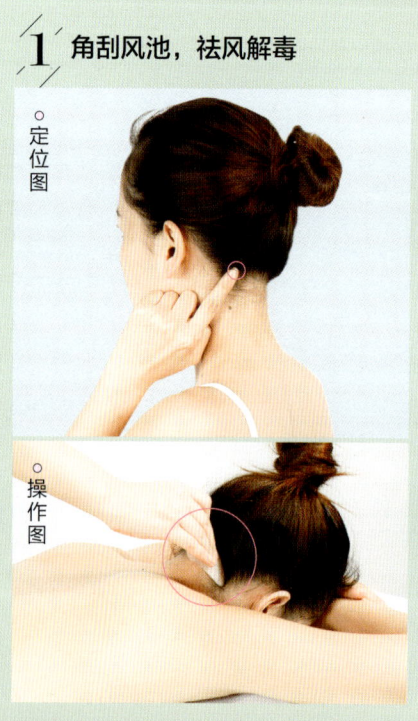

○定位图

○操作图

**定位：** 位于项部，枕骨之下，与风府穴相平，胸锁乳突肌与斜方肌上端之间的凹陷处。

**操作：** 用角刮法由上而下刮拭风池穴10～15遍，至皮肤出痧为度。

### 2 角刮曲池，清热和营

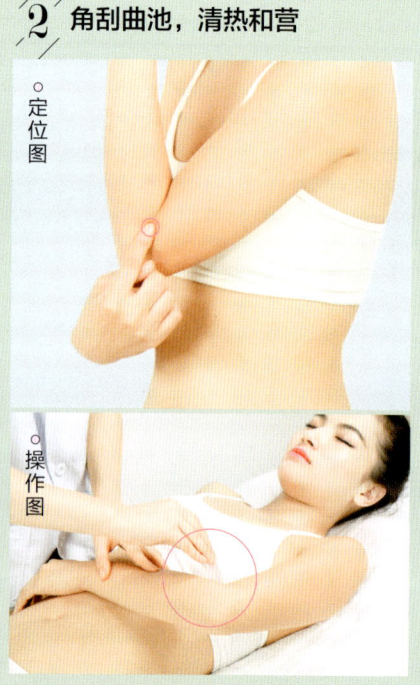

○定位图

○操作图

**定位：** 位于肘横纹外侧端，屈肘时，尺泽穴与肱骨外上髁连线的中点。

**操作：** 用角刮法由上而下刮拭曲池穴10～15遍，力度适中，至皮肤潮红、出痧为度。

## ❧ 膳食调理经验方 ❧

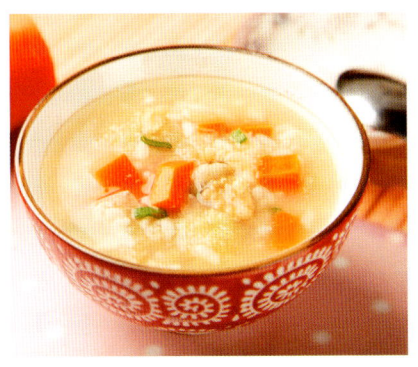

### 菊花核桃粥——散风清热、平肝明目

**材料：** 水发大米95克，胡萝卜丁75克，核桃仁20克，菊花10克，葱花少许。

**制作方法：**

①砂锅中注入适量清水烧开，倒入胡萝卜丁、水发大米、核桃仁，用小火煮30分钟。

②倒入菊花，煮出香味，撒上葱花拌匀即可。

### 3 角刮天井，行气散结

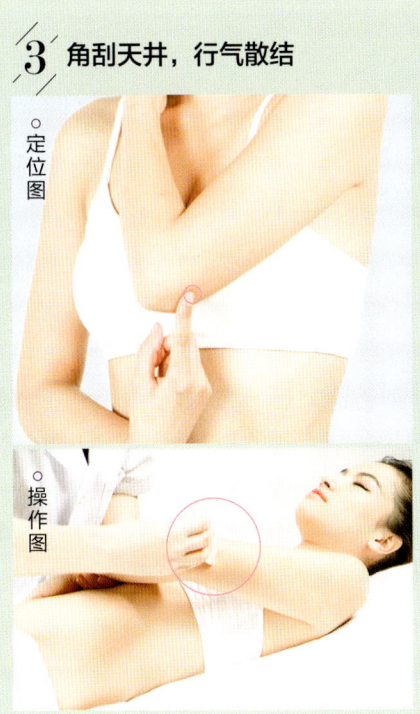

定位图

操作图

**定位：** 位于臂外侧，屈肘时，肘尖直上1寸凹陷处。

**操作：** 用角刮法由上而下刮拭天井穴10~15遍，力度适中，至皮肤潮红、出痧为度。

### 4 角刮合谷，清热解表

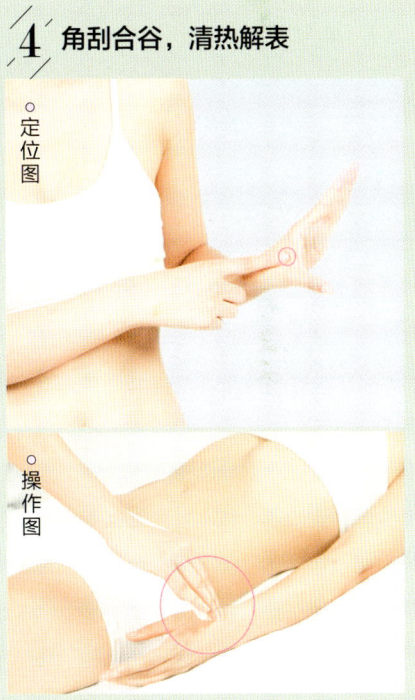

定位图

操作图

**定位：** 位于手背，第一、第二掌骨之间，第二掌骨桡侧的中点处。

**操作：** 用角刮法由上而下刮拭合谷穴10~15遍，力度适中，至皮肤潮红、出痧为度。

# 痤疮，清热除湿邪

痤疮是皮肤科最常见的病症，多发于面部。引起痤疮发生的原因较复杂，与多种因素有关，如饮食结构不合理、精神紧张、内脏功能紊乱、生活或工作环境不佳、遗传、大便秘结等。

扫码看视频

▶ **刮痧处方一：** 面刮 脾俞 ＋角刮 合谷 ＋角刮 足三里 ＋角刮 三阴交

## 刮痧疗法

### 1 面刮脾俞，利湿升清

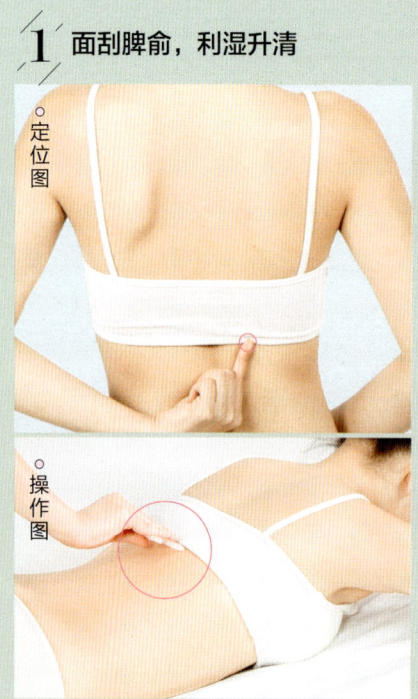

○定位图

○操作图

**定位：** 位于背部，第十一胸椎棘突下，旁开1.5寸。

**操作：** 用面刮法由上而下刮拭脾俞穴30次，力度适中，至皮肤潮红、出痧为度。

### 2 角刮合谷，清热解表

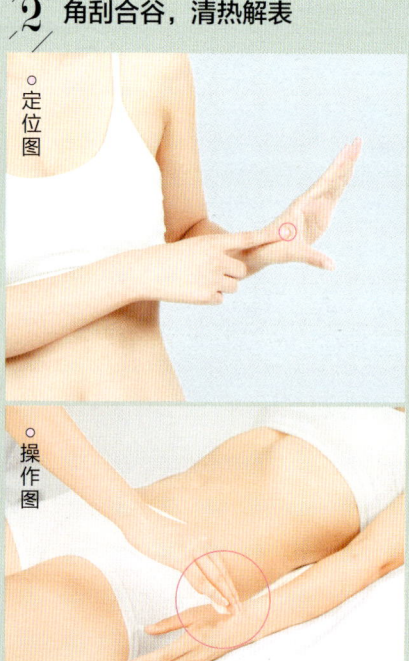

○定位图

○操作图

**定位：** 位于手背，第一、第二掌骨之间，第二掌骨桡侧的中点处。

**操作：** 用角刮法由上而下刮拭合谷穴30次，力度适中，至皮肤潮红、出痧为度。

## 🥄 膳食调理经验方 🥄

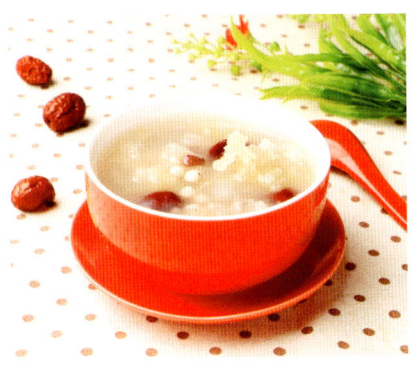

### 银耳薏仁双红羹——补水润肤，清热活血

**材料：** 银耳薏仁双红羹汤料包1/2包（含银耳、薏米、红豆、红枣、冰糖）。

**制作方法：**

①将银耳薏仁双红羹汤料泡发后放入砂锅中，注入适量清水，大火煮开转小火煮1小时。

②放入冰糖，小火煮10分钟至冰糖溶化即可。

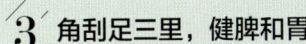

### 3 角刮足三里，健脾和胃

○定位图

○操作图

**定位：** 位于小腿前外侧，犊鼻穴下3寸，距胫骨前缘一横指。

**操作：** 用角刮法由上而下刮拭足三里穴30次，力度适中，至皮肤潮红、出痧为度。

### 4 角刮三阴交，益肾平肝

○定位图

○操作图

**定位：** 位于小腿内侧，足内踝尖上3寸，胫骨内侧缘后方。

**操作：** 用角刮法由上而下刮拭三阴交穴30次，力度适中，至皮肤潮红、出痧为度。

## ❧ 注意事项 ❧

①多吃水果和蔬菜，有利于减少皮脂分泌和促进痤疮愈合，如苹果、梨、西红柿、西瓜、冬瓜、苦瓜等，但荔枝、橘子、榴莲等高糖的水果应该少吃。

②每天多用热水洗几次脸，可以选用硫磺香皂、硼酸香皂等抑制皮脂分泌的香皂，鼻翼部位的皮肤应该重点清洗。

▶ **刮痧处方二：** 面刮 **大椎** ＋面刮 **膈俞** ＋面刮 **风门** ＋面刮 **丰隆**

## 刮痧疗法

### 1 面刮大椎，解表通阳

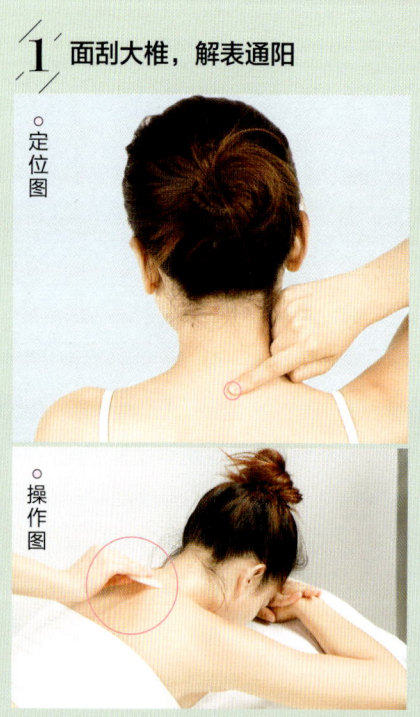

○定位图

○操作图

**定位：** 位于后正中线上，第七颈椎棘突下凹陷处。

**操作：** 用面刮法由上而下刮拭大椎穴3～5分钟，力度适中，至皮肤潮红、出痧为度。

### 2 面刮膈俞，活血化瘀

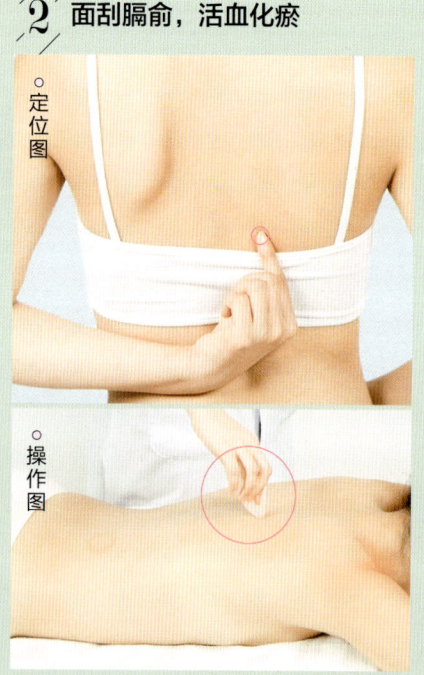

○定位图

○操作图

**定位：** 位于背部，第七胸椎棘突下，旁开1.5寸。

**操作：** 用面刮法由上而下刮拭膈俞穴30次，力度适中，至皮肤潮红、出痧为度。

## 🎐 随证加穴刮痧 🎐

**❶ 上火——支沟**

**配穴原理：** 支沟穴有清利三焦、通腑降逆的功效，可用于治疗头面五官疾病，如面生痤疮、咽喉肿痛、神经性耳聋、视力下降、结膜炎等。

**❷ 风热引起痤疮——曲池**

**配穴原理：** 痤疮多因肺气不清、外受风热引起，也有因胃热蕴蒸导致。曲池穴有疏经通络、镇静止痛、清热解表的功效，可以轻松除痘。

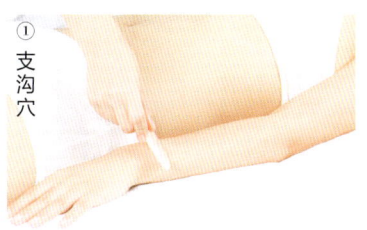

① 支沟穴

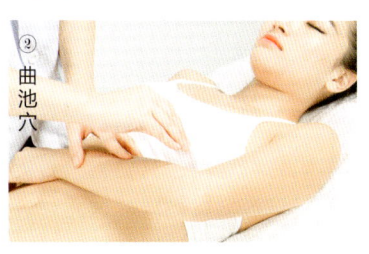

② 曲池穴

---

### ⫻3⫻ 面刮风门，益气固表

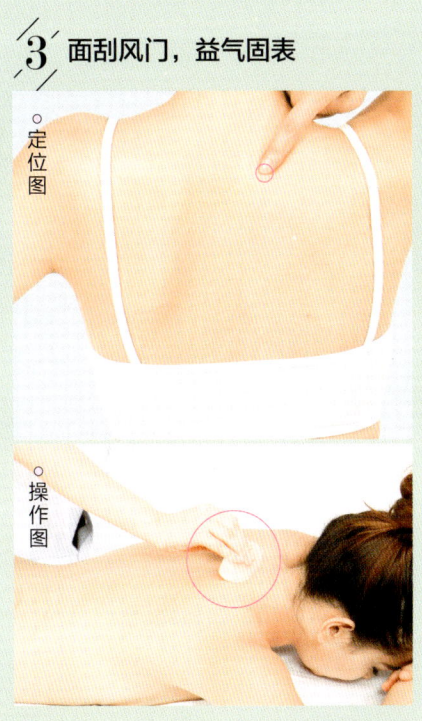

○定位图

○操作图

**定位：** 位于背部，第二胸椎棘突下，旁开1.5寸。

**操作：** 用面刮法由上而下刮拭风门穴1~3分钟，力度适中，以出痧为度。

### ⫻4⫻ 面刮丰隆，健脾化痰

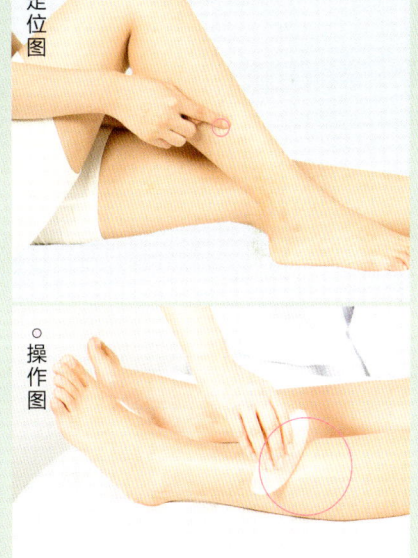

○定位图

○操作图

**定位：** 位于小腿前外侧，外踝尖上8寸，条口外，距胫骨前缘二横指。

**操作：** 用面刮法用力刮拭丰隆穴10~15次，力度适中，以出痧为度。

# 湿疹，除湿清热毒

湿疹是由内、外因素引起的瘙痒剧烈的一种皮肤病。主要因素复杂，包括内因和外因：内因如慢性消化系统疾病、内分泌失调、新陈代谢障碍等；外因如生活环境、气候变化、食物等。

扫码看视频

➤ **刮痧处方一：** 面刮 曲池 ＋面刮 手三里

## 刮痧疗法

### 1 面刮曲池，清热和营

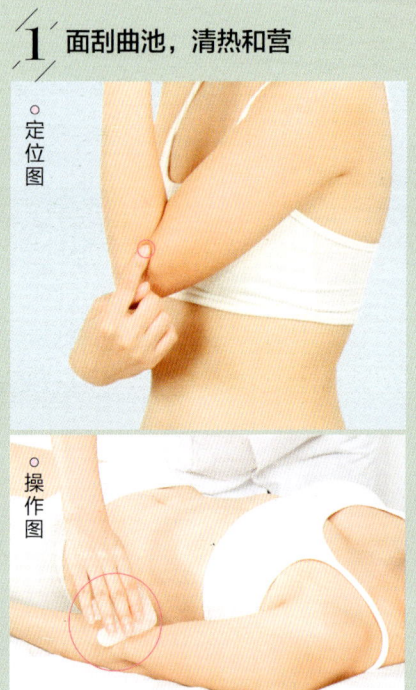

○定位图

○操作图

**定位：** 位于肘横纹外侧端，屈肘时，尺泽穴与肱骨外上髁连线的中点。

**操作：** 用面刮法由上而下刮拭曲池穴1～3分钟，力度适中，以出痧为度。

### 2 面刮手三里，清热止痒

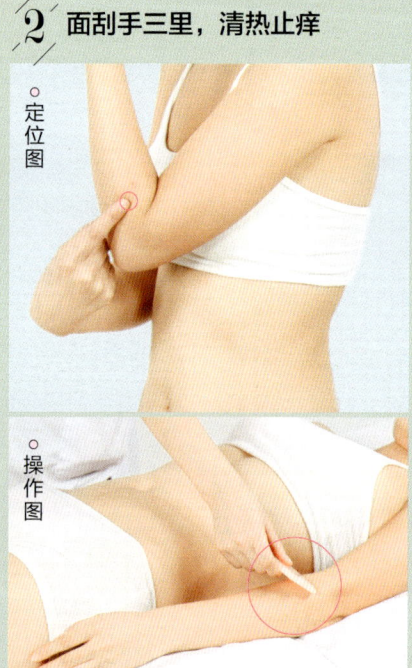

○定位图

○操作图

**定位：** 位于前臂背面桡侧，阳溪穴与曲池穴连线上，肘横纹下2寸。

**操作：** 用面刮法由上而下刮拭手三里穴1～3分钟，力度适中，以出痧为度。

## ❧ 注意事项 ❧

①对日光过敏者，除了要采取避光措施外，还应避免食用胡萝卜、菠菜等含光敏性物质的食品。

②衣着宜宽松，以减少摩擦刺激，勿使化纤及毛织品直接接触皮肤。

☛ **刮痧处方二：** 角刮 神门 ＋面刮 足三里

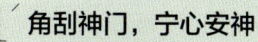

刮痧疗法

### 1 角刮神门，宁心安神

○定位图

○操作图

**定位：** 位于腕部，腕掌侧横纹尺侧端，尺侧腕屈肌腱的桡侧凹陷处。

**操作：** 用角刮法由上而下刮拭神门穴1～3分钟，力度适中，以出痧为度。

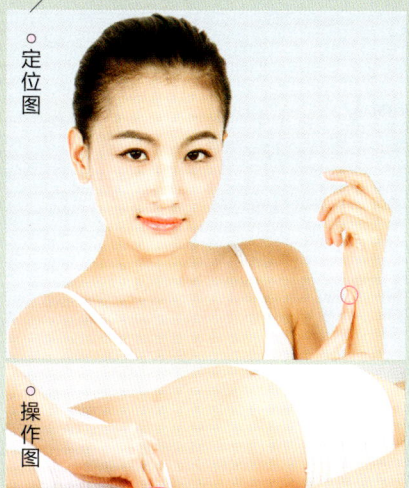

### 2 面刮足三里，清热解毒

○定位图

○操作图

**定位：** 位于小腿前外侧，犊鼻穴下3寸，距胫骨前缘一横指。

**操作：** 用面刮法由上而下刮拭足三里穴30次，力度适中，以出痧为度。

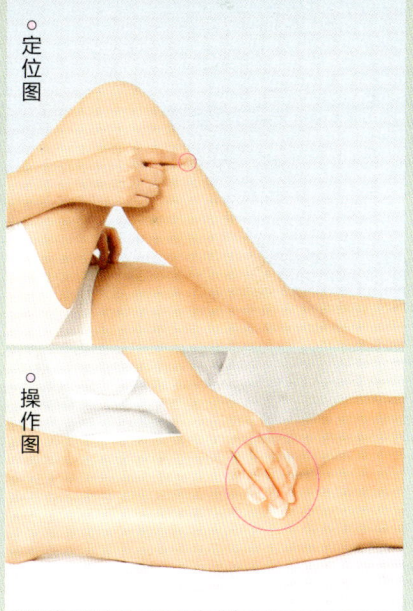

# 荨麻疹，祛风散表邪

荨麻疹是一种常见的变态反应性疾病。本病多属突然发病，常因饮食、药物、肠道寄生虫、化学因素、精神因素及全身性疾患等引起发病。

扫码看视频

▶ **刮痧处方一：** 面刮 **风门** + 面刮 **厥阴俞**

## 刮痧疗法

### 1 面刮风门，宣肺解表

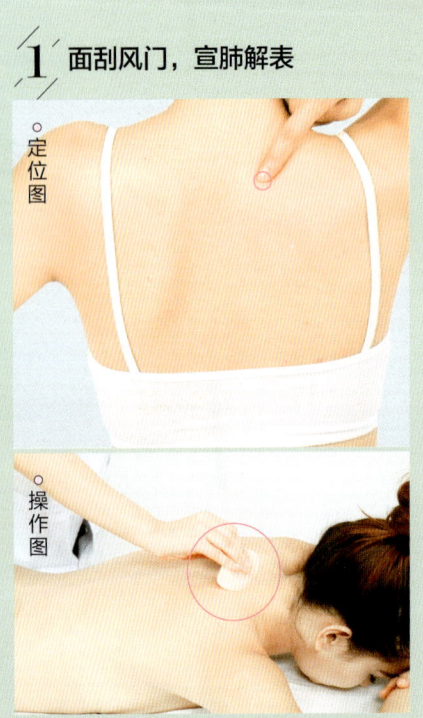

○定位图

○操作图

**定位：** 位于背部，第二胸椎棘突下，旁开1.5寸。

**操作：** 用面刮法由上而下刮拭风门穴10～15遍，力度适中，以出痧为度。

### 2 面刮厥阴俞，宽胸理气

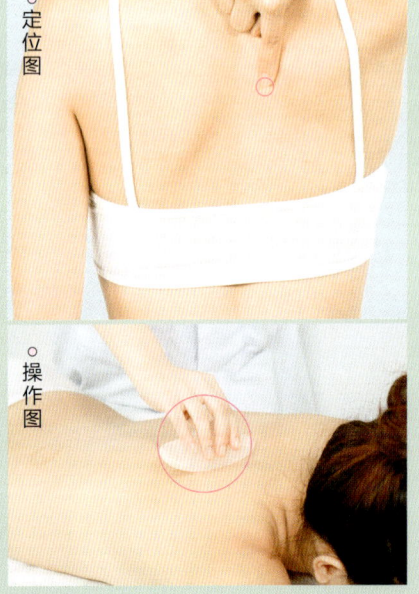

○定位图

○操作图

**定位：** 位于背部，第四胸椎棘突下，旁开1.5寸。

**操作：** 用面刮法由上而下刮拭厥阴俞穴10～15遍，力度适中，以出痧为度。

## ❧ 注意事项 ❧

　　荨麻疹的发病与饮食有一定的关系，某些食物可能是诱发荨麻疹的病因。可诱发荨麻疹的食物多为动物性蛋白食物，如海鲜、蛋类、奶类等，有些植物性蛋白食物也可能会诱发此病。另外，一些含有人工色素、酵母菌、防腐剂等人工添加剂的食品也可能导致荨麻疹的病发。

▶ **刮痧处方二：** 面刮 血海 ＋面刮 阴陵泉

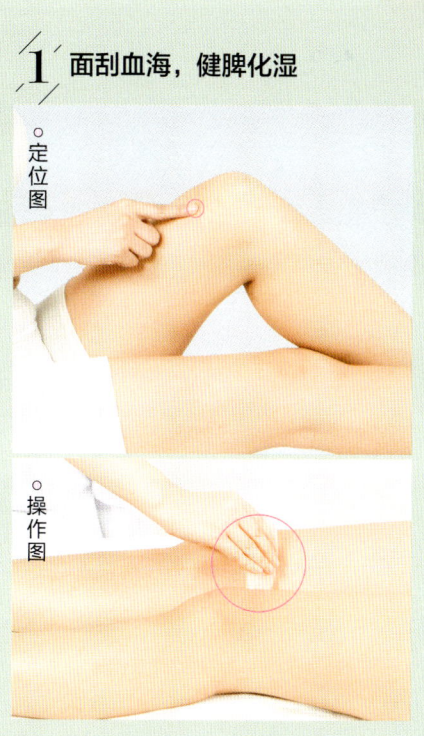

**刮痧疗法**

**1 面刮血海，健脾化湿**

○ 定位图

○ 操作图

**定位：** 将腿绷直，在膝盖侧会出现一个凹陷的地方，在凹陷的上方有一块隆起的肌肉的顶端。
**操作：** 用面刮法由上而下刮拭血海穴30次，以出痧为度。

**2 面刮阴陵泉，通利三焦**

○ 定位图

○ 操作图

**定位：** 位于小腿内侧，胫骨内侧髁后下方凹陷处。
**操作：** 用面刮法由上而下刮拭阴陵泉穴30次，力度适中，以出痧为度。

# 神经性皮炎，散风清血热

神经性皮炎是一种慢性皮肤神经官能症。本病好发于身体易摩擦部位，临床上以病变局部奇痒，搔抓后呈丘疹状，日久皮肤易苔藓化，皮纹变深，皮肤局部肥厚、干燥为特征。

扫码看视频

▶ **刮痧处方：** 角刮 气海 + 角刮 合谷

## 刮痧疗法

### 1 角刮气海，益气助阳

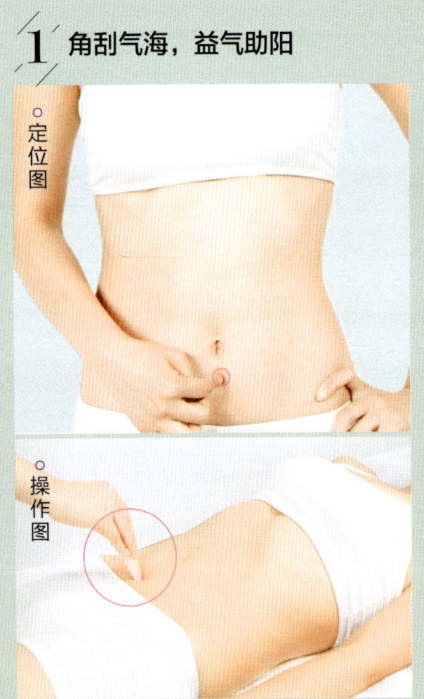

○定位图

○操作图

**定位：** 位于下腹部，前正中线上，脐中下1.5寸。

**操作：** 用角刮法由上而下刮拭气海穴30次，力度适中，以出痧为度。

### 2 角刮合谷，清热解毒

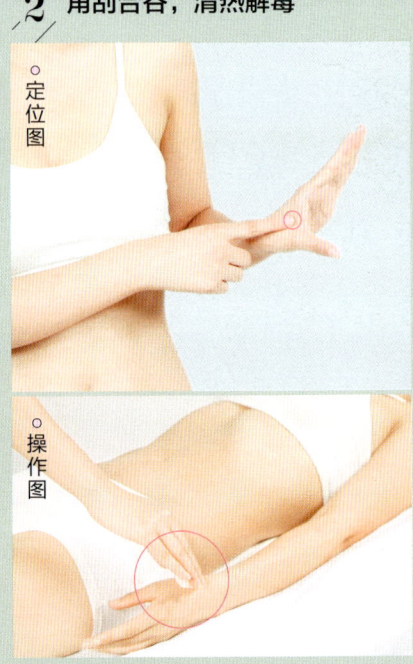

○定位图

○操作图

**定位：** 位于手背，第一、第二掌骨之间，第二掌骨桡侧的中点处。

**操作：** 用角刮法由上而下刮拭合谷穴30次，力度适中，以出痧为度。

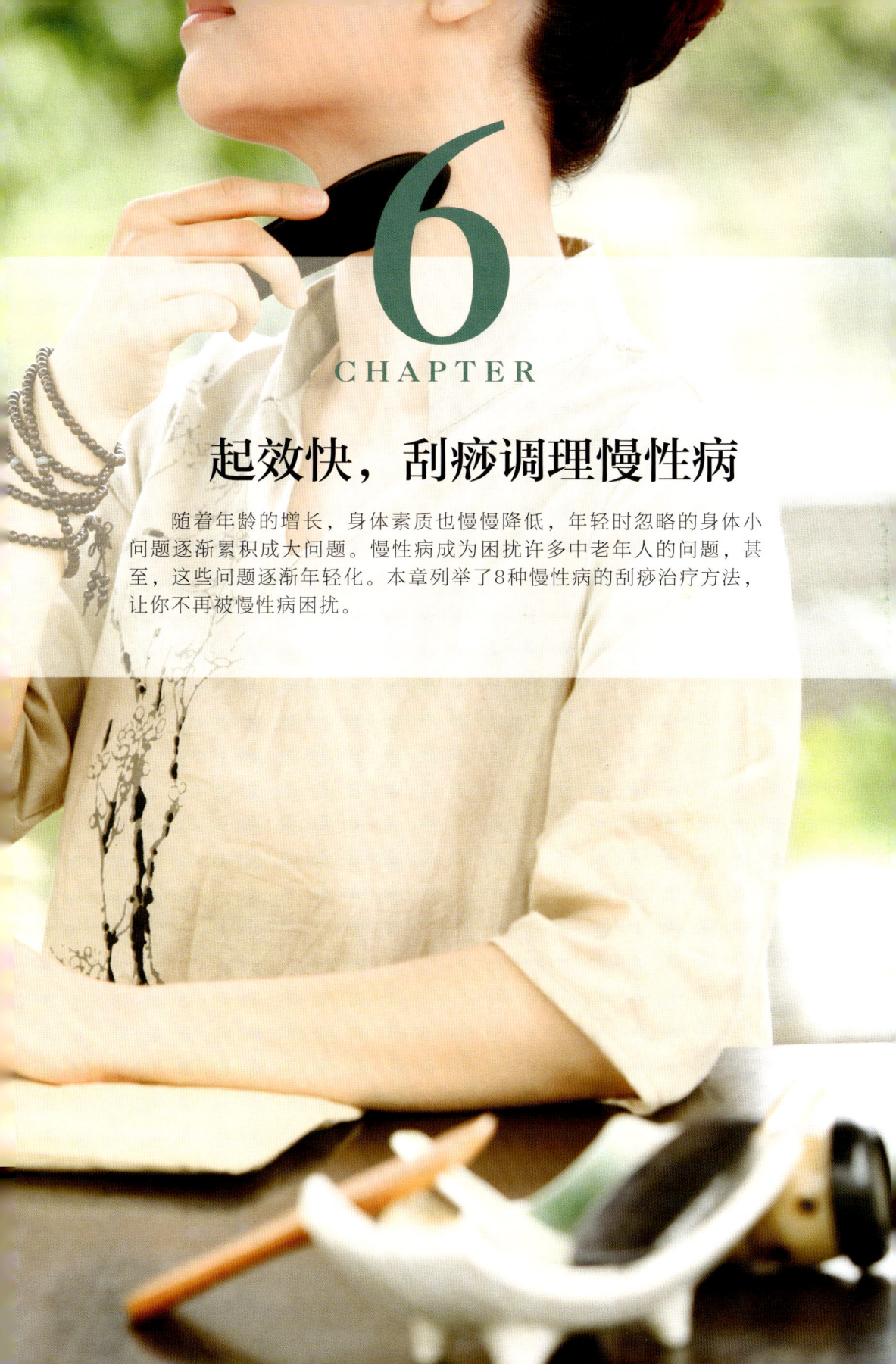

# 6
## CHAPTER

# 起效快，刮痧调理慢性病

随着年龄的增长，身体素质也慢慢降低，年轻时忽略的身体小问题逐渐累积成大问题。慢性病成为困扰许多中老年人的问题，甚至，这些问题逐渐年轻化。本章列举了8种慢性病的刮痧治疗方法，让你不再被慢性病困扰。

# 高血压，平肝除痰湿

高血压病是以动脉血压升高为主要临床表现的慢性全身性血管性疾病，血压高于140/90毫米汞柱即可诊断为高血压。中医认为本病多因精神过度紧张、饮酒过度、嗜食肥甘厚味等所致。

扫码看视频

▶ **刮痧处方一：** 面刮 `印堂` + 面刮 `太阳` + 面刮 `人迎` + 面刮 `内关`

## 刮痧疗法

### 1 面刮印堂，清头明目

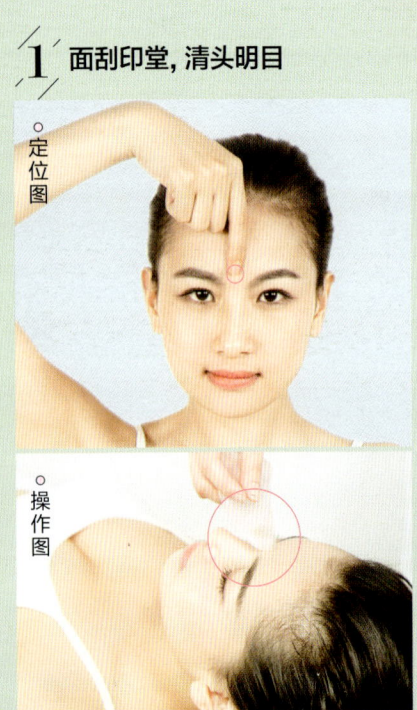

○定位图

○操作图

**定位：** 位于前额部，两眉头间连线与前正中线的交点处。
**操作：** 用面刮法由上而下刮拭印堂穴1~3分钟，力度适中，以出痧为度。

### 2 面刮太阳，清肝明目

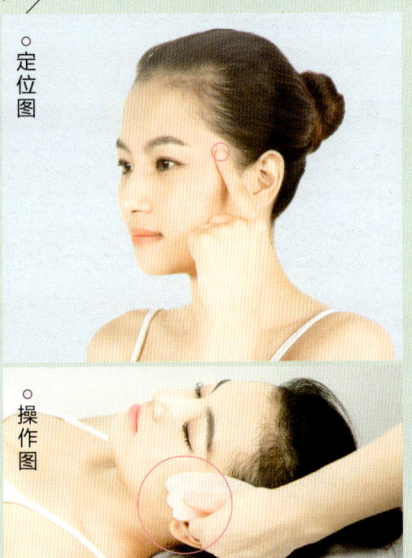

○定位图

○操作图

**定位：** 位于颞部，眉梢与目外眦之间，向后约一横指的凹陷处。
**操作：** 用面刮法由上而下刮拭太阳穴1~3分钟，力度适中，以出痧为度。

## ❀ 随证加穴刮痧 ❀

### ❶ 急躁易怒——行间

**配穴原理：**行间穴有清肝泻热、凉血安神的作用，高血压伴急躁易怒的患者加刮行间穴可缓解不适，让患者平心静气。

### ❷ 恶心呕吐，食欲下降——中脘

**配穴原理：**中脘穴有理气和胃、化湿降逆的作用，高血压伴恶心呕吐的患者加刮中脘穴可缓解不适，胃口好吃饭香。

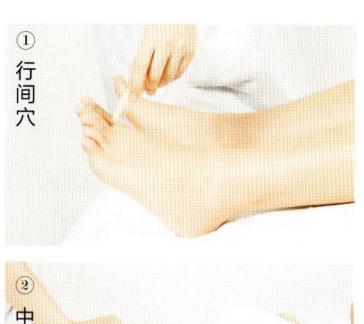

① 行间穴

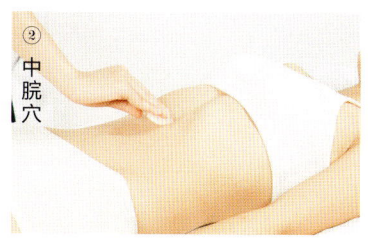

② 中脘穴

### 3 面刮人迎，疏调气血

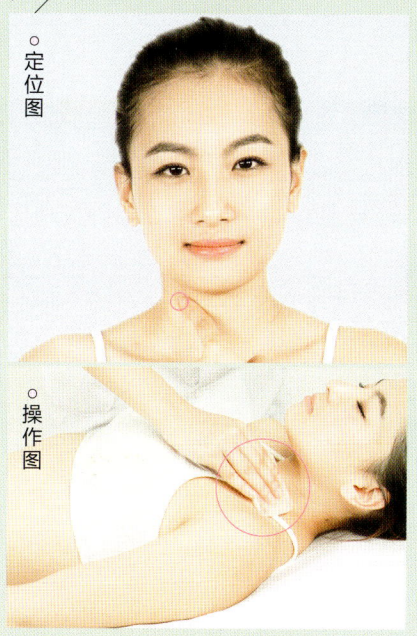

○ 定位图

○ 操作图

**定位：**位于颈部，结喉旁，胸锁乳突肌的前缘，颈总动脉搏动处。

**操作：**用面刮法由上而下刮拭人迎穴1~3分钟，力度适中，以出痧为度。

### 4 面刮内关，宁心安神

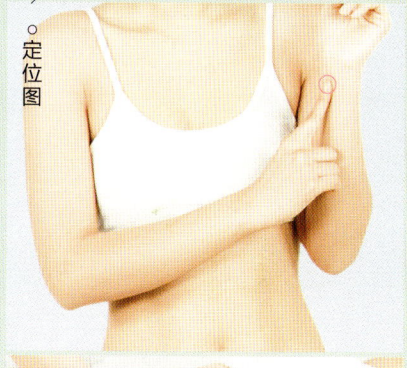

○ 定位图

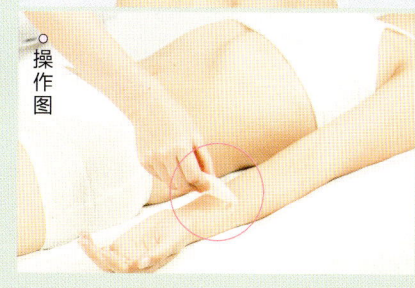

○ 操作图

**定位：**位于手掌面关节横纹的中央，往上约三指宽的中央凹陷处。

**操作：**用面刮法由上而下刮拭内关穴30次，力度适中，以出痧为度。

### ❧ 注意事项 ❧

①高血压可常喝大冢氏十八珍降下汤，它能起到不断调节代谢平衡、协调机体运作的作用，从而降低"三高"，稳定血压。其性质温和、稳定、持久，无任何毒副作用。

②早上起床时不要猛然起身，醒后应略躺一会儿，起身要缓。

③起床后喝一杯温开水，可防止血液黏稠。

▶ **刮痧处方二：** 平刮 头维 ＋面刮 大椎 ＋面刮 肝俞 ＋面刮 内关

## 刮痧疗法

**1** 平刮头维，疏风泄火

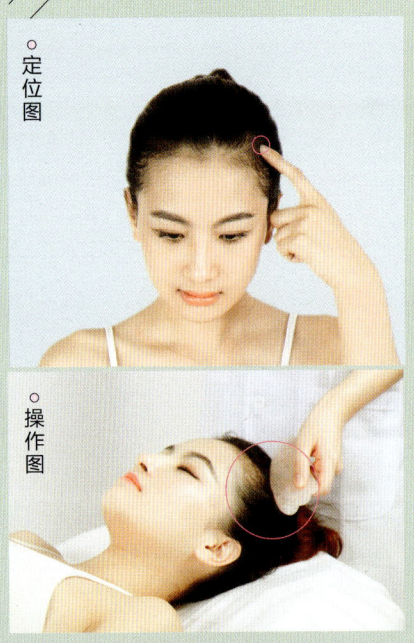

○定位图

○操作图

**定位：** 位于头侧部，额角发际上0.5寸，头正中线旁开4.5寸。

**操作：** 用面刮法由上而下刮拭头维穴1～3分钟，力度适中，以出痧为度。

**2** 面刮大椎，解表通阳

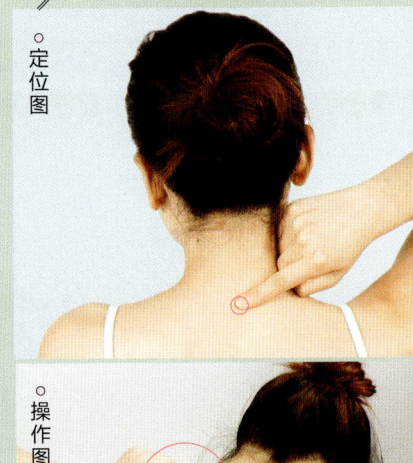

○定位图

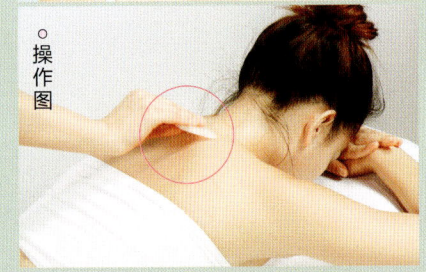

○操作图

**定位：** 位于后正中线上，第七颈椎棘突下凹陷处。

**操作：** 用面刮法由上而下刮拭大椎穴30次，力度适中，以出痧为度。

## 膳食调理经验方

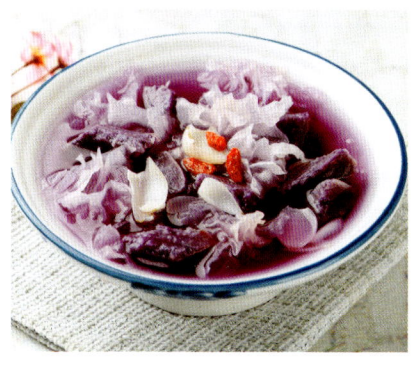

### 紫薯百合银耳汤——益心补肾、平降血压

**材料：** 紫薯50克，水发银耳95克，鲜百合30克，冰糖20克。

**制作方法：**

①水发银耳去蒂，撕成小朵；紫薯洗净，去皮切丁；鲜百合洗净。

②将银耳、紫薯、鲜百合放入锅内，加适量清水大火烧开，改小火煮30分钟，下冰糖煮化即可。

### 3 面刮肝俞，疏肝利胆

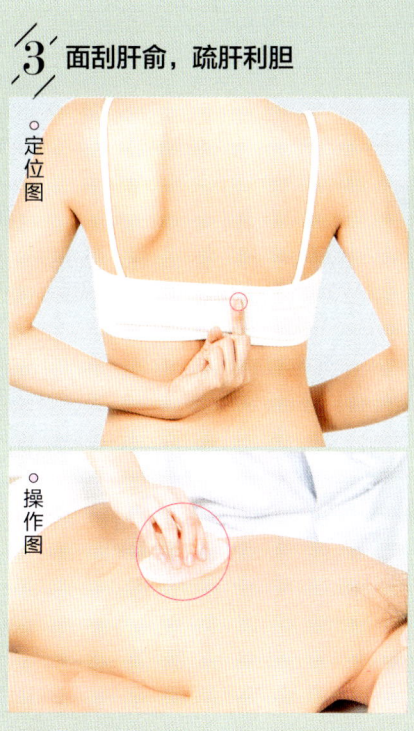

○定位图

○操作图

**定位：** 位于背部，第九胸椎棘突下，旁开1.5寸。

**操作：** 用面刮法从上往下刮拭肝俞穴30次，至皮肤发红，皮下紫色痧斑、痧痕形成为止。

### 4 面刮内关，宁心安神

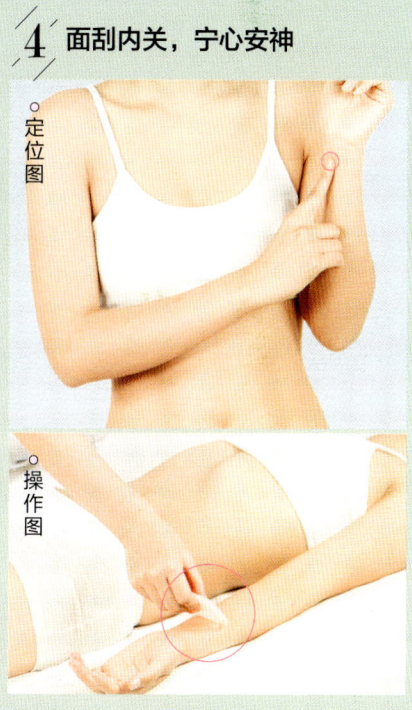

○定位图

○操作图

**定位：** 位于手掌面关节横纹的中央，往上约三指宽的中央凹陷处。

**操作：** 用面刮法由上而下刮拭内关穴30次，力度适中，以出痧为度。

# 高血脂，疏肝除痰浊

血脂主要是指血清中的胆固醇和三酰甘油。无论是胆固醇含量增高，还是三酰甘油含量增高，或是两者皆增高，均统称为高血脂。血脂过高可引起一些严重危害人体健康的疾病，如脑卒中。

扫码看视频

▶ **刮痧处方一：** 角刮 **大椎** ＋角刮 **心俞** ＋角刮 **膈俞** ＋角刮 **脾俞**

**刮痧疗法**

## 1 角刮大椎，补虚宁神

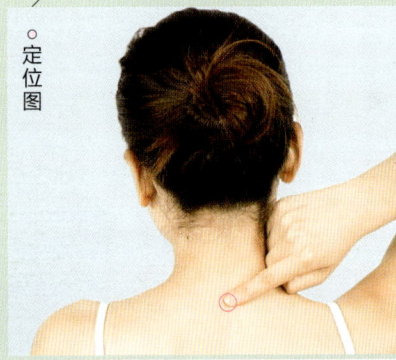
○定位图

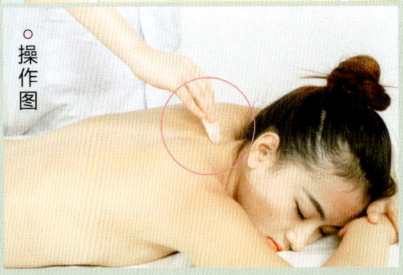
○操作图

**定位：** 位于后正中线上，第七颈椎棘突下凹陷中。
**操作：** 用角刮法由上而下刮拭大椎穴30次，力度适中，以出痧为度。

## 2 角刮心俞，理气调血

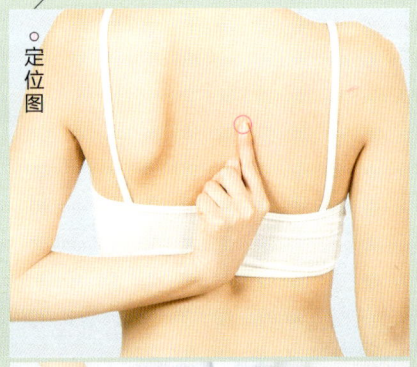
○定位图

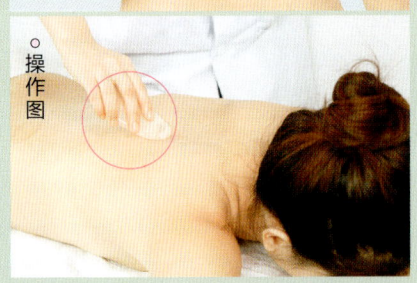
○操作图

**定位：** 位于背部，第五胸椎棘突下，旁开1.5寸。
**操作：** 用角刮法由上而下刮拭心俞穴30次，力度适中，以出痧为度。

## ❀ 随证加穴刮痧 ❀

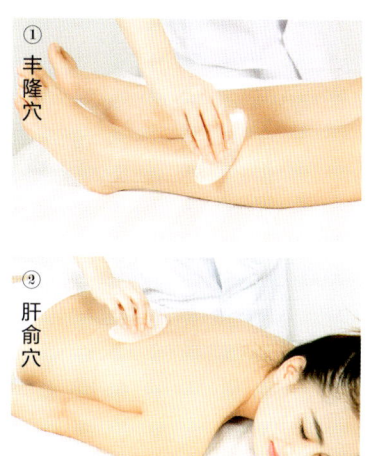

① 丰隆穴

② 肝俞穴

### ❶ 形体肥胖，身重乏力——丰隆

**配穴原理：** 丰隆穴有和胃气、化痰湿的作用，高血脂伴形体肥胖、身重乏力的患者加刮丰隆穴可缓解不适。

### ❷ 两胁胀痛，喜嗳气——肝俞

**配穴原理：** 肝俞穴有清利肝胆、宁神明目的作用，高血脂伴两胁胀痛、喜嗳气的患者加刮肝俞穴可缓解不适。

### 3 角刮膈俞，活血通脉

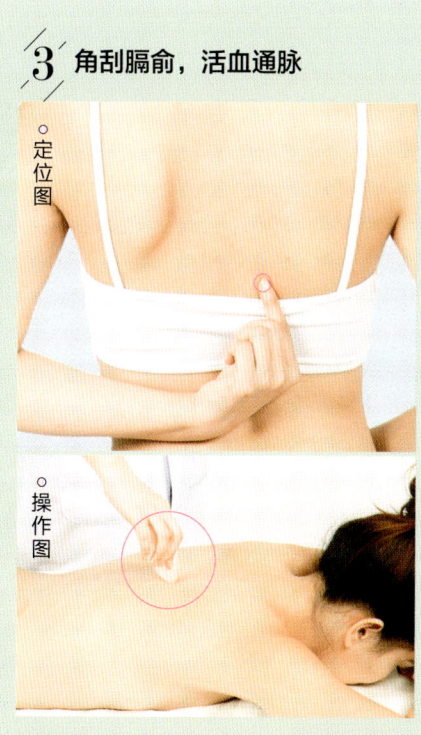

○定位图

○操作图

**定位：** 位于背部，第七胸椎棘突下，旁开1.5寸。

**操作：** 用角刮法由上而下刮拭膈俞穴30次，力度适中，以出痧为度。

### 4 角刮脾俞，利湿升清

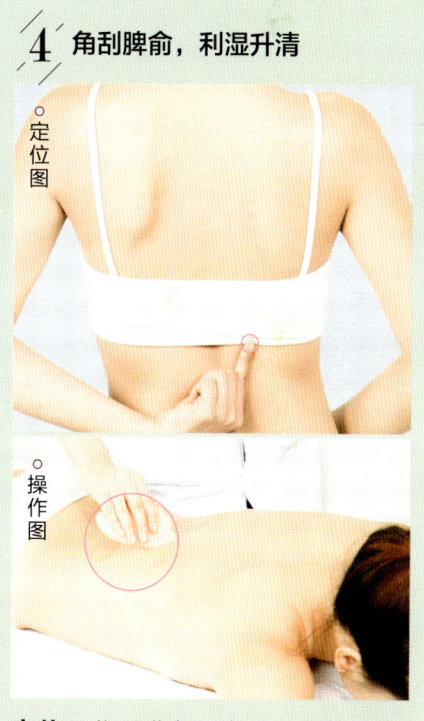

○定位图

○操作图

**定位：** 位于背部，第十一胸椎棘突下，旁开1.5寸。

**操作：** 用角刮法由上而下刮拭脾俞穴30次，力度适中，以出痧为度。

## ❀ 注意事项 ❀

①建立良好的生活习惯。戒烟、戒酒，加强体育锻炼，选择适合的轻中度体育活动，劳逸结合，解除各种思想顾虑，保持心情舒畅，以静养生。

②要限制高胆固醇食物的过多摄入，如动物脂肪、动物内脏、奶油、软体类、贝壳类动物的摄入。

▶ **刮痧处方二：** 面刮 **肝俞** + 面刮 **脾俞** + 面刮 **曲池** + 面刮 **丰隆**

### 刮痧疗法

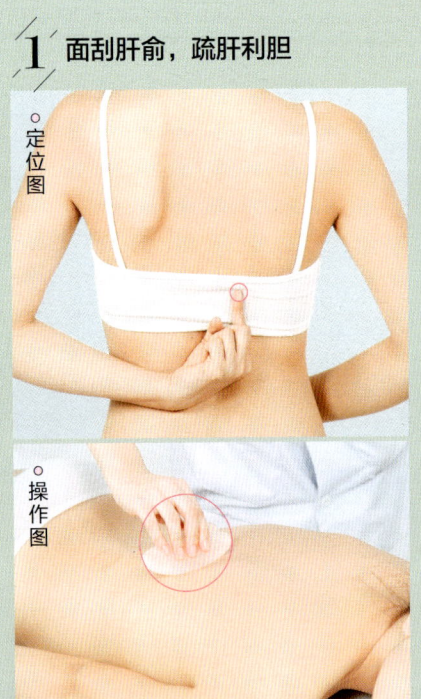

**1** 面刮肝俞，疏肝利胆

○定位图

○操作图

**定位：** 位于背部，第九胸椎棘突下，旁开1.5寸。

**操作：** 用面刮法从上往下刮拭肝俞穴30次，至皮肤发红，皮下紫色痧斑、痧痕形成为止。

**2** 面刮脾俞，健脾和胃

○定位图

○操作图

**定位：** 位于背部，第十一胸椎棘突下，旁开1.5寸。

**操作：** 用面刮法从上往下刮拭脾俞穴30次，至皮肤发红，皮下紫色痧斑、痧痕形成为止。

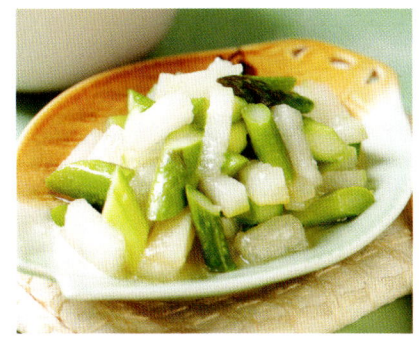

## ❧ 膳食调理经验方 ❧

### 芦笋煨冬瓜——补益肠胃，降压降脂

**材料：** 冬瓜250克，芦笋150克，花生油、盐各少许。

**制作方法：**

①冬瓜洗净切块，芦笋洗净切段。

②烧热锅下油，放入冬瓜块、芦笋段翻炒，放适量清水，改小火焖煮至食材软熟，下盐调味。

---

**3** 面刮曲池，清热调血

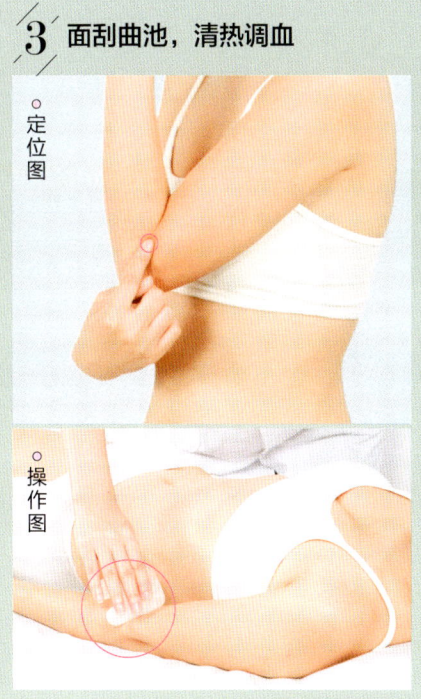

○定位图

○操作图

**定位：** 位于肘横纹外侧端，屈肘时，尺泽穴与肱骨外上髁连线中点。

**操作：** 用面刮法用力刮拭曲池穴10～15次，以出痧为度。

**4** 面刮丰隆，健脾化痰

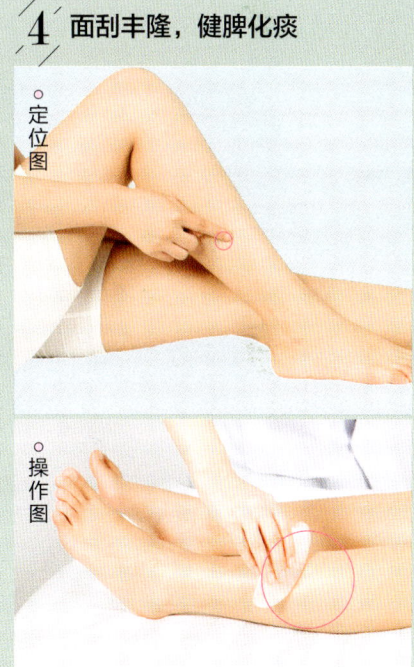

○定位图

○操作图

**定位：** 位于小腿前外侧，外踝尖上8寸，条口外，距胫骨前缘二横指。

**操作：** 用面刮法用力刮拭丰隆穴10～15次，以出痧为度。

# 糖尿病，润燥生津液

糖尿病是由于血中胰岛素相对不足，导致血糖过高出现糖尿，进而引起脂肪和蛋白质代谢紊乱的常见内分泌代谢性疾病。持续高血糖与长期代谢紊乱等症状可导致眼、肾、心血管系统及神经系统的损害。

扫码看视频

▶ **刮痧处方一：** 面刮 **大杼** ＋面刮 **膀胱俞** ＋角刮 **三阴交** ＋角刮 **太溪**

## 刮痧疗法

### 1 面刮大杼，祛风解表

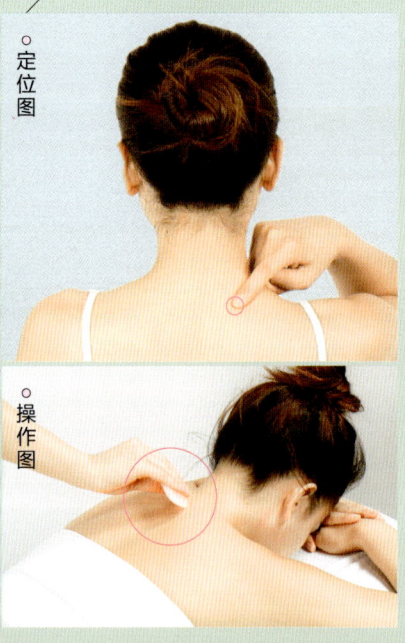
定位图
操作图

**定位：** 位于背部，第一胸椎棘突下，旁开1.5寸。

**操作：** 用面刮法由上而下刮拭大杼穴30次，力度适中，以出痧为度。

### 2 面刮膀胱俞，清热利湿

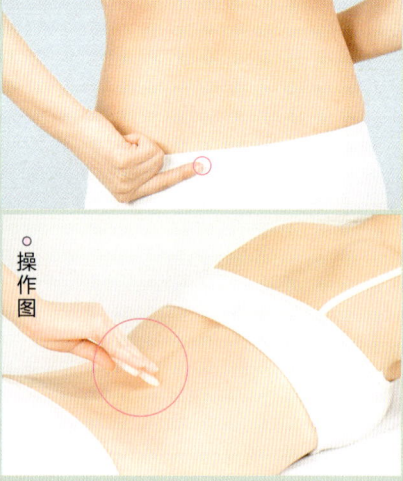
定位图
操作图

**定位：** 位于骶部，骶正中嵴旁1.5寸，平第二骶后孔。

**操作：** 用面刮法由上而下刮拭膀胱俞穴30次，力度适中，以出痧为度。

## ❈ 随证加穴刮痧 ❈

### ❶ 烦渴多饮，口干咽燥——肺俞

**配穴原理：** 肺俞穴有解表宣肺、清热理气的作用，糖尿病伴烦渴多饮、口干咽燥的患者加刮肺俞穴可缓解不适。

### ❷ 消谷善饥，大便秘结——章门

**配穴原理：** 章门穴有疏肝健脾、理气散结的作用，糖尿病伴消谷善饥、大便秘结的患者加刮章门穴可缓解不适。

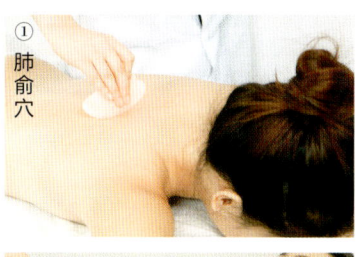
① 肺俞穴

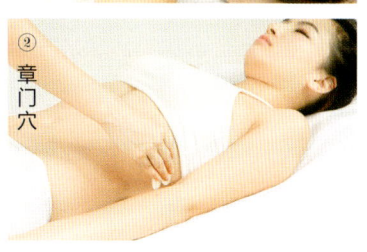
② 章门穴

### 3 角刮三阴交，益肾平肝

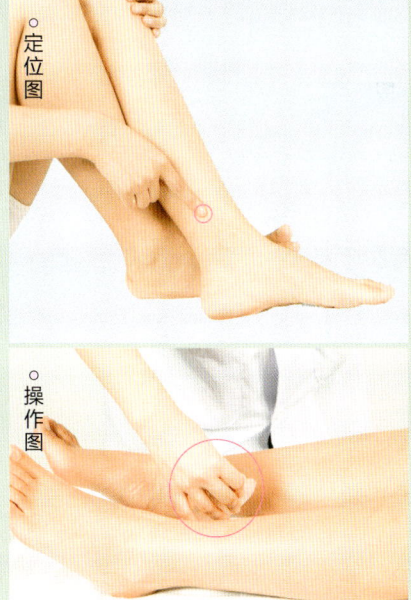
○定位图

○操作图

**定位：** 位于小腿内侧，足内踝尖上3寸，胫骨内侧缘后方。

**操作：** 用角刮法由上而下刮拭三阴交穴30次，力度适中，以出痧为度。

### 4 角刮太溪，益肾强腰

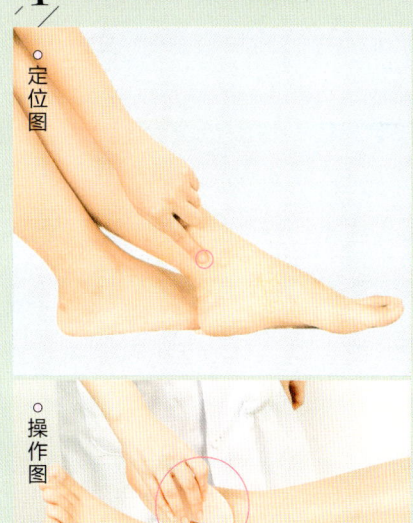
○定位图

○操作图

**定位：** 位于足内侧，内踝后方，内踝尖与跟腱之间的凹陷处。

**操作：** 用角刮法由上而下刮拭太溪穴30次，力度适中，以出痧为度。

## ❧ 注意事项 ❧

①不要食用高糖的食物，尽量选择无糖食品、高纤维食物，如粗粮、含纤维高的蔬菜，大豆及其豆制品也是很好的选择。

②进行适量运动，如慢跑、打太极、骑自行车，有助于提高免疫力，保持较好的代谢能力。

**刮痧处方二：** 面刮 肺俞 +面刮 曲池 +角刮 中脘 +角刮 气海

**刮痧疗法**

### 1 面刮肺俞，宣肺通窍

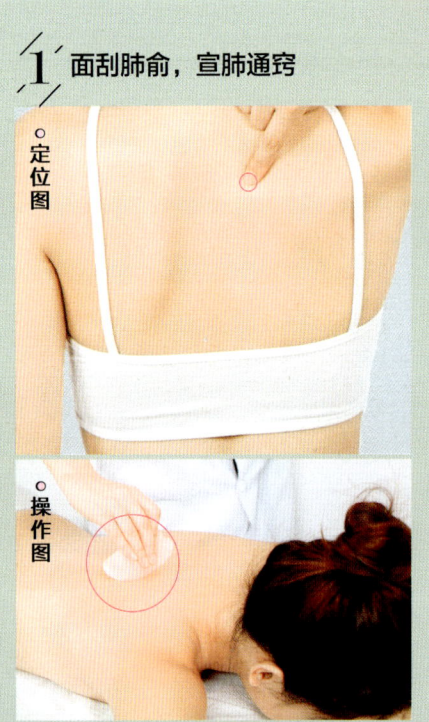

○定位图

○操作图

**定位：** 位于背部，第三胸椎棘突下，旁开1.5寸。
**操作：** 用面刮法从上往下刮拭肺俞穴30次，刮至出痧为止。

### 2 面刮曲池，清热祛湿

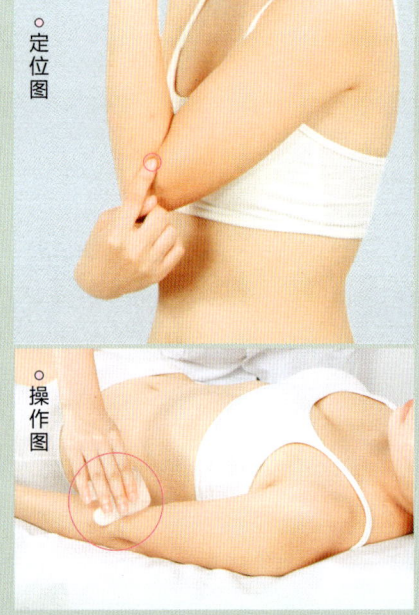

○定位图

○操作图

**定位：** 位于肘横纹外侧端，屈肘时，尺泽穴与肱骨外上髁连线的中点。
**操作：** 用面刮法由上而下刮拭曲池穴30次，力度适中，以出痧为度。

## ❧ 膳食调理经验方 ❧

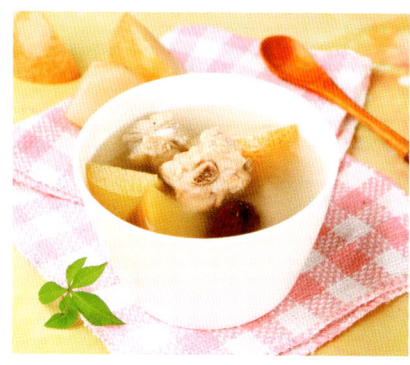

### 黄芪瘦肉羹——补肝益肾

**材料：** 黄芪30克，红枣10枚，当归、枸杞子各10克，瘦肉100克，盐少许。

**制作方法：**

①将黄芪、当归、枸杞子、红枣洗净，瘦肉洗净后切片。

②将以上食材放入锅中，加适量清水，先大火烧开，改小火煲1小时，下盐调味。

---

**3** 角刮中脘，化湿降逆

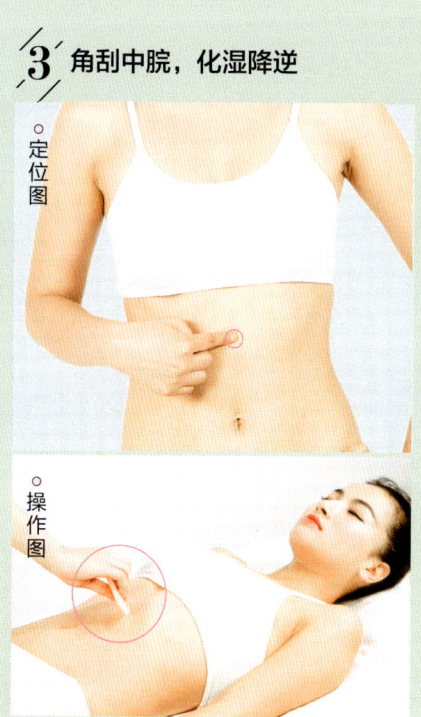

○定位图

○操作图

**定位：** 位于上腹部，前正中线上，脐中上4寸。

**操作：** 用角刮法由上而下刮拭中脘穴30次，力度适中，以出痧为度。

**4** 角刮气海，调经固经

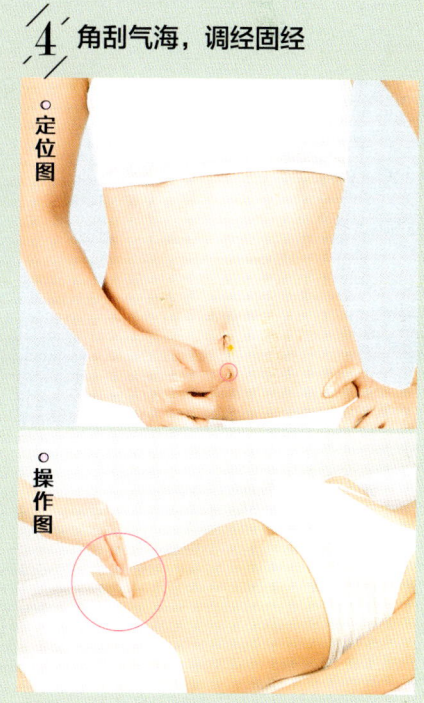

○定位图

○操作图

**定位：** 位于下腹部，前正中线上，脐中下1.5寸。

**操作：** 用角刮法由上而下刮拭气海穴30次，力度适中，以出痧为度。

# 慢性咽炎，滋阴除痰瘀

　　慢性咽炎是较常见的病症，多见于成年人，病程长，容易复发。临床表现多种多样，如咽部不适感、异物感、痒感、灼热感、干燥感或刺激感。

扫码看视频

▶ **刮痧处方一：** 面刮 人迎 + 角刮 天突 + 角刮 合谷 + 角刮 照海

## 刮痧疗法

### 1 面刮人迎，理气降逆

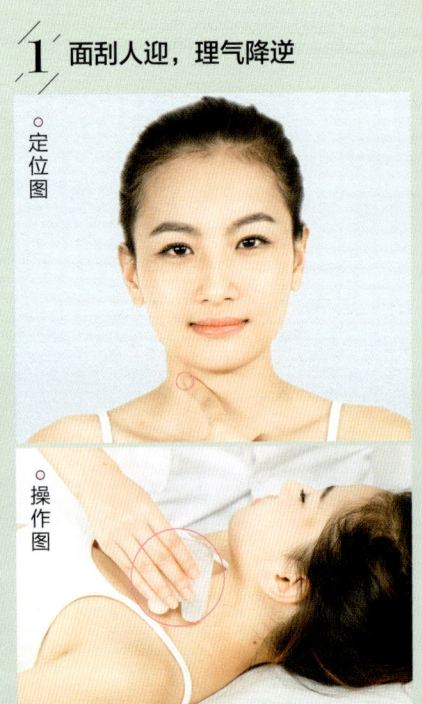

○定位图

○操作图

**定位：** 位于颈部，结喉旁，胸锁乳突肌的前缘，颈总动脉搏动处。

**操作：** 用面刮法由上而下刮拭人迎穴1~3分钟，力度适中，以出痧为度。

### 2 角刮天突，清咽开音

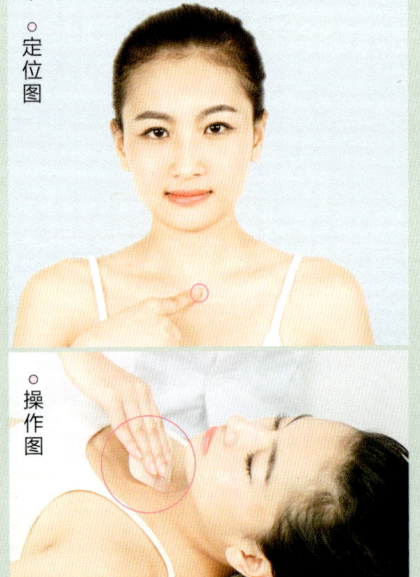

○定位图

○操作图

**定位：** 位于颈部，前正中线上，胸骨上窝中央。

**操作：** 用角刮法由上而下刮拭天突穴1~3分钟，力度适中，以出痧为度。

## ✤ 随证加穴刮痧 ✤

**❶ 午后烦热，腰腿酸软——肝俞**

**配穴原理：** 肝俞穴有清利肝胆、宁神明目的作用，慢性咽炎伴午后烦热、腰腿酸软的患者加刮肝俞穴可缓解不适。

**❷ 夜间多梦，耳鸣眼花——涌泉**

**配穴原理：** 涌泉穴有苏厥开窍、滋阴益肾的作用，慢性咽炎伴夜间多梦、耳鸣眼花的患者加刮涌泉穴可缓解不适。

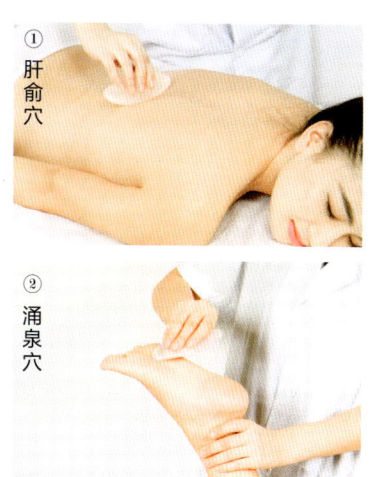

① 肝俞穴

② 涌泉穴

**3 角刮合谷，镇静止痛**

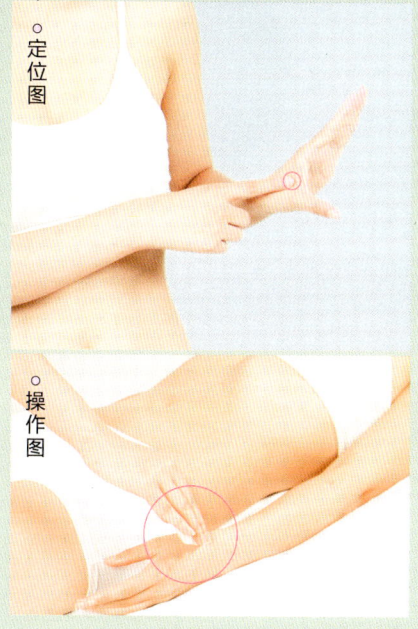

○定位图

○操作图

**定位：** 位于手背，第一、第二掌骨之间，第二掌骨桡侧的中点处。
**操作：** 用角刮法由上而下刮拭合谷穴1～3分钟，力度适中，以出痧为度。

**4 角刮照海，消肿止痛**

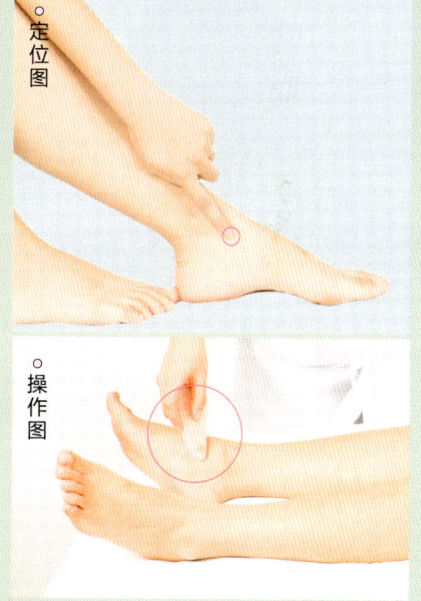

○定位图

○操作图

**定位：** 位于足内侧，内踝尖下方凹陷处。
**操作：** 用角刮法由上而下刮拭照海穴1～3分钟，可不出痧。

## ❧ 注意事项 ❧

①避免用嗓过度或大声喊叫，注意休息，减少操劳，适当锻炼身体。有全身性疾病者应积极治疗。

②注意在寒冷或风沙的天气出门时戴好口罩，防止冷空气及风沙刺激咽部，避免空气中的粉尘污染口腔。

▶ **刮痧处方二：** 角刮 **大椎** + 面刮 **肺俞** + 面刮 **曲池** + 角刮 **照海**

## 刮痧疗法

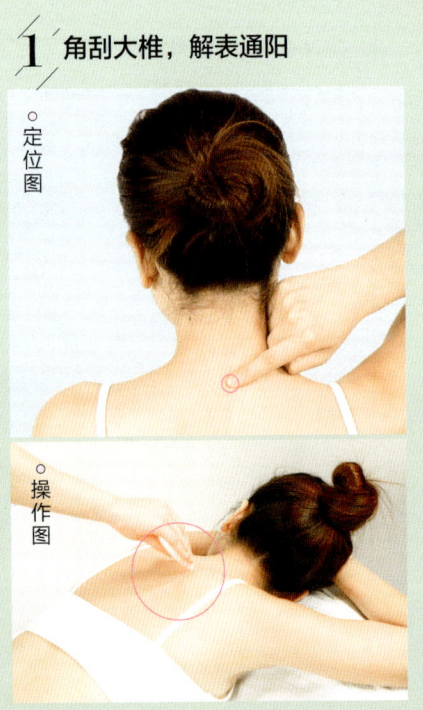

### 1 角刮大椎，解表通阳

○ 定位图

○ 操作图

**定位：** 位于后正中线上，第七颈椎棘突下凹陷处。

**操作：** 用角刮法由上而下刮拭大椎穴30次，力度适中，以出痧为度。

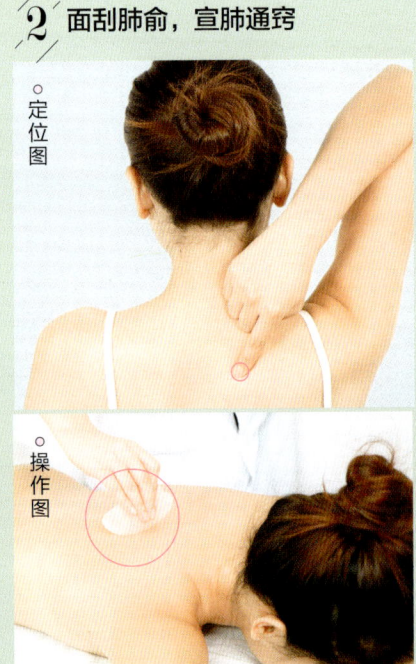

### 2 面刮肺俞，宣肺通窍

○ 定位图

○ 操作图

**定位：** 位于背部，第三胸椎棘突下，旁开1.5寸。

**操作：** 用面刮法从上往下刮拭肺俞穴30次，刮至出痧为止。

## 膳食调理经验方

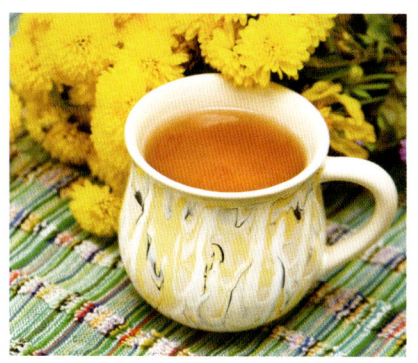

### 丹参红花陈皮饮——化痰逐瘀

**材料：**陈皮2克，红花、丹参各5克。

**制作方法：**

①将陈皮、红花、丹参洗净。

②将以上食材一同放入锅中，加适量水，大火煮开后改小火煮30分钟即可。

---

**3 面刮曲池，清热调血**

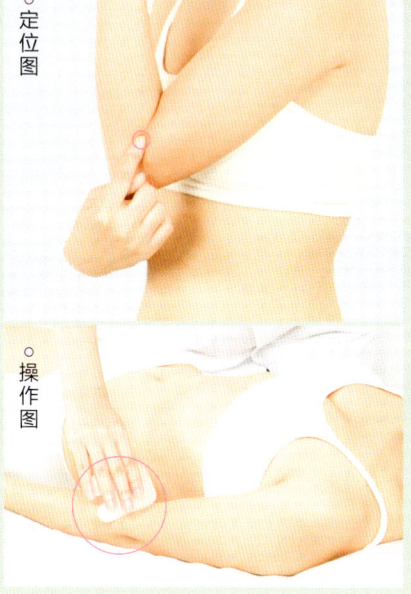

○定位图

○操作图

**定位：**位于肘横纹外侧端，屈肘时，尺泽穴与肱骨外上髁连线中点。

**操作：**用面刮法用力刮拭曲池穴10～15次，以出痧为度。

**4 角刮照海，消肿止痛**

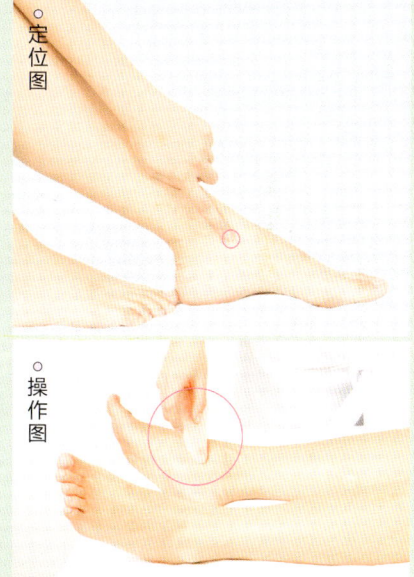

○定位图

○操作图

**定位：**位于足内侧，内踝尖下方凹陷处。

**操作：**用角刮法由上而下刮拭照海穴1～3分钟，可不出痧。

# 哮喘，化痰散风寒

哮喘是指喘息、气促、咳嗽、胸闷等症状突然发生，常有呼吸困难、呼气量降低的发病特征，这些症状经常在患者接触刺激性气体或变应原之后发作，夜间和清晨时症状也容易发生或加剧。

扫码看视频

▶ **刮痧处方一：** 角刮 膻中 ＋ 面刮 孔最 ＋ 面刮 足三里 ＋ 面刮 定喘

## 刮痧疗法

### 1 角刮膻中，理气化痰

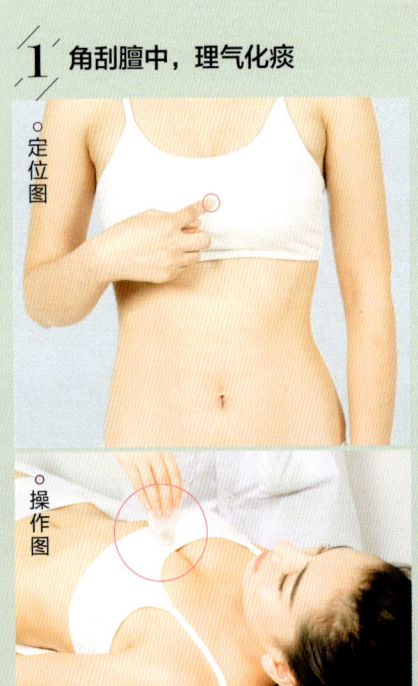

定位图

操作图

**定位：** 位于胸部，前正中线上，平第四肋间，两乳头连线的中点。

**操作：** 用角刮法由上而下刮拭膻中穴30次，力度适中，以出痧为度。

### 2 面刮孔最，清热和营

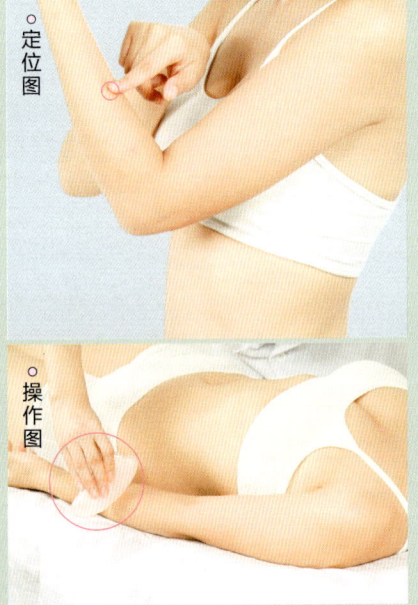

定位图

操作图

**定位：** 位于前臂掌面桡侧，尺泽穴与太渊穴连线上，腕横纹上7寸。

**操作：** 用面刮法由上而下刮拭孔最穴30次，力度适中，以出痧为度。

## ❧ 随证加穴刮痧 ❧

**❶ 痰多色白，痰质稀薄——合谷**

**配穴原理：** 合谷穴有通经活络、清热解表的作用，哮喘伴痰多色白、痰质稀薄的患者加刮合谷穴可缓解不适。

**❷ 口渴，便秘——丰隆**

**配穴原理：** 丰隆穴有和胃气、化痰湿的作用，哮喘伴口渴、便秘的患者加刮丰隆穴可缓解不适。

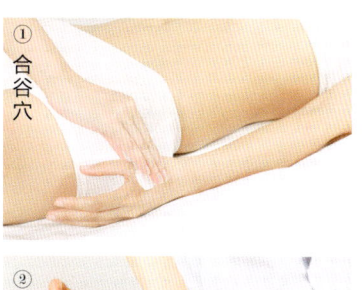

① 合谷穴

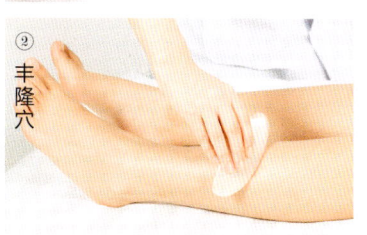

② 丰隆穴

---

### 3 面刮足三里，补益肝气

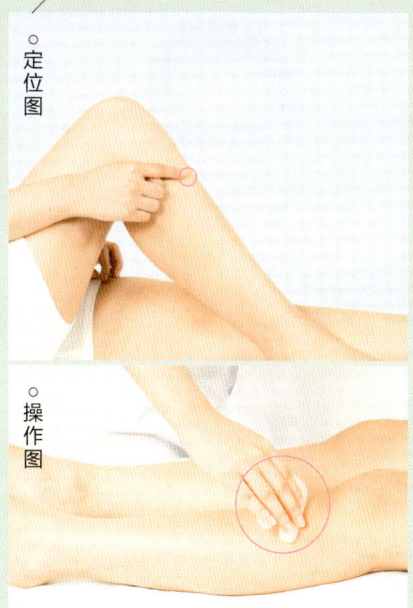

○ 定位图

○ 操作图

**定位：** 位于小腿前外侧，犊鼻穴下3寸，距胫骨前缘一横指。

**操作：** 用面刮法由上而下刮拭足三里穴30次，以出痧为度。

### 4 面刮定喘，止咳平喘

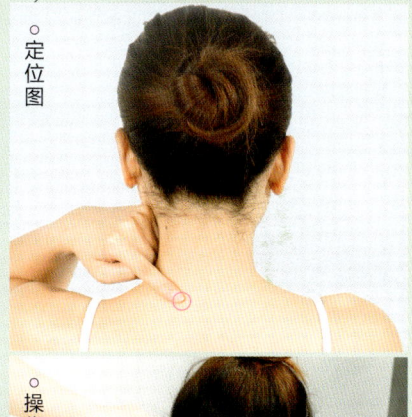

○ 定位图

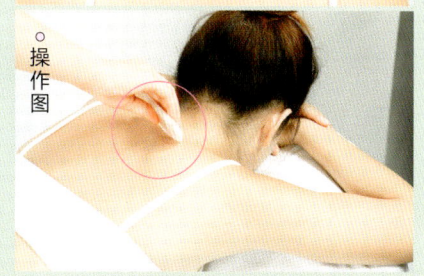

○ 操作图

**定位：** 位于背部，第七颈椎棘突下，旁开0.5寸。

**操作：** 用面刮法由上而下刮拭定喘穴30次，力度适中，以出痧为度。

## ❧ 注意事项 ❧

①哮喘多在夜间发作，因此患者的卧室既要保持一定温度和湿度，又要保持空气流通。

②刚用油漆喷涂的房间不能立即进住，至少应开门窗让空气流通一周，以防接触过敏。

③要注意清扫死角尘埃，避免能引起过敏的螨虫滋生。

④哮喘急性发作期不宜刮痧，应以药物治疗为主。缓解期可刮拭保健。

👉 **刮痧处方二：** 面刮 `定喘` ＋ 角刮 `天突` ＋ 面刮 `中府` ＋ 角刮 `尺泽`

## 刮痧疗法

### 1 面刮定喘，止咳平喘

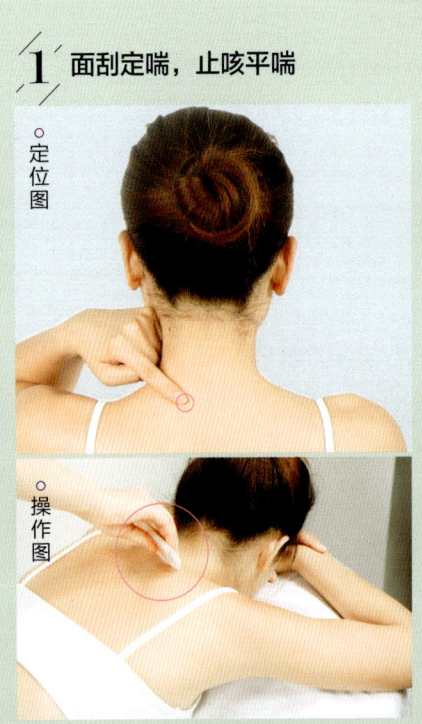

○定位图

○操作图

**定位：** 位于背部，第七颈椎棘突下，旁开0.5寸。

**操作：** 用面刮法由上而下刮拭定喘穴30次，力度适中，以出痧为度。

### 2 角刮天突，清咽开音

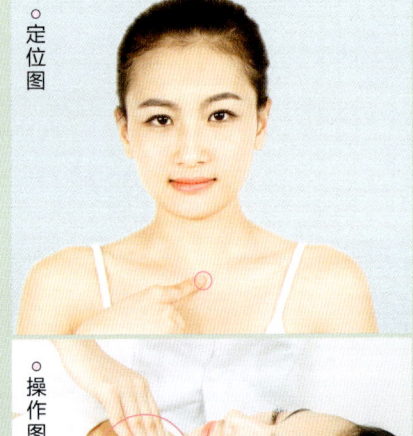

○定位图

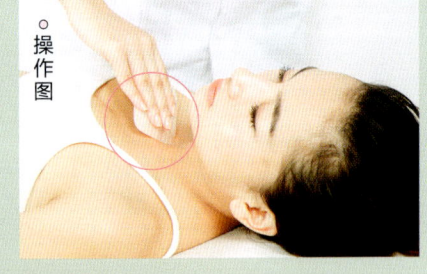

○操作图

**定位：** 位于颈部，前正中线上，胸骨上窝中央。

**操作：** 用角刮法由上而下刮拭天突穴30次，力度适中，以出痧为度。

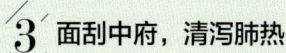

**膳食调理经验方**

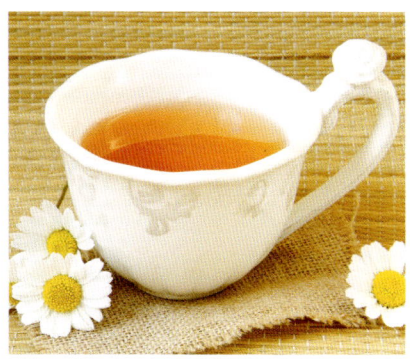

### 桑白皮茶——泻肺平喘

**材料：** 桑白皮15克。

**制作方法：**

桑白皮洗净后放入锅中，加适量清水，大火煮开后用小火煮30分钟即可。

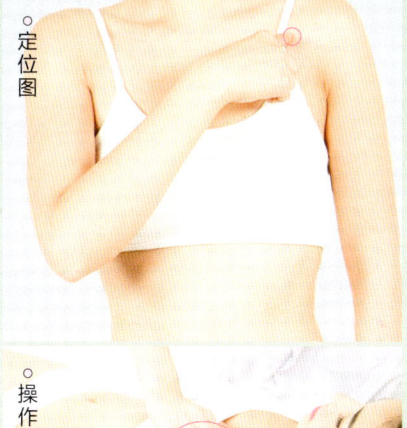

**3** 面刮中府，清泻肺热

定位图

操作图

**定位：** 位于胸前壁的外上方、云门穴下1寸，平第一肋间隙，距前正中线6寸。

**操作：** 用面刮法由上而下刮拭中府穴30次，以出痧为度。

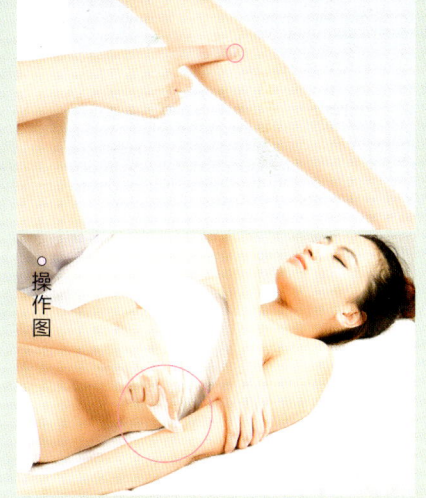

**4** 角刮尺泽，清热和胃

定位图

操作图

**定位：** 位于肘横纹中，肱二头肌腱桡侧凹陷处。

**操作：** 用角刮法由上而下刮拭尺泽穴30次，力度适中，以出痧为度。

# 三叉神经痛，清火利肝胃

三叉神经痛是最常见的脑神经疾病，多发生于中老年人，好发右侧头面部。说话、洗脸、刷牙、脸部受寒风刺激，甚至走路时都会导致阵发性剧烈疼痛。疼痛历时数秒或数分钟，呈周期性发作。

扫码看视频

👉 **刮痧处方一：** 角刮 **太阳** + 角刮 **阳白** + 角刮 **下关** + 角刮 **颊车**

## 刮痧疗法

### 1 角刮太阳，通络止痛

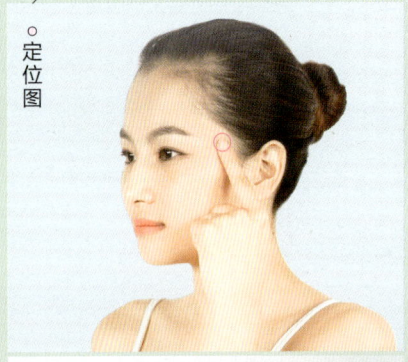

○定位图

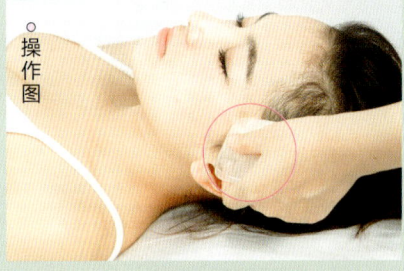

○操作图

**定位：** 位于颞部，眉梢与目外眦之间，向后约一横指的凹陷处。
**操作：** 用角刮法由上而下刮拭太阳穴30次，力度适中。

### 2 角刮阳白，祛风活血

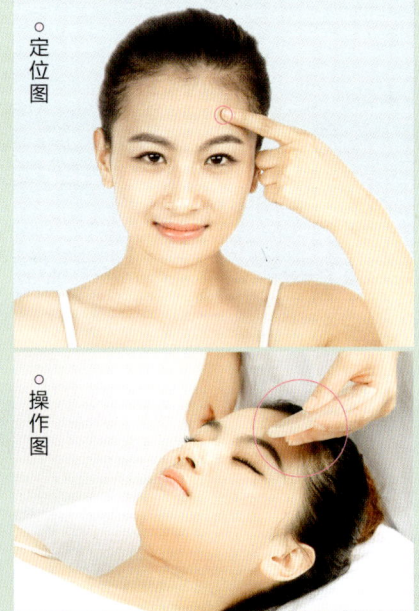

○定位图

○操作图

**定位：** 在前额部，瞳孔直上，眉上1寸。
**操作：** 用角刮法由上而下刮拭阳白穴30次，力度适中。

## ❧ 随证加穴刮痧 ❧

### ❶ 龈肿口臭，烦躁不安——合谷

**配穴原理：** 合谷穴有通经活经、清热解表的作用，三叉神经痛伴龈肿口臭、烦躁不安的患者加刮合谷穴可缓解不适。

### ❷ 面红目赤——行间

**配穴原理：** 行间穴有清肝泻热、凉血安神的作用，三叉神经痛伴面红目赤的患者加刮行间穴可缓解不适，让患者平心静气。

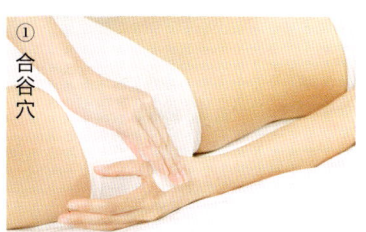

① 合谷穴

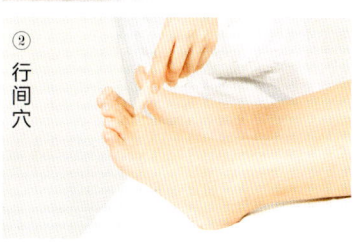

② 行间穴

### 3 角刮下关，聪耳通络

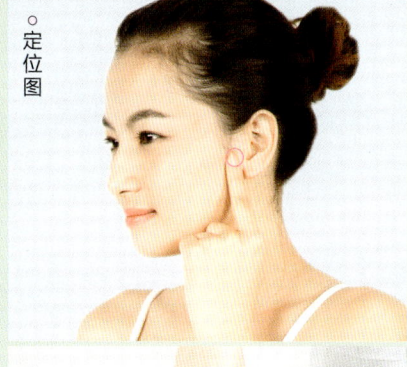

○ 定位图

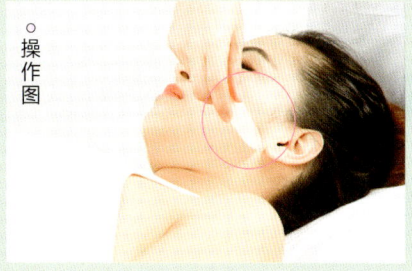

○ 操作图

**定位：** 位于面部耳前方，颧弓与下颌切迹所形成的凹陷处。

**操作：** 用角刮法由上而下刮拭下关穴2～3分钟，以出痧为度。

### 4 角刮颊车，开关通络

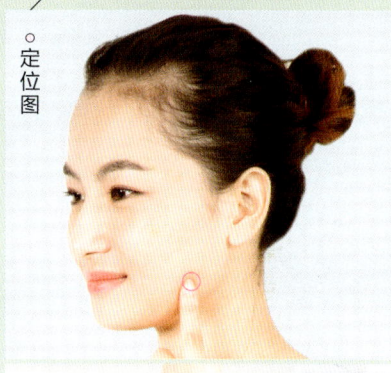

○ 定位图

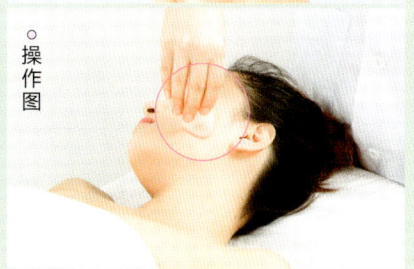

○ 操作图

**定位：** 位于面颊部，下颌角前上方，耳下大约一横指处，咀嚼时，肌肉隆起出现的凹陷处。

**操作：** 用角刮法由上而下刮拭颊车穴2～3分钟，以出痧为度。

❦ **注意事项** ❦

①作息、饮食要有规律，保证足够的睡眠和休息，避免过度劳累，保持心情舒畅，树立战胜疾病的信心，积极配合治疗。

②动作轻慢，防止一切诱发疼痛的因素，如洗脸、刷牙等，尽量避免刺激。寒冷天注意保暖，避免冷风直吹面部。

▶ **刮痧处方二：** 平刮 大迎 + 面刮 颊车

**刮痧疗法**

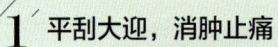

**1** 平刮大迎，消肿止痛

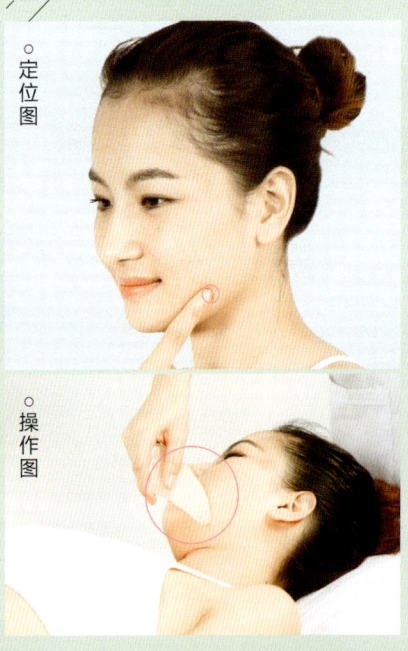

○定位图

○操作图

**定位：**位于下颌角前方，咬肌附着部的前缘，面动脉搏动处。

**操作：**用平刮法由上而下刮拭大迎穴2~3分钟，以出痧为度。

**2** 面刮颊车，开关通络

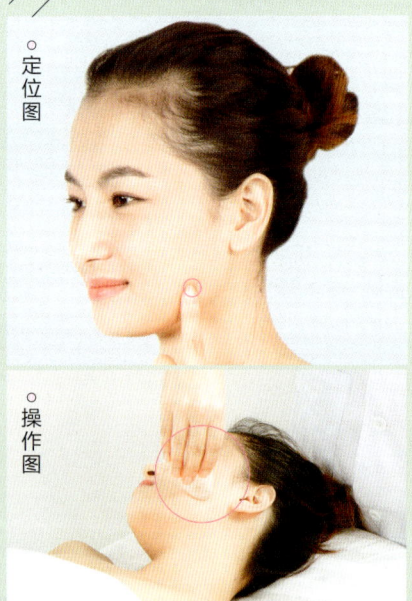

○定位图

○操作图

**定位：**位于面颊部，下颌角前上方，耳下大约一横指处，咀嚼时，肌肉隆起出现的凹陷处。

**操作：**用面刮法由上而下刮拭颊车穴2~3分钟，以出痧为度。

# 面神经麻痹，通络祛寒热

面神经麻痹也叫面瘫，指一侧面部肌肉瘫痪。中医认为本病多因风寒、风热之邪乘虚侵袭面部经络，致使经络阻滞、营卫失调、气血不和、经脉失养所致。

扫码看视频

▶ **刮痧处方：** 角刮 颊车 ＋角刮 翳风

**刮痧疗法**

## 1 角刮颊车，开关通络

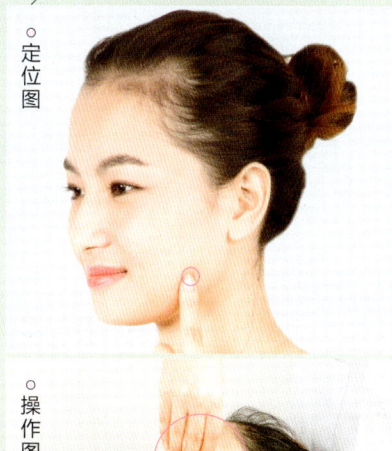

○定位图

○操作图

**定位：** 位于面颊部，下颌角前上方，耳下大约一横指处，咀嚼时，肌肉隆起出现的凹陷处。

**操作：** 用角刮法由上而下刮拭颊车穴2~3分钟，以出痧为度。

## 2 角刮翳风，疏风通络

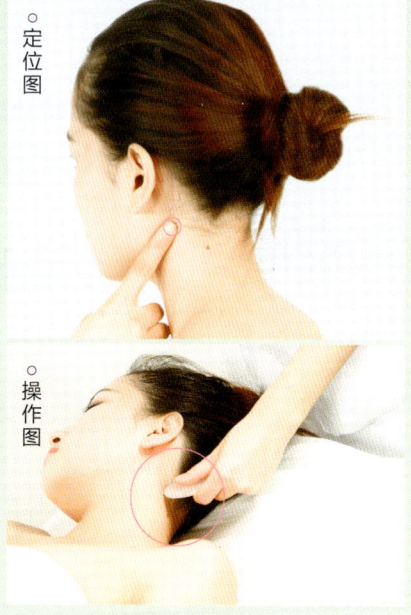

○定位图

○操作图

**定位：** 位于耳垂后方，乳突与下颌角之间的凹陷处。

**操作：** 用角刮法由上而下刮拭翳风穴30次，力度适中，以出痧为度。

# 肩周炎，通络祛寒瘀

肩周炎是肩部关节囊和关节周围软组织的一种退行性、炎症性慢性疾患。中医认为本病多由气血不足，风、寒、湿之邪侵袭肩部经络，致使筋脉收引、气血运行不畅而成，或因外伤劳损、经脉滞涩所致。

扫码看视频

▶ **刮痧处方一：** 角刮 风池 + 角刮 肩井 + 面刮 大椎 + 点刮 天宗

## 刮痧疗法

### 1 角刮风池，疏风清热

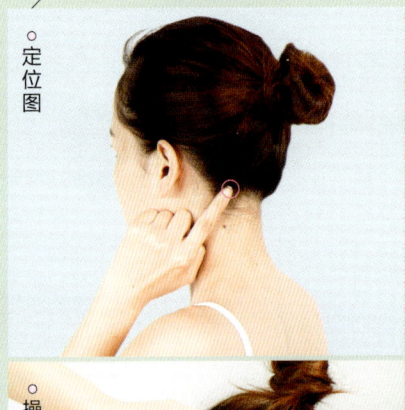

○定位图

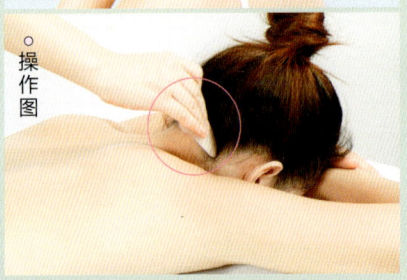

○操作图

**定位：** 位于项部，枕骨之下，与风府穴相平，胸锁乳突肌与斜方肌上端之间的凹陷处。

**操作：** 用角刮法由上而下刮拭风池穴30次，以出痧为度。

### 2 角刮肩井，祛风清热

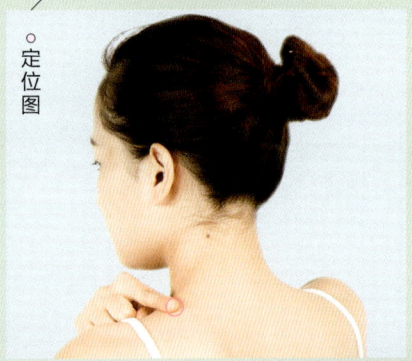

○定位图

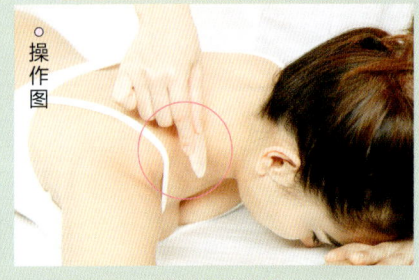

○操作图

**定位：** 位于肩上，前直乳中，大椎穴与肩峰端连线的中点上。

**操作：** 用角刮法由上而下刮拭肩井穴30次，力度适中，以出痧为度。

## ❧ 随证加穴刮痧 ❧

**❶ 痛处不移，拒按，夜晚痛甚——膈俞**

**配穴原理：** 膈俞穴有理气宽胸、活血通脉的作用，痛处不移、拒按、夜晚痛甚的肩周炎患者加刮膈俞穴可缓解不适。

**❷ 压痛明显，得热痛减，阴冷无加剧——风府**

**配穴原理：** 风府穴有散风熄风、通关开窍的作用，压痛明显、得热痛减、阴冷无加剧的肩周炎患者加刮风府穴可缓解不适。

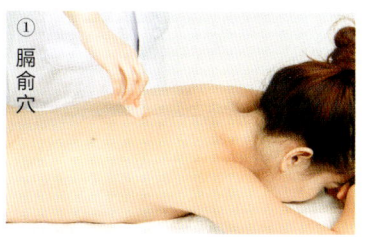

① 膈俞穴

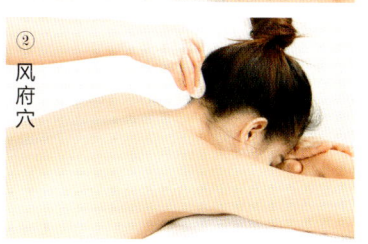

② 风府穴

### 3 面刮大椎，解表通阳

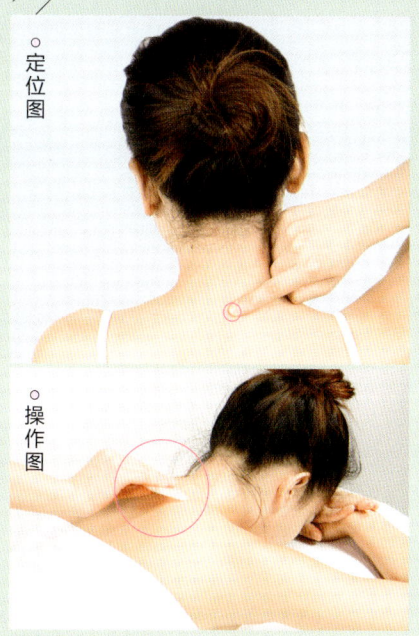

○ 定位图

○ 操作图

**定位：** 位于后正中线上，第七颈椎棘突下凹陷处。

**操作：** 用面刮法由上而下刮拭大椎穴30次，力度适中，以出痧为度。

### 4 点刮天宗，理气消肿

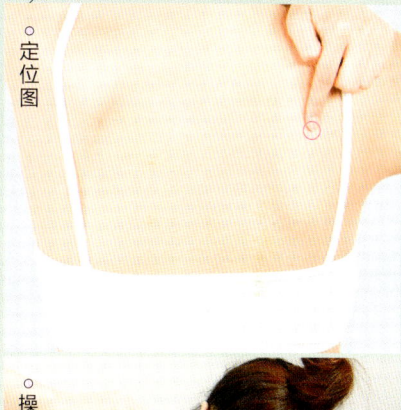

○ 定位图

○ 操作图

**定位：** 位于肩胛部，冈下窝中央凹陷处，与第四胸椎相平。

**操作：** 用点刮法由上而下刮拭天宗穴30次，力度适中，以出痧为度。

## ❣ 注意事项 ❣

①肩周炎患者平时一定要多休息，不可过度劳累，尽量选择一些比较轻松的工作，而且在工作一段时间之后一定要休息一段时间，让自己的肩膀得到放松。

②遇到天气变冷的时候注意保暖，及时增添衣服。多注意天气情况，尽量在天气变化之前改变穿着，防止受寒。

### ▶ 刮痧处方二：角刮 大椎 ＋ 角刮 天柱

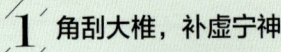

## 刮痧疗法

### 1 角刮大椎，补虚宁神

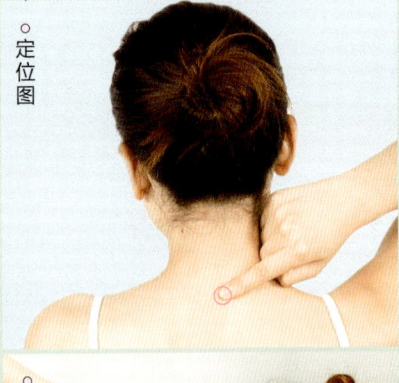

○定位图

○操作图

**定位：** 位于后正中线上，第七颈椎棘突下凹陷处。

**操作：** 用角刮法由上而下刮拭大椎穴30次，力度适中，以出痧为度。

### 2 角刮天柱，舒筋止痛

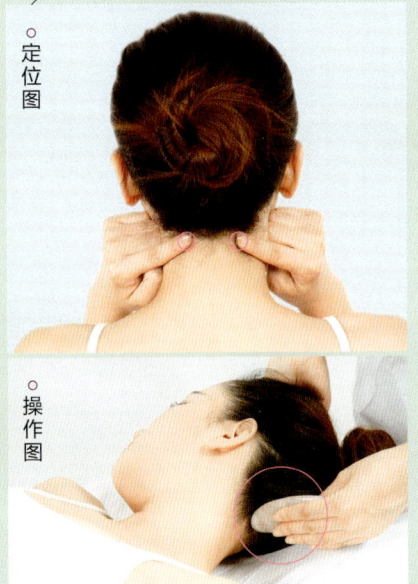

○定位图

○操作图

**定位：** 位于项部，大筋（斜方肌）外缘之后发际凹陷处，后发际正中，旁开1.3寸。

**操作：** 用角刮法由上而下刮拭天柱穴30次，以出痧为度。

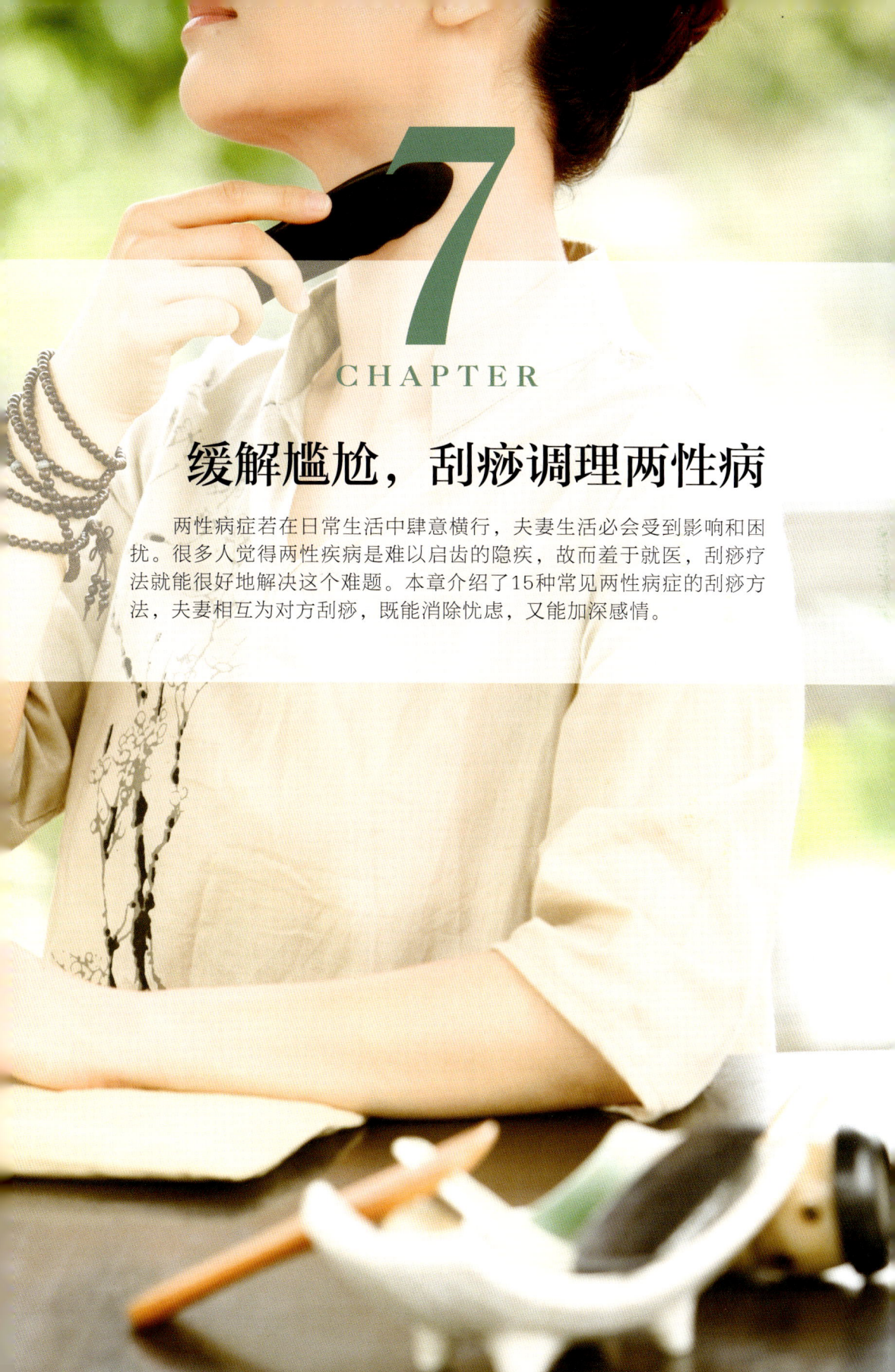

# 7

## CHAPTER

# 缓解尴尬，刮痧调理两性病

两性病症若在日常生活中肆意横行，夫妻生活必会受到影响和困扰。很多人觉得两性疾病是难以启齿的隐疾，故而羞于就医，刮痧疗法就能很好地解决这个难题。本章介绍了15种常见两性病症的刮痧方法，夫妻相互为对方刮痧，既能消除忧虑，又能加深感情。

# 痛经，理气化寒瘀

痛经，又称经行腹痛，指每值经期或行经前后出现小腹疼痛难忍的病症。多因受寒饮冷、情志郁结或禀赋不足等导致气血运行不畅所致。

扫码看视频

▶ **刮痧处方一：** 角刮 关元 ＋ 角刮 足三里 ＋ 角刮 三阴交 ＋ 角刮 命门

## 刮痧疗法

### 1 角刮关元，补气回阳

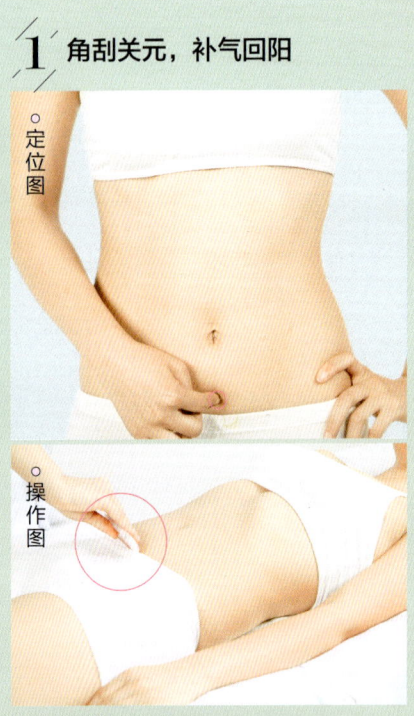

○定位图

○操作图

**定位：** 位于下腹部，前正中线上，脐中下3寸。

**操作：** 用角刮法由上而下刮拭关元穴30次，力度适中，以出痧为度。

### 2 角刮足三里，调理气机

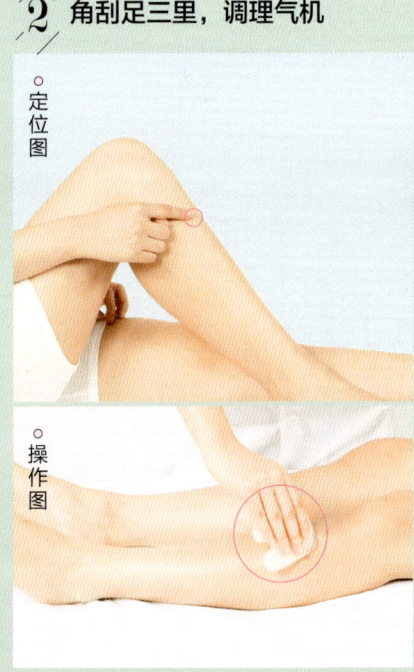

○定位图

○操作图

**定位：** 位于小腿前外侧，犊鼻穴下3寸，距胫骨前缘一横指。

**操作：** 用角刮法由上而下刮拭足三里穴30次，力度适中，以出痧为度。

## ❀ 随证加穴刮痧 ❀

**❶ 乳房胀痛——膈俞**

**配穴原理：** 膈俞穴有补血益气、理气止痛的作用，痛经伴乳房胀痛的患者加刮膈俞穴可缓解不适。

**❷ 腰骶酸痛，经行加剧——太冲**

**配穴原理：** 太冲穴有舒肝养血、清利下焦的作用，痛经伴腰骶酸痛的患者加刮太冲穴可缓解不适。

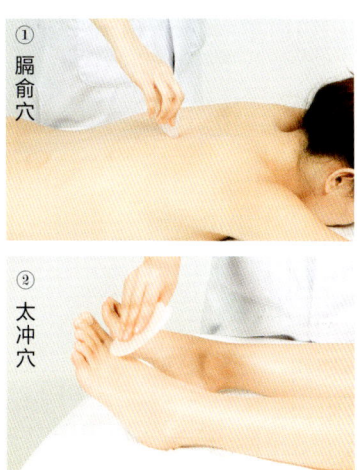

① 膈俞穴

② 太冲穴

### 3 角刮三阴交，健脾理血

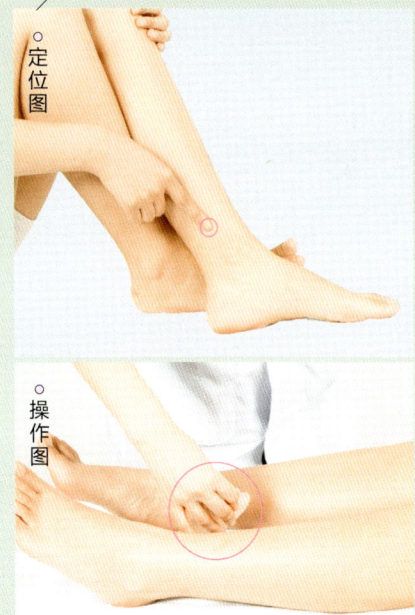

○定位图

○操作图

**定位：** 位于小腿内侧，足内踝尖上3寸，胫骨内侧缘后方。

**操作：** 用角刮法由上而下刮拭三阴交穴30次，力度适中，以出痧为度。

### 4 角刮命门，培元补肾

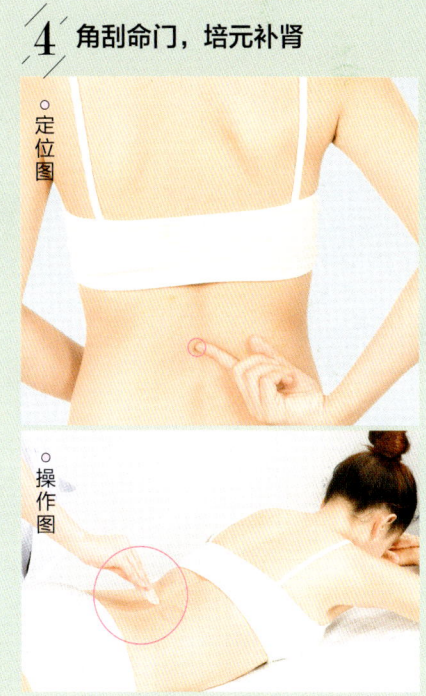

○定位图

○操作图

**定位：** 位于腰部，后正中线上，第二腰椎棘突下凹陷中。

**操作：** 用角刮法由上而下刮拭命门穴30次，力度适中，以出痧为度。

## ❧ 注意事项 ❧

①气滞血瘀型患者应选择行气活血的药材和食物，如益母草、香附、当归、川芎、桃仁、红花、山楂等。

②气血虚弱型患者宜补气养血，可选择熟地、当归、何首乌、猪蹄、牛肉、乌鸡、猪肝、红枣、桂圆肉等。

▶ **刮痧处方二：** 角刮 `气海` ＋角刮 `子宫` ＋面刮 `血海` ＋面刮 `肾俞`

## 刮痧疗法

### 1 角刮气海，调经固经

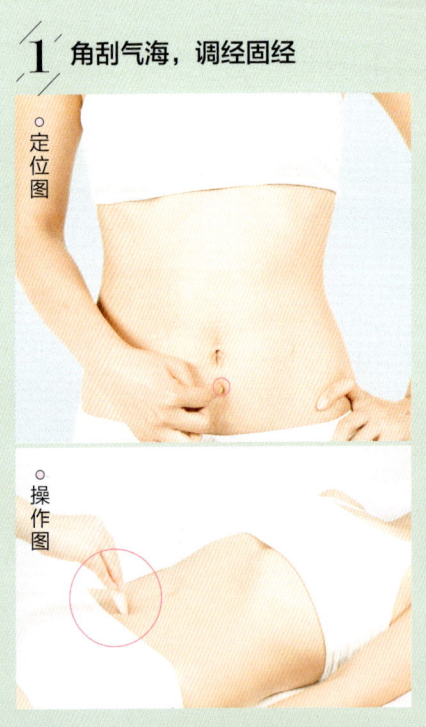

○定位图

○操作图

**定位：** 位于下腹部，前正中线上，脐中下1.5寸。

**操作：** 用角面刮法由上而下刮拭气海穴30次，力度适中，以出痧为度。

### 2 角刮子宫，理气升阳

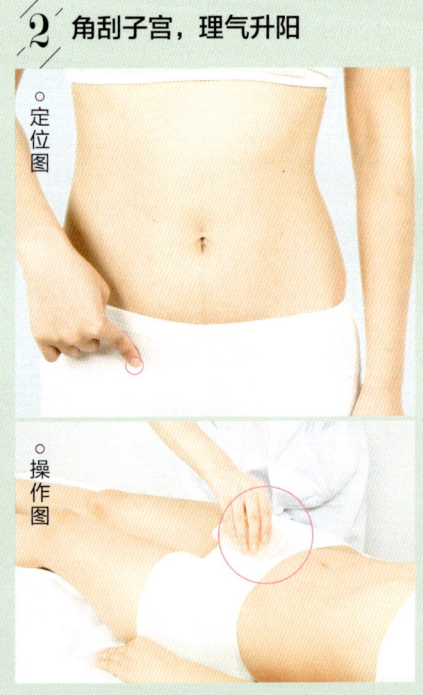

○定位图

○操作图

**定位：** 位于下腹部，脐中下4寸，中极旁开3寸。

**操作：** 用角刮法由上而下刮拭子宫穴30次，力度适中，以出痧为度。

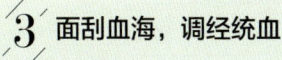

## ❧ 膳食调理经验方 ❧

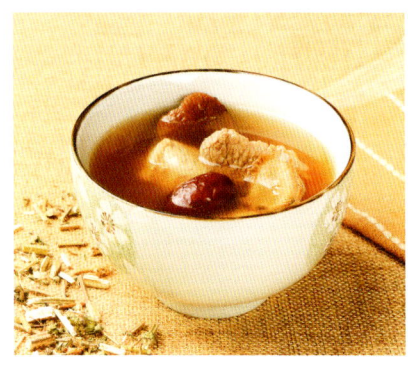

### 益母草红枣瘦肉汤——活血调经

**材料：** 益母草、红枣各20克，枸杞子10克，瘦肉200克，盐少许。

**制作方法：**

① 益母草洗净，红枣洗净去核，枸杞子略洗，瘦肉洗净切小块。

② 将材料放入锅中，加适量清水，先大火烧开，改小火煲1小时，下盐调味。

### 3 面刮血海，调经统血

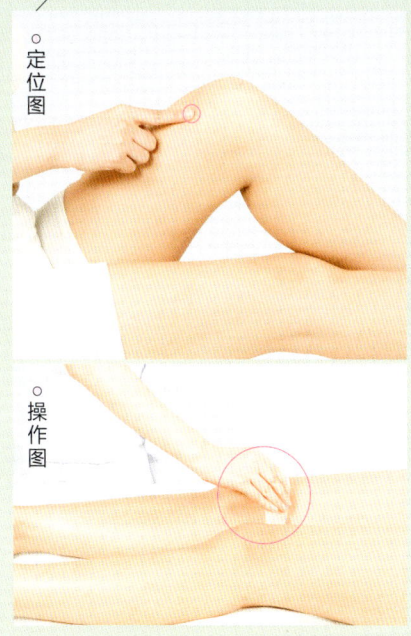

○定位图

○操作图

**定位：** 将腿绷直，在膝盖侧会出现一个凹陷的地方，在凹陷的上方有一块隆起的肌肉的顶端。

**操作：** 用面刮法由上而下刮拭血海穴30次，以出痧为度。

### 4 面刮肾俞，益肾助阳

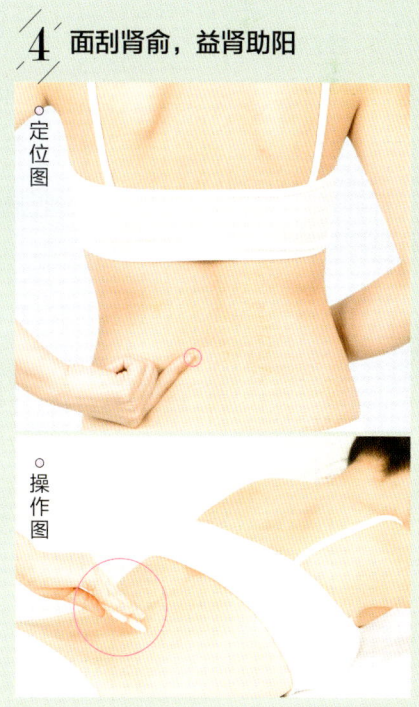

○定位图

○操作图

**定位：** 位于腰部，第二腰椎棘突下，旁开1.5寸。

**操作：** 用面刮法由上而下刮拭肾俞穴30次，力度适中，以出痧为度。

# 崩漏，凉血除湿热

崩漏是指妇女非周期性子宫出血，发病急骤，暴下如注，大量出血者为"崩"；病势缓，出血量少，淋漓不绝者为"漏"。在发病过程中两者常互相转化，故临床多以"崩漏"并称。

扫码看视频

▶ **刮痧处方：** 角刮 曲池 ＋ 角刮 血海 ＋ 角刮 三阴交 ＋ 角刮 八髎

## 刮痧疗法

### 1 角刮曲池，清热和营

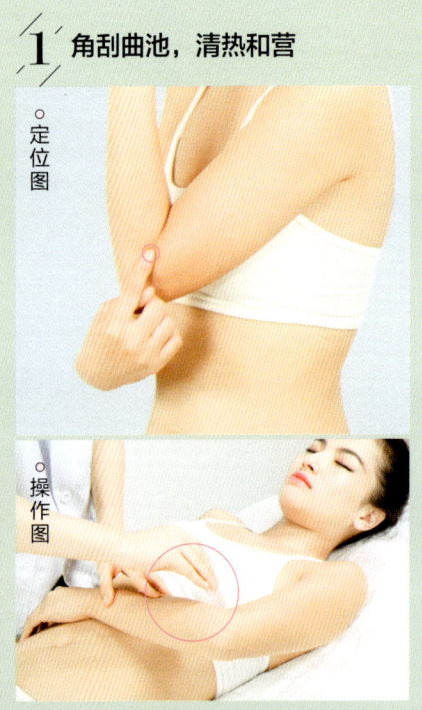

○ 定位图

○ 操作图

**定位：** 位于肘横纹外侧端，屈肘时，尺泽穴与肱骨外上髁连线的中点。

**操作：** 用角刮法由上而下刮拭曲池穴30次，力度适中，以出痧为度。

### 2 角刮血海，调经统血

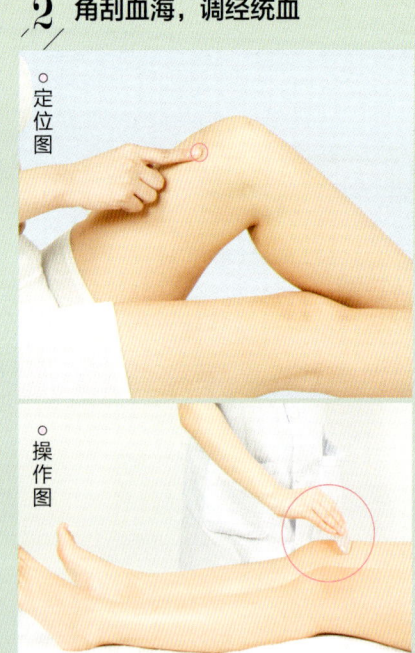

○ 定位图

○ 操作图

**定位：** 将腿绷直，在膝盖侧会出现一个凹陷的地方，在凹陷的上方有一块隆起的肌肉的顶端。

**操作：** 用角刮法由上而下刮拭血海穴30次，以出痧为度。

## 膳食调理经验方

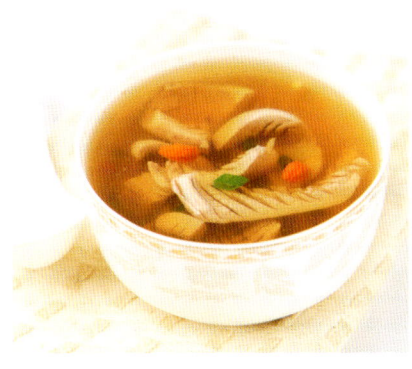

### 二参田七猪腰汤——滋阴补肾、益气强腰

**材料：**猪腰200克，沙参、枸杞子、党参、田七、姜片各适量，盐少许。

**制作方法：**

①猪腰洗净切片。沙参、党参、田七、枸杞子略洗。

②将所有材料同放入砂锅内，加适量清水，先大火烧开，改小火煲1小时，下盐调味。

### 3　角刮三阴交，健脾理血

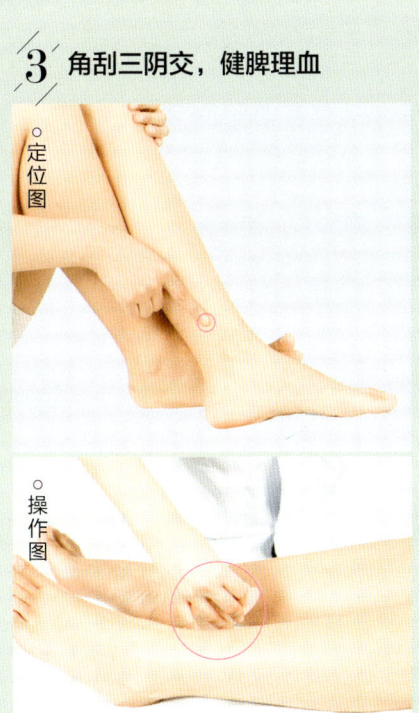

定位图

操作图

**定位：**位于小腿内侧，足内踝尖上3寸，胫骨内侧缘后方。
**操作：**用角刮法由上而下刮拭三阴交穴30次，力度适中，以出痧为度。

### 4　角刮八髎，调理下焦

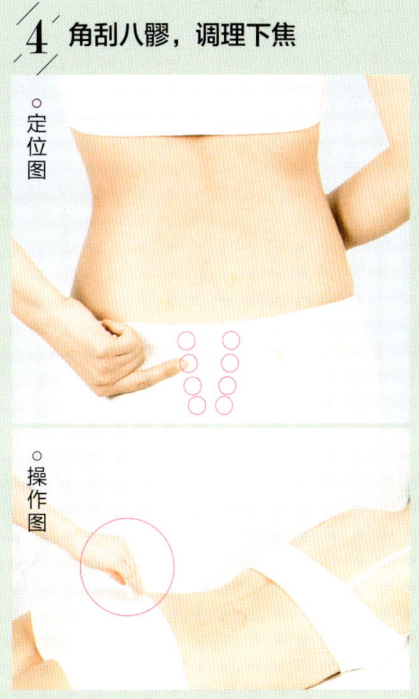

定位图

操作图

**定位：**位于骶椎，又称上髎、次髎、中髎和下髎，左右共八个穴位，分别在一、二、三、四骶后孔中。
**操作：**用角刮法由上而下刮拭八髎穴30次，以出痧为度。

# 闭经，散寒理气血

闭经是指妇女应有月经而超过一定时限仍未来潮者。凡年过18岁仍未行经者称为原发性闭经；在月经初潮以后，正常绝经以前的任何时间内，月经闭止超过6个月者称为继发性闭经。

扫码看视频

▶ **刮痧处方一：** 角刮 **膈俞** ＋ 面刮 **肾俞** ＋ 面刮 **气海** ＋ 面刮 **血海**

## 刮痧疗法

### 1 角刮膈俞，活血化瘀

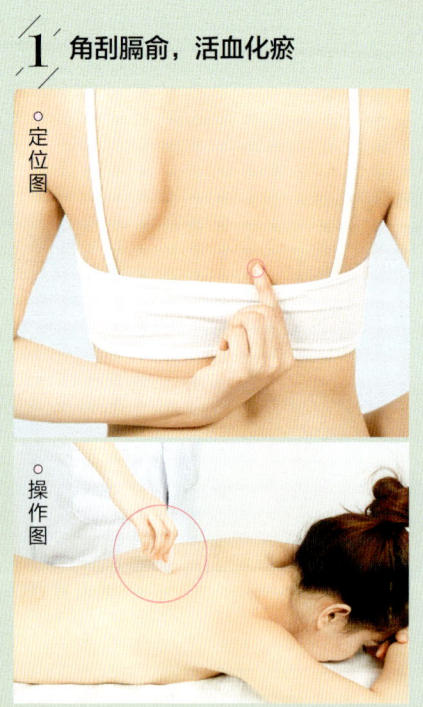

○定位图

○操作图

**定位：** 位于背部，第七胸椎棘突下，旁开1.5寸。

**操作：** 用角刮法由上而下刮拭膈俞穴30次，力度适中，以出痧为度。

### 2 面刮肾俞，调理肾气

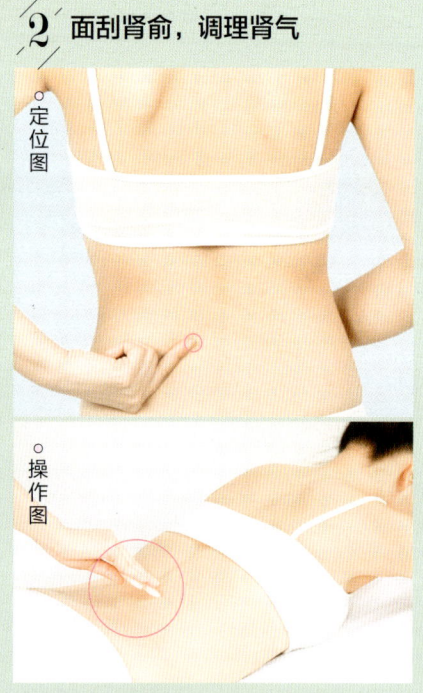

○定位图

○操作图

**定位：** 位于腰部，第二腰椎棘突下，旁开1.5寸。

**操作：** 用面刮法由上而下刮拭肾俞穴30次，力度适中，以出痧为度。

## 膳食调理经验方

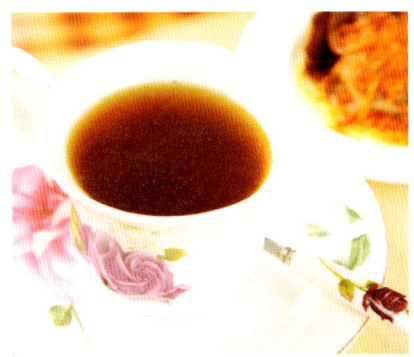

### 当归红花饮——益气补血、补肾调经

**材料：**当归5克，红花3克。

**制作方法：**

将药材同放入砂锅内，加适量清水，先大火烧开，改小火煮30分钟即可，去渣饮汁。

### 3 面刮气海，补中益气

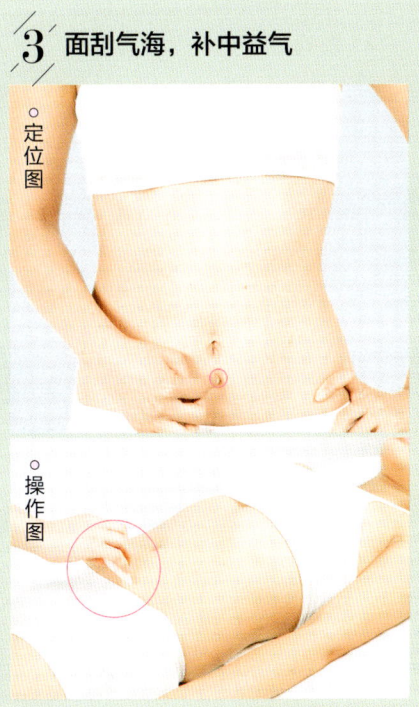

○定位图

○操作图

**定位：**位于下腹部，前正中线上，脐中下1.5寸。

**操作：**用面刮法由上而下刮拭气海穴30次，力度适中，以出痧为度。

### 4 面刮血海，调经统血

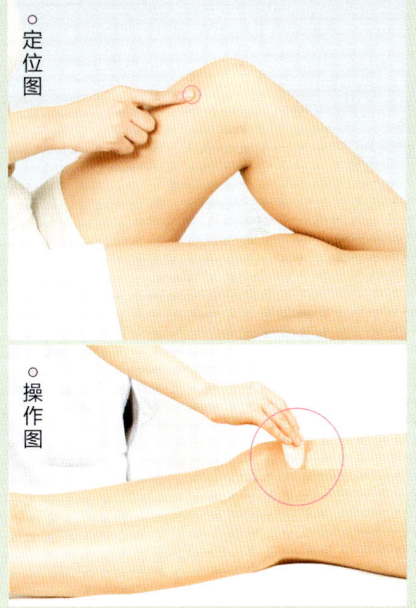

○定位图

○操作图

**定位：**将腿绷直，在膝盖侧会出现一个凹陷的地方，在凹陷的上方有一块隆起的肌肉的顶端。

**操作：**用面刮法由上而下刮拭血海穴30次，以出痧为度。

## ❧ 注意事项 ❧

①体质虚弱者宜加强营养，多食高蛋白、高维生素的食物，如鸡蛋、胡萝卜。

②忌暴饮暴食。暴饮暴食会损伤脾胃的功能，使气机不利、血运不行，冲任血少而导致闭经。

③忌肥甘厚味，过多食用含有较高胆固醇、脂肪的食物易造成体内营养过剩、月经不畅。

▶ **刮痧处方二：** 角刮 命门 + 角刮 三阴交

**刮痧疗法**

**1 角刮命门，培元补肾**

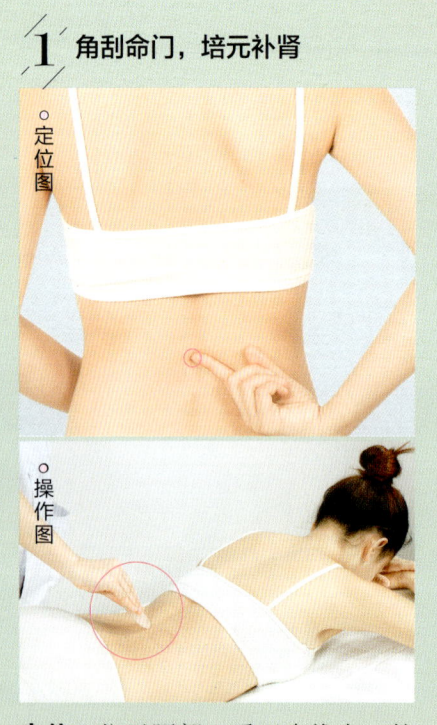

○定位图

○操作图

**定位：** 位于腰部，后正中线上，第二腰椎棘突下凹陷中。
**操作：** 用角刮法由上而下刮拭命门穴30次，力度适中，以出痧为度。

**2 角刮三阴交，健脾理血**

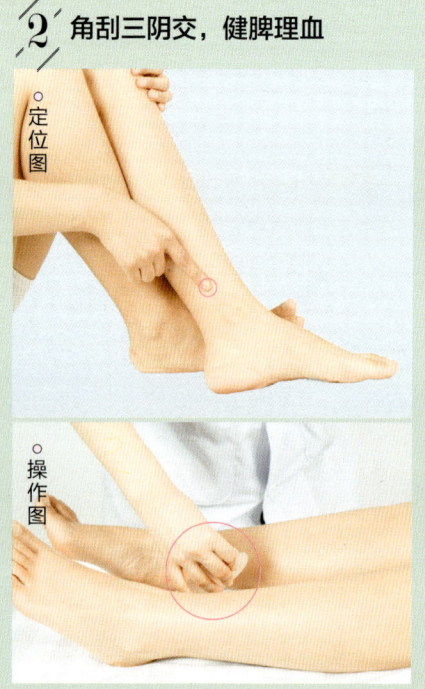

○定位图

○操作图

**定位：** 位于小腿内侧，足内踝尖上3寸，胫骨内侧缘后方。
**操作：** 用角刮法由上而下刮拭三阴交穴30次，力度适中，以出痧为度。

# 带下病，健脾祛湿热

带下病指阴道分泌多量或少量的白色分泌物，有臭味及异味，色泽异常，常与生殖系统局部炎症或身体虚弱等因素有关。中医学认为本病多因湿热下注或气血亏虚，致带脉失约，冲任失调而成。

扫码看视频

▶ **刮痧处方一：** 角刮 带脉 ＋角刮 中极

**刮痧疗法**

### 1 角刮带脉，调经止带

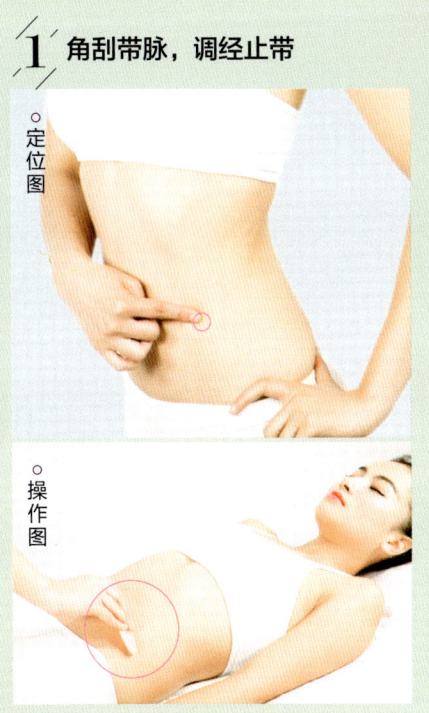

○定位图

○操作图

**定位：** 位于侧腹部，章门穴下1.8寸，第十一肋骨游离端下方垂线与脐水平线的交点上。

**操作：** 用角刮法由上而下刮拭带脉穴30次，力度适中，以出痧为度。

### 2 角刮中极，祛湿健脾

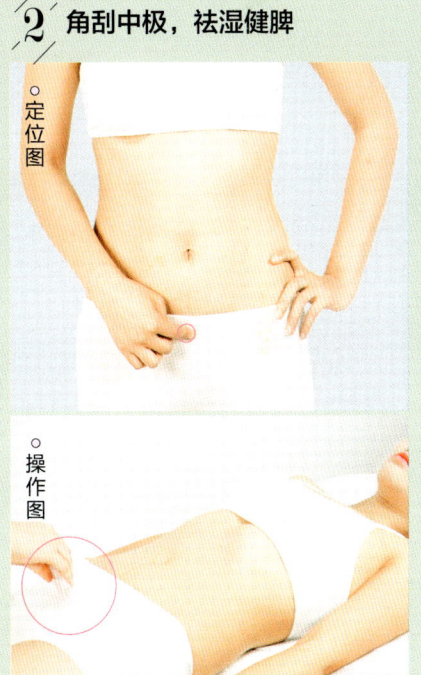

○定位图

○操作图

**定位：** 位于下腹部，前正中线上，脐中下4寸。

**操作：** 用角刮法由上而下刮拭中极穴30次，力度适中，以出痧为度。

## ❧ 注意事项 ❧

①阴道、子宫感染，常出现白带异常症状，应积极治疗病因、消除炎症。

②白带异常可因食入辛辣刺激食品、内裤不透气、下体闷热导致，女性需忌口和尽量穿着舒适吸汗的棉质内裤。

③女性一定要注重个人卫生，出现下体不适时尽量避免性生活，必要时及时就诊。

▶ **刮痧处方二：** 角刮 带脉 ＋面刮 关元 ＋角刮 太溪 ＋角刮 命门

### 刮痧疗法

**1** 角刮带脉，调经止带

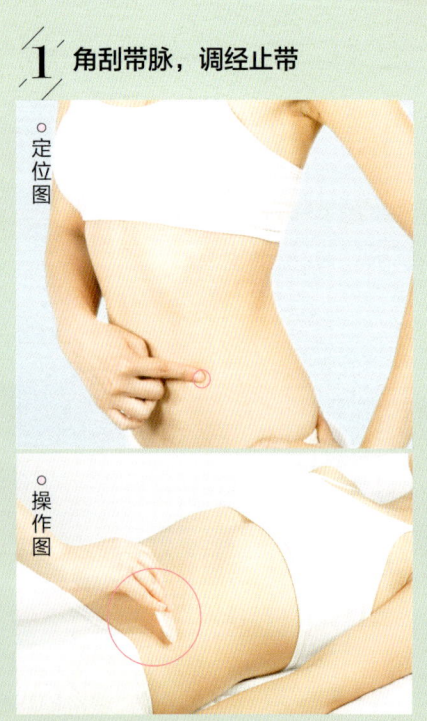

**定位：** 位于侧腹部，章门穴下1.8寸，第十一肋骨游离端下方垂线与脐水平线的交点上。

**操作：** 用角刮法由上而下刮拭带脉穴30次，力度适中，以出痧为度。

**2** 面刮关元，培肾固本

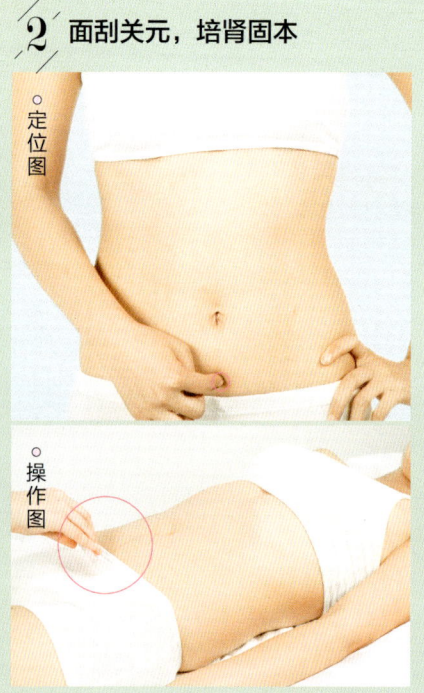

**定位：** 位于下腹部，前正中线上，脐中下3寸。

**操作：** 用面刮法由上而下刮拭关元穴30次，力度适中，以出痧为度。

## ❧膳食调理经验方❧

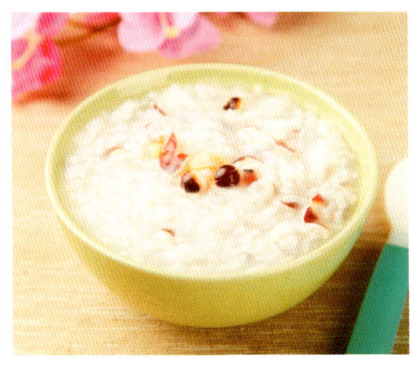

### 芡实莲子粥——益心补肾、健脾安神

**材料：** 水发大米150克，水发莲子、水发芡实各100克。

**制作方法：**

①将水发莲子、水发芡实同放入砂锅内，加适量清水，先大火烧开，改小火煮30分钟。

②倒入水发大米，用小火煮至黏稠即可。

---

### 3 角刮太溪，滋阴益肾

○定位图

○操作图

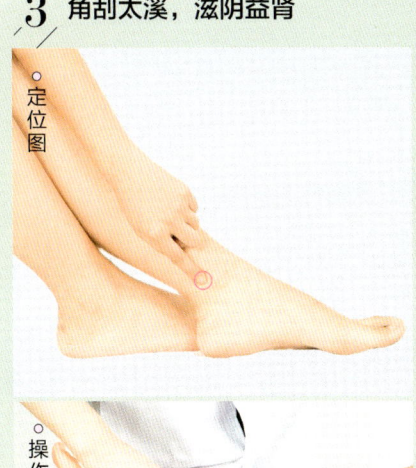

**定位：** 位于足内侧，内踝后方，内踝尖与跟腱之间的凹陷处。

**操作：** 用角刮法由上而下刮拭太溪穴30次，力度适中，以出痧为度。

### 4 角刮命门，培元补肾

○定位图

○操作图

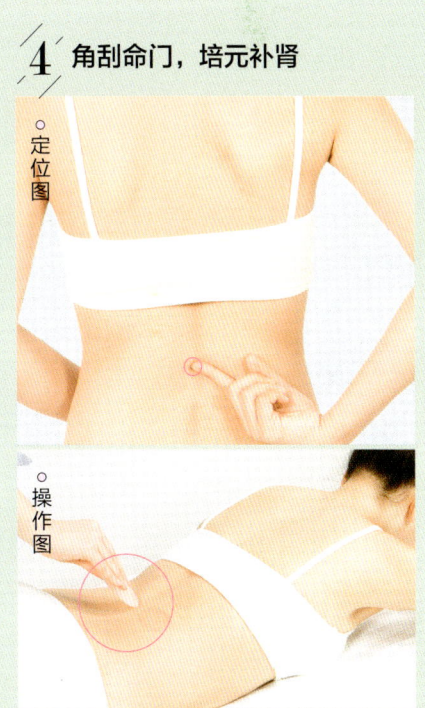

**定位：** 位于腰部，后正中线上，第二腰椎棘突下凹陷中。

**操作：** 用角刮法由上而下刮拭命门穴30次，力度适中，以出痧为度。

# 慢性盆腔炎，理气除湿热

慢性盆腔炎指的是女性内生殖器官、周围结缔组织及盆腔腹膜发生慢性炎症，反复发作，经久不愈。常因为急性炎症治疗不彻底或因患者体质差，病情迁移所致，当机体抵抗力下降时可诱发急性发作。

扫码看视频

▶ **刮痧处方一：** 面刮 腰阳关 + 面刮 天枢 + 面刮 关元 + 面刮 三阴交

## 刮痧疗法

### 1 面刮腰阳关，祛寒除湿

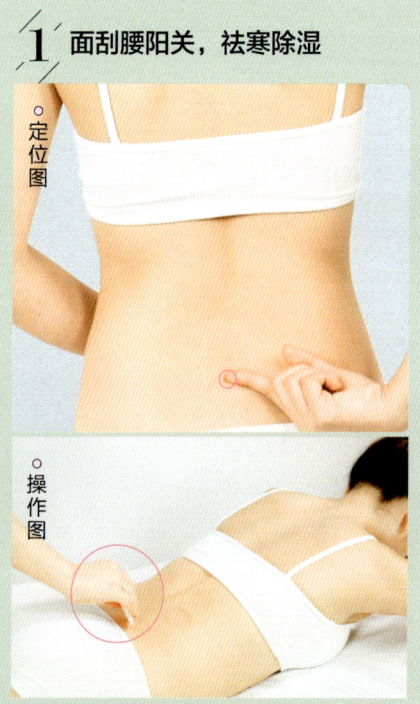
○定位图
○操作图

**定位：** 位于腰部，后正中线上，第四腰椎棘突下凹陷处。
**操作：** 用面刮法由上而下刮拭腰阳关穴30次，力度适中，以出痧为度。

### 2 面刮天枢，理气健脾

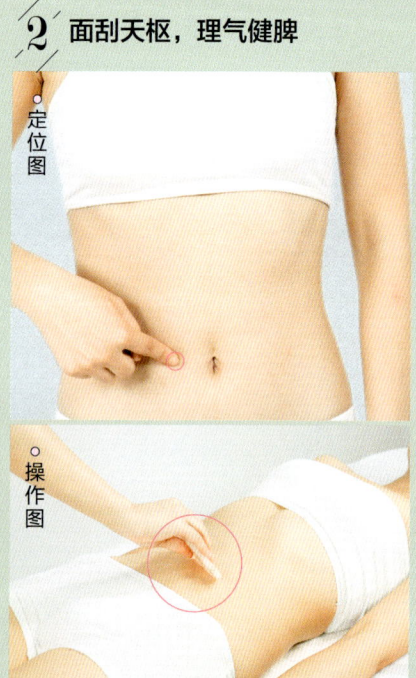
○定位图
○操作图

**定位：** 位于腹中部，距脐中2寸。
**操作：** 用面刮法由上而下刮拭天枢穴30次，力度适中，以出痧为度。

## ❧ 随证加穴刮痧 ❧

**❶ 小便黄赤，大便不调——阴陵泉**

**配穴原理：** 阴陵泉穴有清利湿热、健脾理气的作用，慢性盆腔炎伴小便黄赤、大便不调的患者加刮阴陵泉穴可缓解不适。

**❷ 腰骶酸痛，经行加剧——太冲**

**配穴原理：** 太冲穴有舒肝养血、清利下焦的作用，慢性盆腔炎伴腰骶酸痛的患者加刮太冲穴可缓解不适。

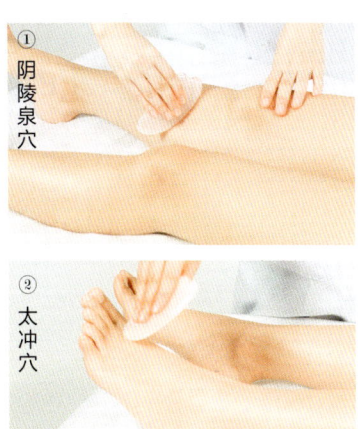

① 阴陵泉穴

② 太冲穴

### 3 面刮关元，清热利湿

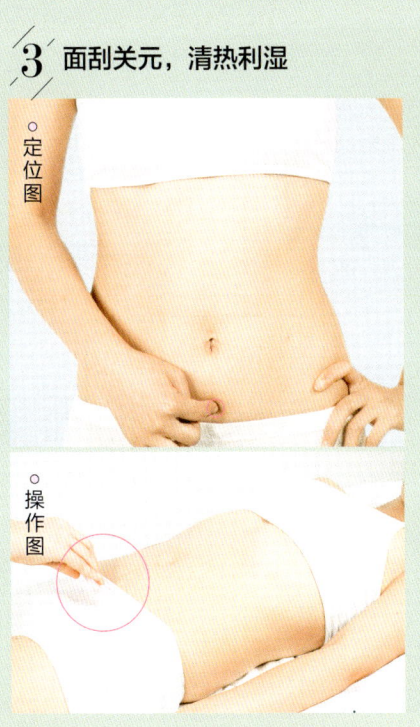

○ 定位图

○ 操作图

**定位：** 位于下腹部，前正中线上，脐中下3寸。

**操作：** 用面刮法由上而下刮拭关元穴30次，力度适中，以出痧为度。

### 4 面刮三阴交，补肾平肝

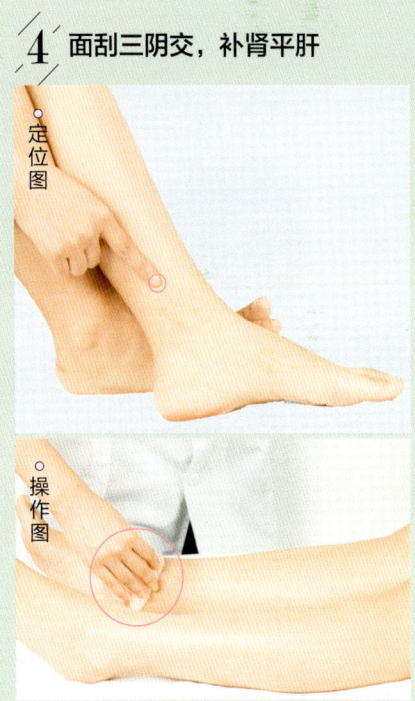

○ 定位图

○ 操作图

**定位：** 位于小腿内侧，足内踝尖上3寸，胫骨内侧缘后方。

**操作：** 用面刮法由上而下刮拭三阴交穴30次，力度适中，以出痧为度。

## ❦ 注意事项 ❦

①注意个人卫生，杜绝各种感染途径，保持会阴部清洁、干燥。

②要注意观察白带的量、质、色、味。白带量多、色黄质稠、有臭秽味者，说明病情较重，如白带由黄转白（或浅黄），量由多变少，气味趋于正常（微酸味），说明病情有所好转。

▶ **刮痧处方二：** 角刮 `百会` + 角刮 `气海` + 角刮 `关元` + 面刮 `三阴交`

## 刮痧疗法

### 1 角刮百会，升阳固脱

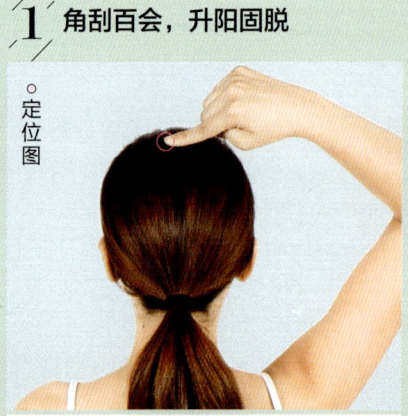

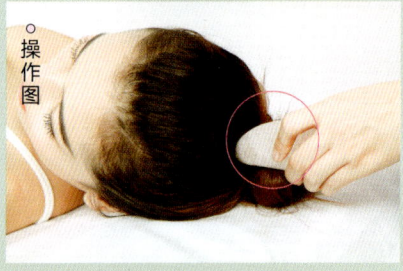

**定位：** 位于头顶正中心，以两边耳尖画直线与鼻子到后颈直线的交叉点（即两耳角直上连线中点）。

**操作：** 用角刮法由上而下刮拭百会穴30次，力度适中，以出痧为度。

### 2 角刮气海，补气理气

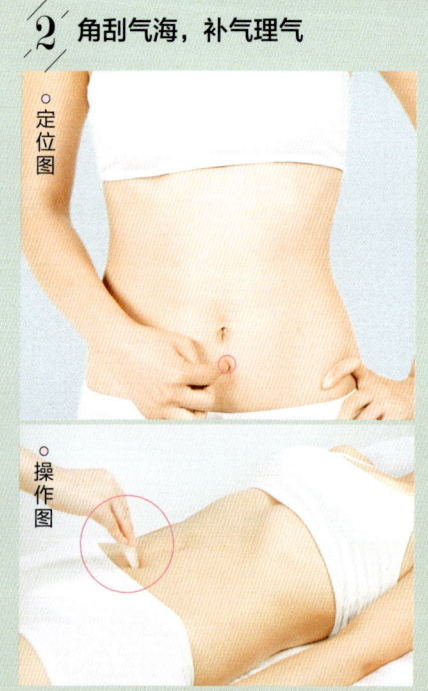

**定位：** 位于下腹部，前正中线上，脐中下1.5寸。

**操作：** 用角刮法由上而下刮拭气海穴30次，力度适中，以出痧为度。

## ❦ 膳食调理经验方 ❦

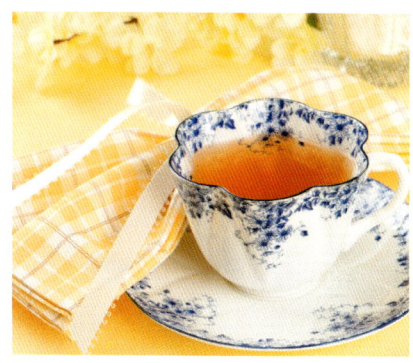

### 青皮红花茶——祛瘀止痛

**材料：** 青皮10克，红花10克。

**制作方法：**

①青皮晾干后切成丝，与红花同放入锅中，加适量清水浸泡30分钟。

②将锅置于火上，先大火煮沸，改小火慢煮30分钟即可。

---

**3　角刮关元，培肾固本**

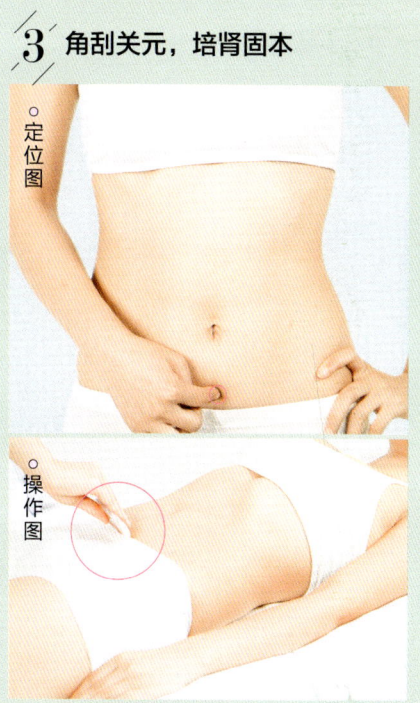

○定位图

○操作图

**定位：** 位于下腹部，前正中线上，脐中下3寸。

**操作：** 用角刮法由上而下刮拭关元穴30次，力度适中，以出痧为度。

**4　面刮三阴交，益肾平肝**

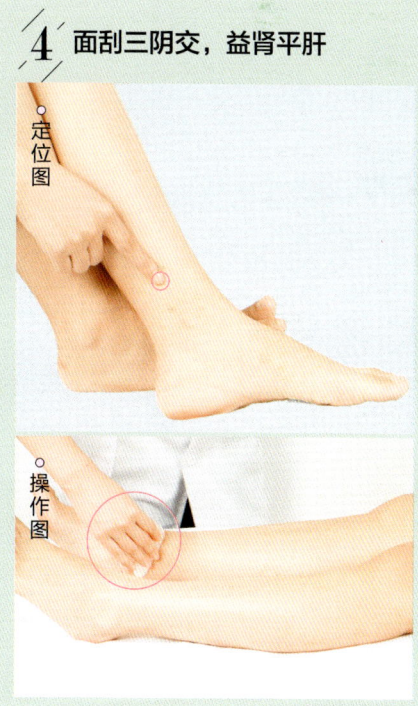

○定位图

○操作图

**定位：** 位于小腿内侧，足内踝尖上3寸，胫骨内侧缘后方。

**操作：** 用面刮法由上而下刮拭三阴交穴30次，力度适中，以出痧为度。

# 乳腺增生，散结除痰瘀

乳腺增生是女性最常见的乳房疾病，其发病率占乳腺疾病的首位。乳腺增生是指正常乳腺小叶生理性增生与复旧不全，乳腺正常结构出现紊乱，它是既非炎症又非肿瘤的一类病。

扫码看视频

▶ **刮痧处方：** 角刮 中脘 +角刮 期门 +角刮 阳陵泉 +面刮 足三里

## 刮痧疗法

### 1 角刮中脘，化湿降逆

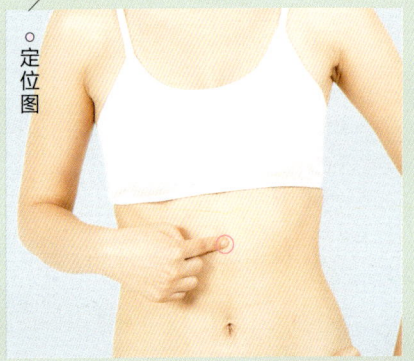

○定位图

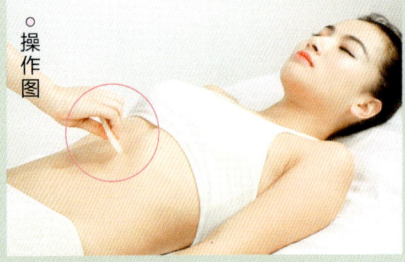

○操作图

**定位：** 位于上腹部，前正中线上，脐中上4寸。

**操作：** 用角刮法由上而下刮拭中脘穴30次，力度适中，以出痧为度。

### 2 角刮期门，理气活血

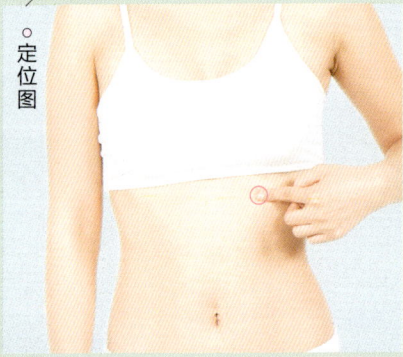

○定位图

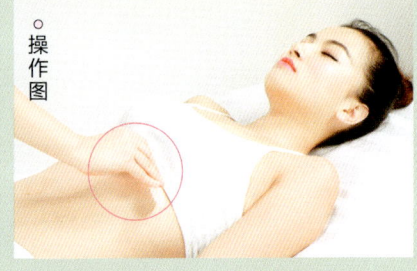

○操作图

**定位：** 位于胸部，乳头直下，第六肋间隙，前正中线旁开4寸。

**操作：** 用角刮法由上而下刮拭期门穴30次，力度适中，以出痧为度。

## ❧ 随证加穴刮痧 ❧

**❶ 头晕耳鸣，午后潮热——三阴交**

**配穴原理：** 三阴交穴有清利湿热、健脾理气的作用，乳腺增生伴头晕耳鸣、午后潮热的患者加刮三阴交穴可缓解不适。

**❷ 两胁胀闷，少气懒言——太冲**

**配穴原理：** 太冲穴有疏肝解郁、清利下焦的作用，乳腺增生伴两胁胀闷、少气懒言的患者加刮太冲穴可缓解不适。

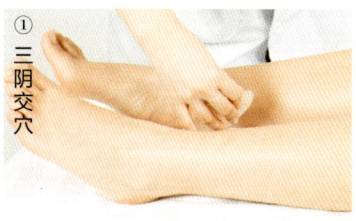

① 三阴交穴

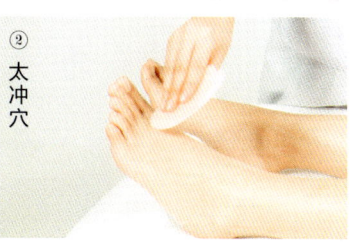

② 太冲穴

### 3 角刮阳陵泉，疏肝利胆

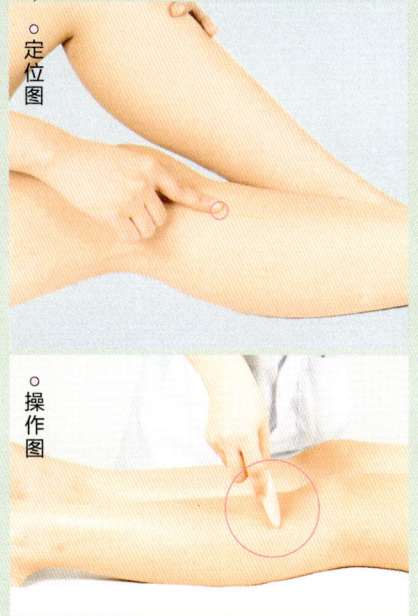

○定位图

○操作图

**定位：** 位于小腿外侧，腓骨头前下方凹陷处。

**操作：** 用角刮法由上而下刮拭阳陵泉穴30次，力度适中，以出痧为度。

### 4 面刮足三里，调理气机

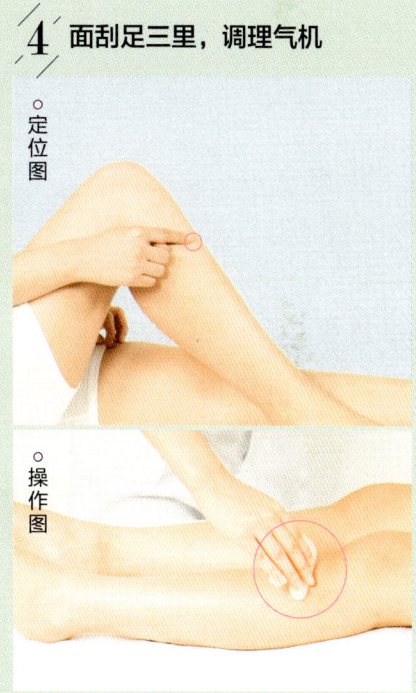

○定位图

○操作图

**定位：** 位于小腿前外侧，犊鼻穴下3寸，距胫骨前缘一横指。

**操作：** 用面刮法由上而下刮拭足三里穴30次，以出痧为度。

**❦ 注意事项 ❦**

对于轻度乳腺增生而言，一般医生并不建议进行过多的干预治疗，通常只需进行定期的检查即可，防止乳腺增生恶变。若是病情相对较严重的患者，在家调养时也应该记得每隔3个月到医院复查一次，必要时做活体病理切片检查。

👉 **刮痧处方二：** 面刮 中脘 + 角刮 膻中 + 面刮 足三里 + 角刮 肩井

## 刮痧疗法

### 1 面刮中脘，降逆利水

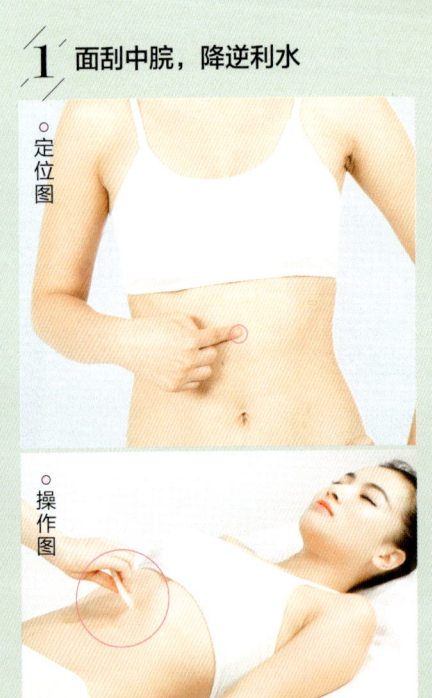

○定位图

○操作图

**定位：** 位于上腹部，前正中线上，脐中上4寸。

**操作：** 用面刮法由上而下刮拭中脘穴30次，力度适中，以出痧为度。

### 2 角刮膻中，宽胸理气

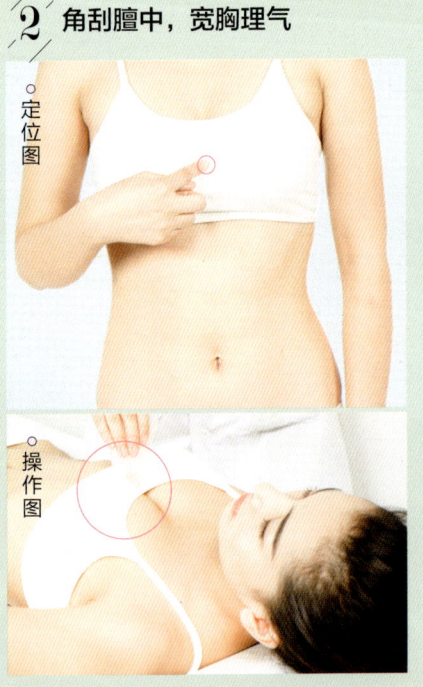

○定位图

○操作图

**定位：** 位于胸部正中线上，平第四肋间，两乳头连线的中点。

**操作：** 用角刮法由上而下刮拭膻中穴10～15遍，力度适中，以出痧为度。

## ❧ 膳食调理经验方 ❧

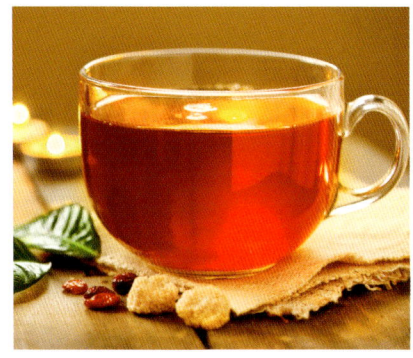

### 红花陈皮饮——理气健脾、燥湿化痰

**材料：** 红糖10克，红花2克，陈皮4克。

**制作方法：**

将红花和陈皮同放入砂锅内，加适量清水，先大火烧开，改小火煮20分钟，加入红糖，煮至溶化即可。

## 3 面刮足三里，扶正培元

○定位图

○操作图

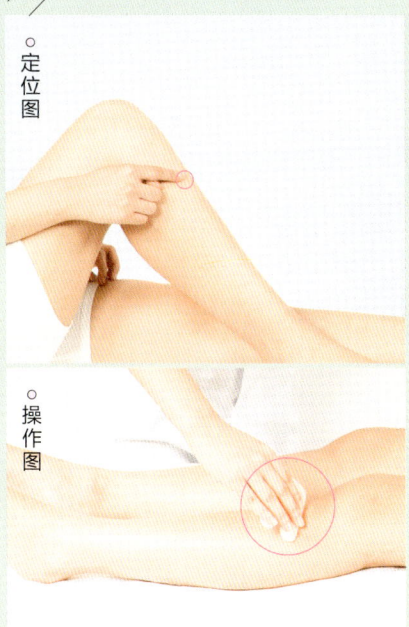

**定位：** 位于小腿前外侧，犊鼻穴下3寸，距胫骨前缘一横指。

**操作：** 用面刮法由上而下刮拭足三里穴30次，力度适中，以出痧为度。

## 4 角刮肩井，祛风清热

○定位图

○操作图

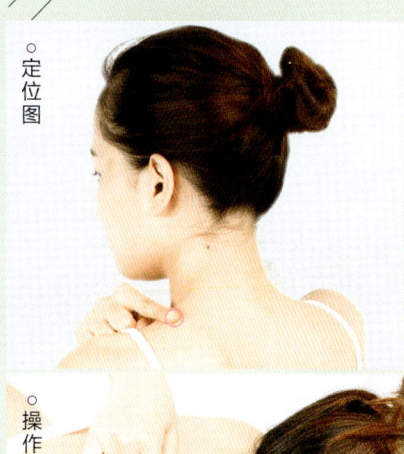
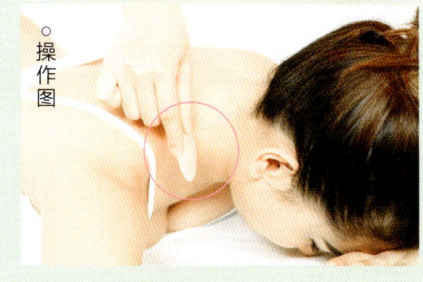

**定位：** 位于肩上，前直乳中，大椎穴与肩峰端连线的中点上。

**操作：** 用角刮法由上而下刮拭肩井穴30次，力度适中，以出痧为度。

# 更年期综合征，滋阴交心肾

更年期综合征是指女性从生育期向老年期过渡期间，因卵巢功能逐渐衰退，导致人体雌激素分泌量减少，从而引起植物神经功能失调、代谢障碍为主的一系列疾病，多发于45岁以上的女性。

扫码看视频

👉 **刮痧处方一：** 角刮 **太阳** ＋ 面刮 **命门** ＋ 面刮 **肾俞** ＋ 面刮 **腰阳关**

## 刮痧疗法

### 1 角刮太阳，清肝明目

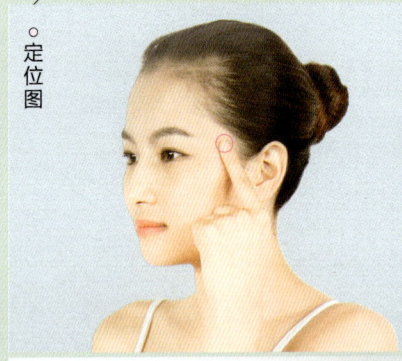

○ 定位图

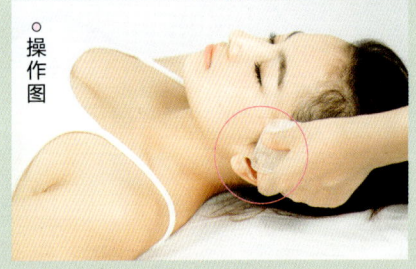

○ 操作图

**定位：** 位于颞部，眉梢与目外眦之间，向后约一横指的凹陷处。

**操作：** 用角刮法由上而下刮拭太阳穴30次，力度适中，以出痧为度。

### 2 面刮命门，培元补肾

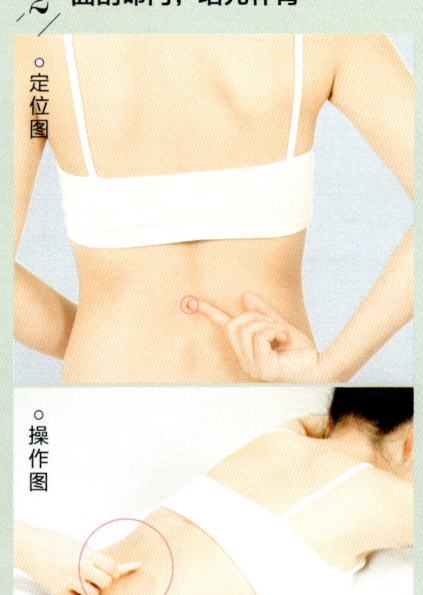

○ 定位图

○ 操作图

**定位：** 位于腰部，后正中线上，第二腰椎棘突下凹陷中。

**操作：** 用面刮法由上而下刮拭命门穴30次，力度适中，以出痧为度。

## ❀ 随证加穴刮痧 ❀

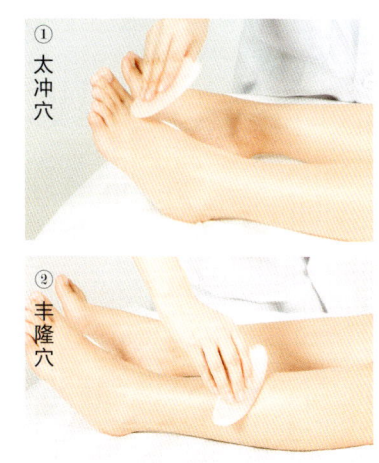

① 太冲穴

② 丰隆穴

**❶ 心烦易怒，烘热汗出——太冲**

**配穴原理：** 太冲穴有平肝泄热、舒肝养血的作用，更年期综合征伴心烦易怒、烘热汗出的患者加刮太冲穴可缓解不适。

**❷ 胸闷痰多，脘腹胀满——丰隆**

**配穴原理：** 丰隆穴有和胃气、化痰湿的作用，更年期综合征伴胸闷痰多、脘腹胀满的患者加刮丰隆穴可缓解不适。

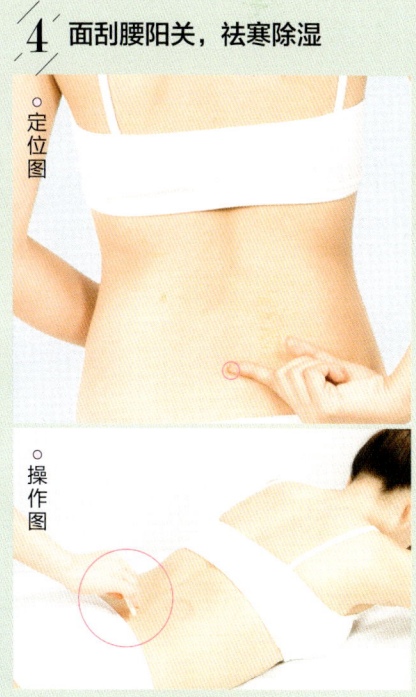

### 3 面刮肾俞，补肾强腰

○ 定位图

○ 操作图

**定位：** 位于腰部，第二腰椎棘突下，旁开1.5寸。

**操作：** 用面刮法由上而下刮拭肾俞穴30次，力度适中，以出痧为度。

### 4 面刮腰阳关，祛寒除湿

○ 定位图

○ 操作图

**定位：** 位于腰部，后正中线上，第四腰椎棘突下凹陷处。

**操作：** 用面刮法由上而下刮拭腰阳关穴30次，力度适中，以出痧为度。

## ❦ 注意事项 ❦

①保持心理健康。更年期的女性心理比较脆弱，但每个女性都要经历这个特殊时期，一定要客观地正视这个现实，还要注意调整好人际关系。

②适当补充钙。因为更年期雌激素减少，可导致胃肠道对钙的吸收减少，建议多食用含钙量高的牛奶。如果对牛奶过敏，可以补充钙剂。

▶ **刮痧处方二：** 面刮 **心俞** +面刮 **膈俞** +面刮 **肝俞** +面刮 **内关**

## 刮痧疗法

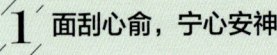

### 1 面刮心俞，宁心安神

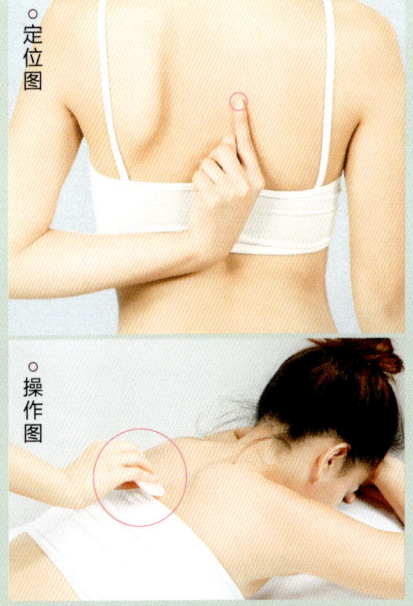

○定位图

○操作图

**定位：** 位于背部，第五胸椎棘突下，旁开1.5寸。

**操作：** 用面刮法刮拭心俞穴30次，力度适中，以出痧为度。

### 2 面刮膈俞，活血化瘀

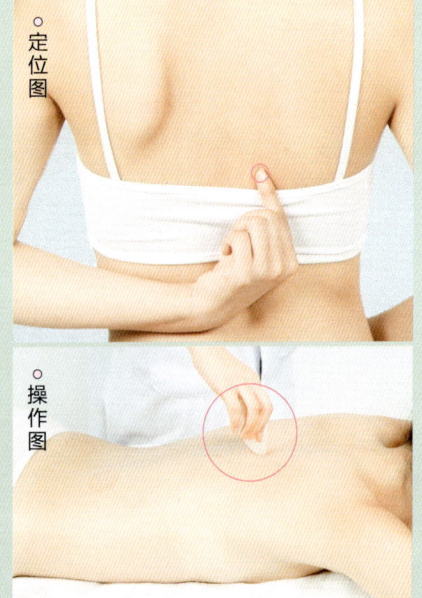

○定位图

○操作图

**定位：** 位于背部，第七胸椎棘突下，旁开1.5寸。

**操作：** 用面刮法由上而下刮拭膈俞穴30次，力度适中，至皮肤潮红、出痧为度。

## ❧膳食调理经验方❧

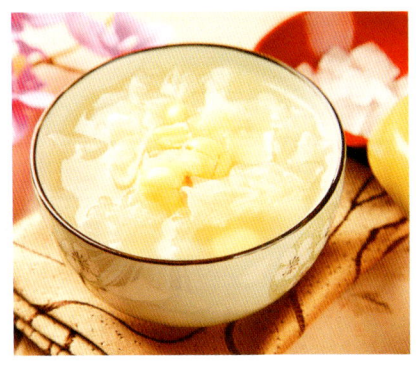

### 莲子百合汤——养心安神、清心除烦

**材料：** 水发莲子、水发百合各40克，水发银耳250克，冰糖适量。

**制作方法：**

水发银耳去黄蒂，撕成小朵。将所有材料放入砂锅内，加适量清水，先大火烧开，改小火煮1小时，下冰糖煮至溶化即可。

---

### 3 面刮肝俞，疏肝利胆

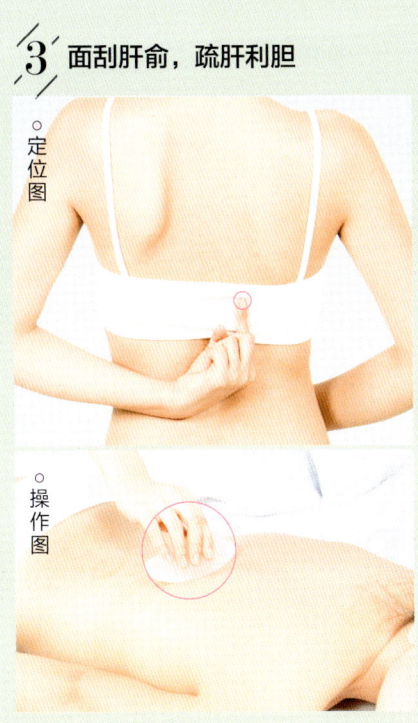

○定位图

○操作图

**定位：** 位于背部，第九胸椎棘突下，旁开1.5寸。

**操作：** 用面刮法从上往下刮拭肝俞穴30次，至皮肤发红，皮下紫色痧斑、痧痕形成为止。

### 4 面刮内关，宁心安神

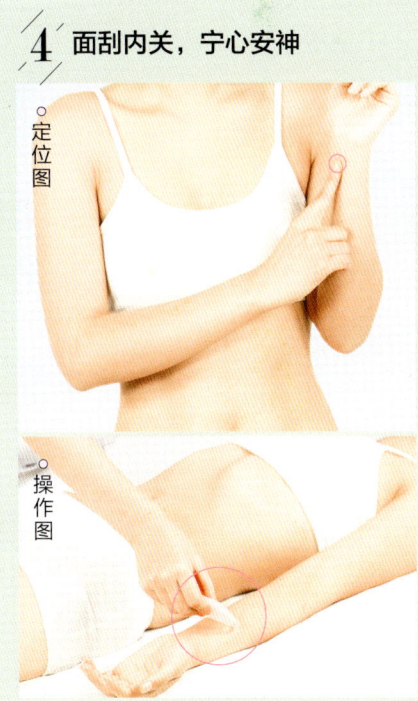

○定位图

○操作图

**定位：** 位于手掌面关节横纹的中央，往上约三指宽的中央凹陷处。

**操作：** 用面刮法由上而下刮拭内关穴30次，力度适中，以出痧为度。

# 性冷淡，强腰补肾气

性冷淡是指由于疾病、精神、年龄等因素导致的性欲缺乏，即对性生活缺乏兴趣。性冷淡又分两种类型：有性感缺乏、性冷淡综合征和无性感缺乏、性冷淡综合征。

扫码看视频

▶ **刮痧处方一：** 面刮 **肾俞** + 角刮 **会阳** + 面刮 **气海俞** + 面刮 **足三里**

## 刮痧疗法

### 1 面刮肾俞，益肾助阳

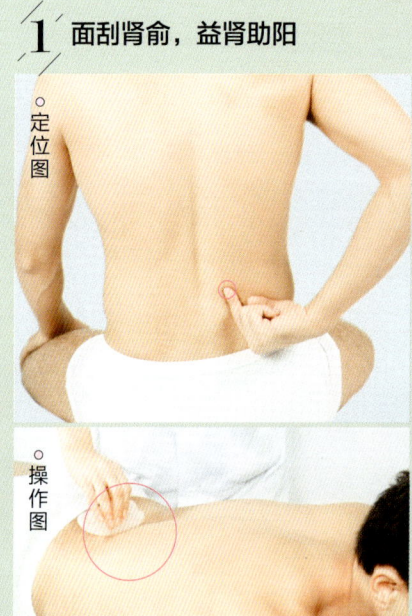

○定位图

○操作图

**定位：** 位于腰部，第二腰椎棘突下，旁开1.5寸。

**操作：** 用面刮法由上而下刮拭肾俞穴30次，力度适中，以出痧为度。

### 2 角刮会阳，益肾固带

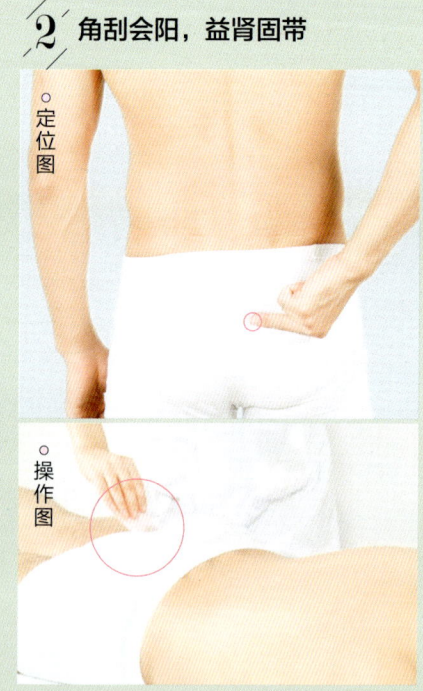

○定位图

○操作图

**定位：** 位于骶部，尾骨端旁开0.5寸。

**操作：** 用角刮法由上而下刮拭会阳穴30次，力度适中，以出痧为度。

## ❧ 膳食调理经验方 ❧

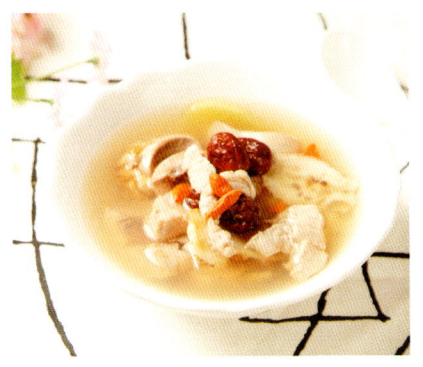

### 附片炖猪腰——补肾强腰、固精益气

**材料：**制附片6克，猪腰2个。

**制作方法：**

将制附片洗净，猪腰洗净、切开，去白膜，切片后放入炖盅内，加入适量清水，加盖，隔水炖2小时即可。

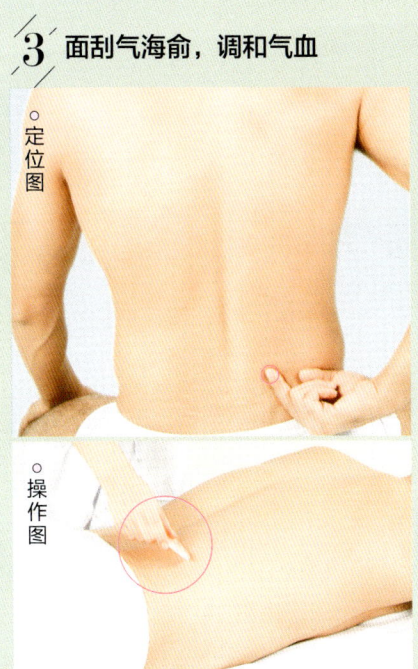

**3** 面刮气海俞，调和气血

○定位图

○操作图

**定位：**位于腰部，第三腰椎棘突下，旁开1.5寸。

**操作：**用面刮法由上而下刮拭气海俞穴30次，力度适中，以出痧为度。

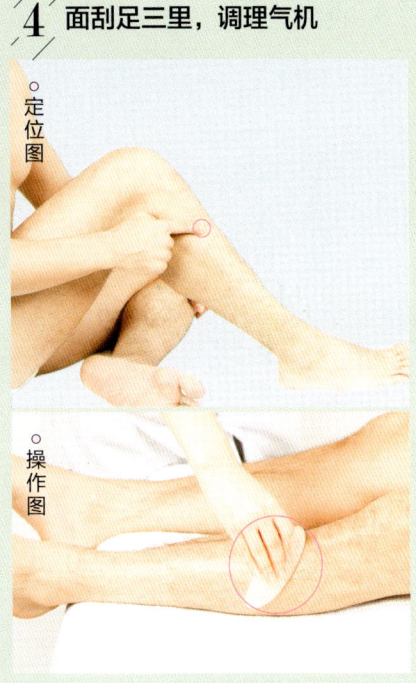

**4** 面刮足三里，调理气机

○定位图

○操作图

**定位：**位于小腿前外侧，犊鼻穴下3寸，距胫骨前缘一横指。

**操作：**用面刮法由上而下刮拭足三里穴30次，以出痧为度。

## ❧ 注意事项 ❧

①韭菜、胡萝卜、羊肉、河虾、甲鱼、乌贼蛋、蜂王浆等具有补肾填精功效的食物宜多食用。

②很多声称自己"性冷淡"的人，其实并非真的不需要，而是在心理上存在抵触情绪。需要性伴侣帮助树立正确的性爱价值观。

▶ **刮痧处方二：** 面刮 **腰阳关** ＋面刮 **三阴交**

### 刮痧疗法

**1 面刮腰阳关，祛寒除湿**

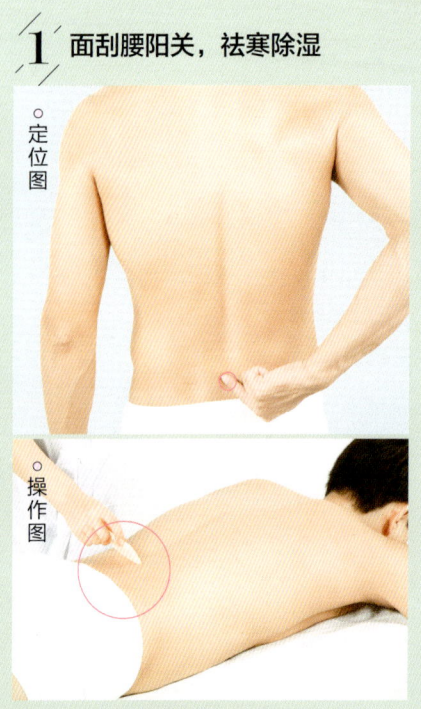

○定位图

○操作图

**定位：** 位于腰部，后正中线上，第四腰椎棘突下凹陷处。

**操作：** 用面刮法由上而下刮拭腰阳关穴30次，力度适中，以出痧为度。

**2 面刮三阴交，益肾平肝**

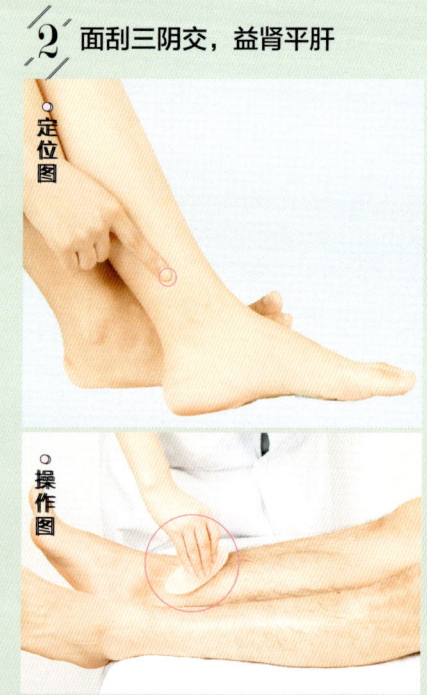

○定位图

○操作图

**定位：** 位于小腿内侧，足内踝尖上3寸，胫骨内侧缘后方。

**操作：** 用面刮法由上而下刮拭三阴交穴30次，力度适中，以出痧为度。

# 膀胱炎，清热利水湿

　　膀胱炎是泌尿系统最常见的疾病，大多是由于细菌感染引起，过于劳累、受凉、长时间憋尿、性生活不洁也容易引起发病。初起表现症状轻微，仅有膀胱刺激症状，治疗后病情会很快痊愈。

扫码看视频

▶ **刮痧处方一：** 面刮 **归来** ＋面刮 **水道**

## 刮痧疗法

### 1 面刮归来，温利下焦

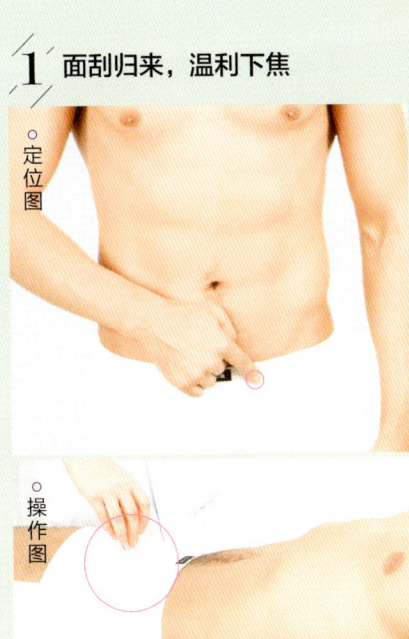

○定位图

○操作图

**定位：** 位于下腹部，脐中下4寸，前正中线旁开2寸。

**操作：** 用面刮法由上而下刮拭归来穴30次，力度适中，以出痧为度。

### 2 面刮水道，利水消肿

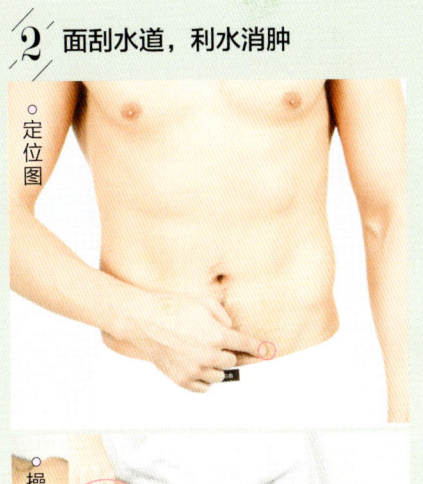

○定位图

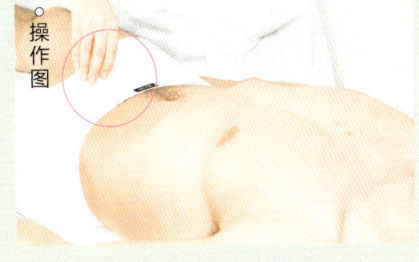

○操作图

**定位：** 位于下腹部，脐中下3寸，距前正中线2寸。

**操作：** 用面刮法由上而下刮拭水道穴30次，力度适中，以出痧为度。

## ❧ 注意事项 ❧

①膀胱炎防治的要点是大量摄取水分，增加排尿量，使膀胱处于冲洗的状态，这样进入膀胱的细菌便随着尿液一起排出体外，没有繁殖的机会。

②养成定时如厕的好习惯。一般情况下，如果大量喝水可以控制在1小时左右小便1次，如果进水量少，2~3小时小便1次是比较合适的。

**刮痧处方二：** 角刮 气海 ＋角刮 水道 ＋面刮 会宗 ＋面刮 膀胱俞

## 刮痧疗法

### 1 角刮气海，益气助阳

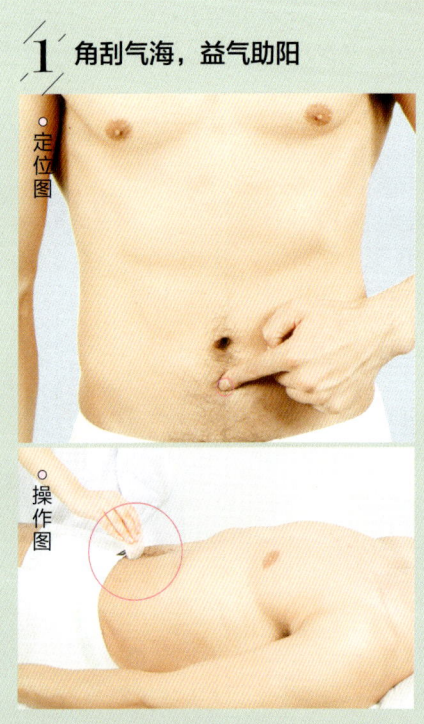

**定位：** 位于下腹部，前正中线上，脐中下1.5寸。

**操作：** 用角刮法由上而下刮拭气海穴30次，力度适中，以出痧为度。

### 2 角刮水道，利水消肿

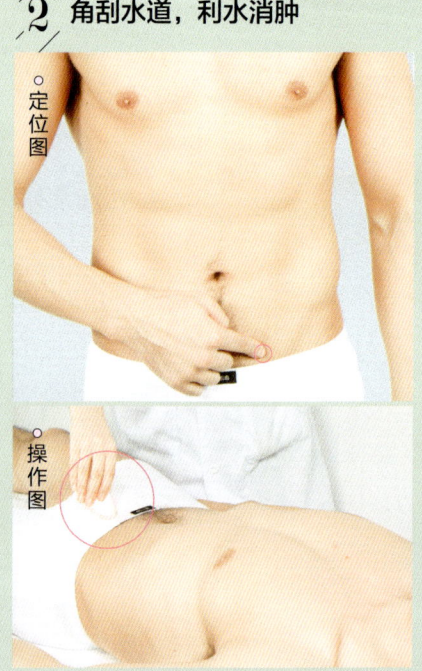

**定位：** 位于下腹部，脐中下3寸，距前正中线2寸。

**操作：** 用角刮法由上而下刮拭水道穴30次，力度适中，以出痧为度。

## ❦ 随证加穴刮痧 ❦

**❶ 腰痛，恶寒发热——阴陵泉**

**配穴原理：** 阴陵泉穴有清利湿热、健脾理气的作用，膀胱炎伴腰痛、恶寒发热的患者加刮阴陵泉穴可缓解不适。

**❷ 手足烦热，口干口苦——次髎**

**配穴原理：** 次髎穴有调理下焦、强腰利膝的作用，膀胱炎伴手足烦热、口干口苦的患者加刮次髎穴可缓解不适。

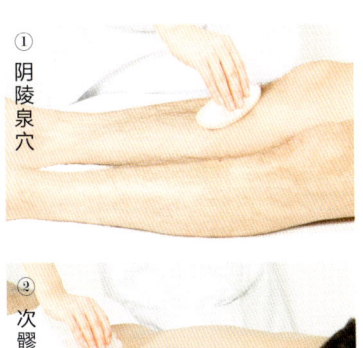

① 阴陵泉穴

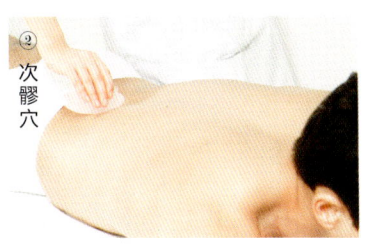

② 次髎穴

## 3 面刮会宗，清利三焦

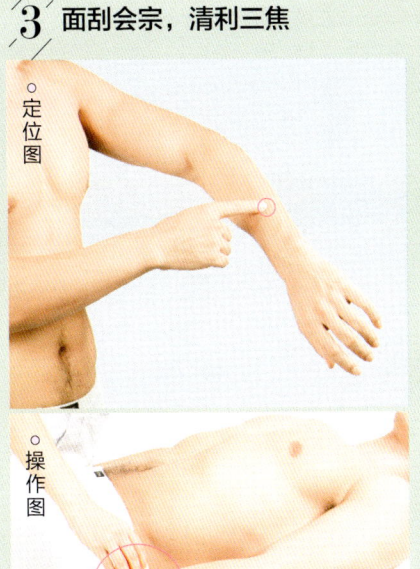

○ 定位图

○ 操作图

**定位：** 位于前臂背侧，腕背横纹上3寸，支沟尺侧，尺骨的桡侧缘。
**操作：** 用面刮法由上而下刮拭会宗穴30次，力度适中，以出痧为度。

## 4 面刮膀胱俞，清热利湿

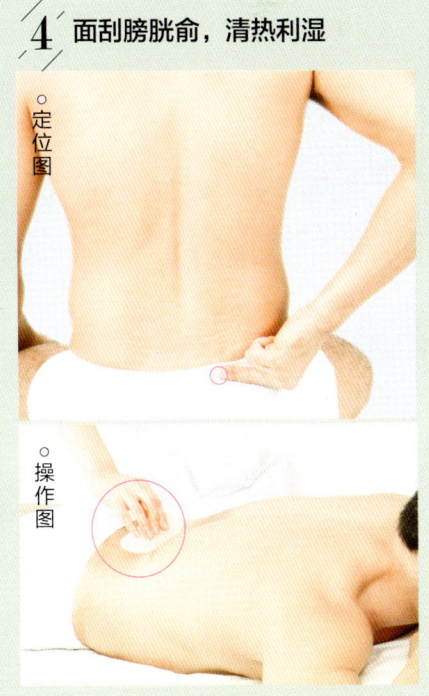

○ 定位图

○ 操作图

**定位：** 位于骶部，第二骶椎棘突下，旁开1.5寸，与第二骶后孔齐平。
**操作：** 用面刮法由上而下刮拭膀胱俞穴30次，力度适中，以出痧为度。

# 前列腺炎，活血利湿热

前列腺炎是现代成年男性常见病之一，是由多种复杂原因和诱因引起的前列腺炎症，可分为非特异性细菌性前列腺炎、特发性细菌性前列腺炎、特异性前列腺炎、非特异性肉芽肿性前列腺炎等。

扫码看视频

▶ **刮痧处方一：** 角刮 **命门** + 角刮 **中极** + 面刮 **曲泉** + 面刮 **三阴交**

## 刮痧疗法

### 1 角刮命门，补肾强腰

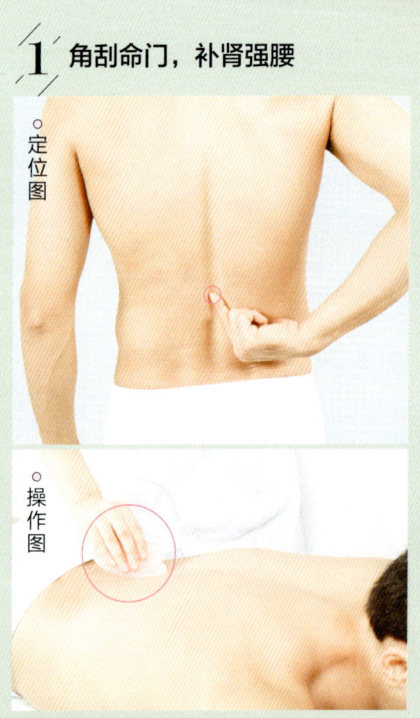

○定位图

○操作图

**定位：** 位于腰部，后正中线上，第二腰椎棘突下凹陷中。

**操作：** 用角刮法由上而下刮拭命门穴30次，力度适中，以出痧为度。

### 2 角刮中极，益肾兴阳

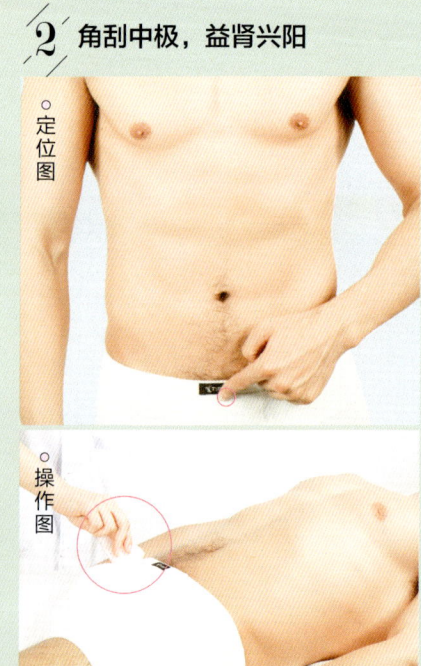

○定位图

○操作图

**定位：** 位于下腹部，前正中线上，脐中下4寸。

**操作：** 用角刮法由上而下刮拭中极穴30次，力度适中，以出痧为度。

## ❧ 随证加穴刮痧 ❧

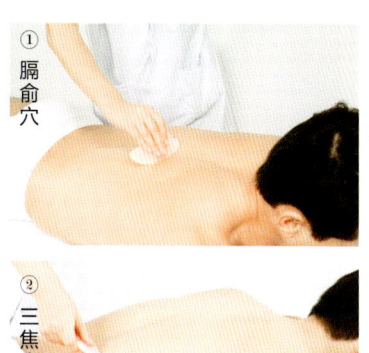

①膈俞穴

**❶ 颜面可有黑斑，尿末滴白量少——膈俞**

**配穴原理：** 膈俞穴有理气宽胸、活血通脉的作用，前列腺炎伴颜面有黑斑、尿末滴白量少的患者加刮膈俞穴可缓解不适。

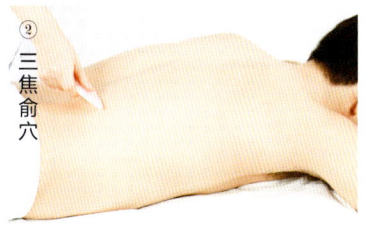

②三焦俞穴

**❷ 尿道口时有白浊溢出——三焦俞**

**配穴原理：** 三焦俞穴有调理三焦、利水强腰的作用，尿道口时有白浊溢出的前列腺炎患者加刮三焦俞穴可缓解不适。

---

## 3 面刮曲泉，通调下焦

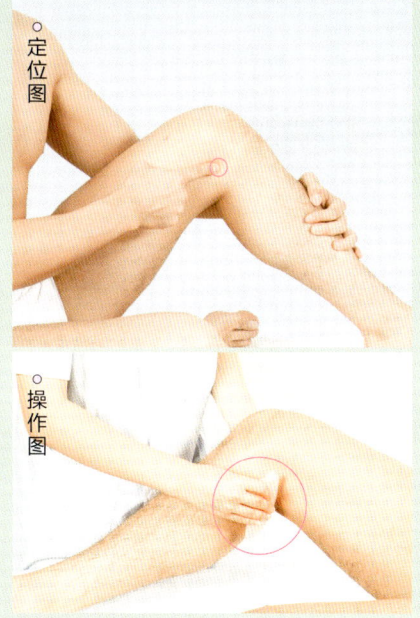

定位图

操作图

**定位：** 位于膝内侧，屈膝时，膝关节内侧面横纹内侧端。

**操作：** 用面刮法由上而下刮拭曲泉穴30次，力度适中，以出痧为度。

## 4 面刮三阴交，益肾平肝

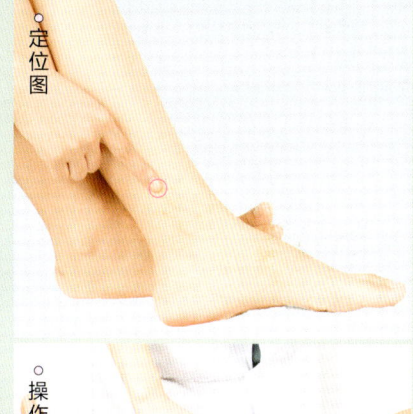

定位图

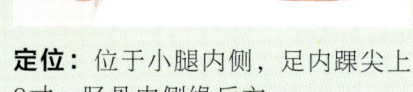

操作图

**定位：** 位于小腿内侧，足内踝尖上3寸，胫骨内侧缘后方。

**操作：** 用面刮法由上而下刮拭三阴交穴30次，力度适中，以出痧为度。

## ❀ 注意事项 ❀

①注意自我保健，加强身体锻炼，预防感冒，积极治疗身体其他部位的感染，提高机体抗病力。

②清淡饮食，禁酒及辛辣刺激之物，以免引起前列腺充血。

③每日睡前热水坐浴，定期进行前列腺按摩，可促进血液循环，有利于炎性分泌物排出。

▶ **刮痧处方二：** 角刮 **水道** + 面刮 **中极** + 面刮 **膀胱俞** + 角刮 **阴陵泉**

## 刮痧疗法

### 1 角刮水道，利水消肿

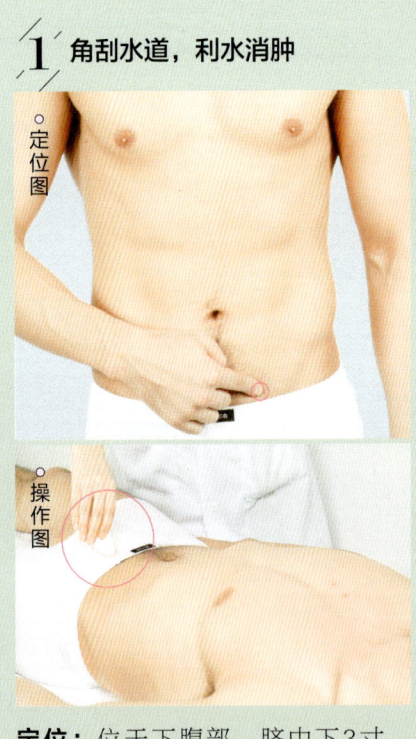

○定位图

○操作图

**定位：** 位于下腹部，脐中下3寸，距前正中线2寸。
**操作：** 用角刮法由上而下刮拭水道穴30次，力度适中，以出痧为度。

### 2 面刮中极，益肾兴阳

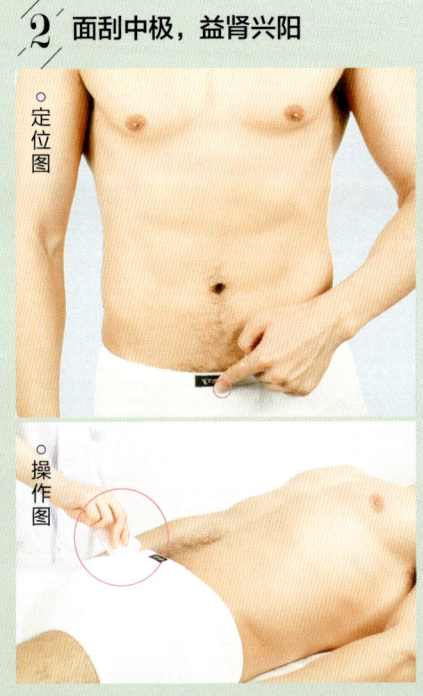

○定位图

○操作图

**定位：** 位于下腹部，前正中线上，脐中下4寸。
**操作：** 用面刮法由上而下刮拭中极穴30次，力度适中，以出痧为度。

### ❦ 膳食调理经验方 ❦

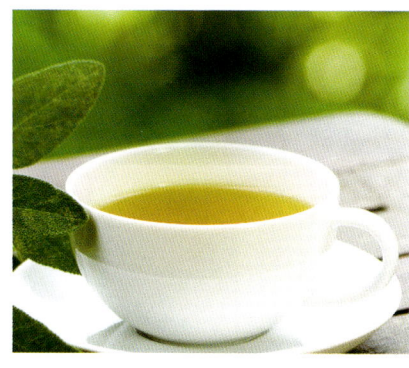

**莲花甘草清腺茶——解热解毒、清心凉血**

**材料：** 绿茶2～3克，莲花（干品）15～25克，甘草5克。

**制作方法：**

①将莲花与甘草洗净后，放入砂锅中，加清水300毫升，煮沸。

②加入绿茶，稍煮1～2分钟。冷却后分3次服用，每日一剂。

### 3 面刮膀胱俞，清热利湿

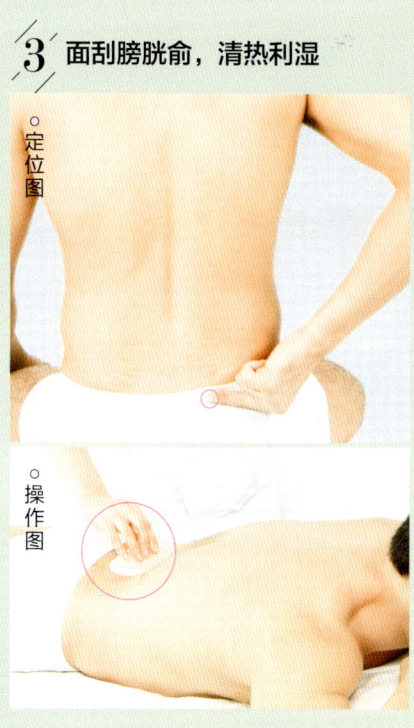

○ 定位图

○ 操作图

**定位：** 位于骶部，第二骶椎棘突下，旁开1.5寸，与第二骶后孔齐平。

**操作：** 用面刮法由上而下刮拭膀胱俞穴30次，力度适中，以出痧为度。

### 4 角刮阴陵泉，清利湿热

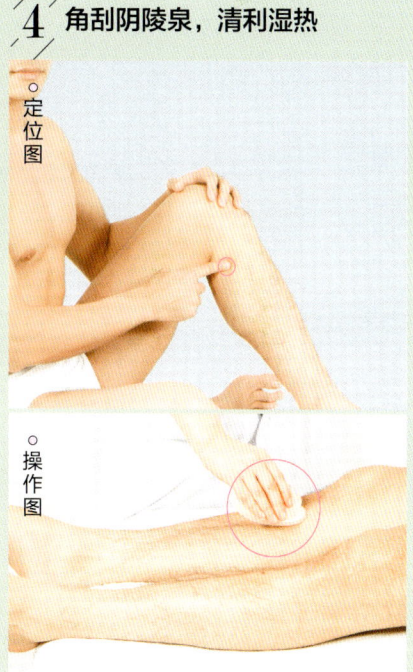

○ 定位图

○ 操作图

**定位：** 位于小腿内侧，当胫骨内侧髁后下方凹陷处。

**操作：** 用角刮法由上而下刮拭阴陵泉穴30次，力度适中，以出痧为度。

# 尿道炎，除湿散郁热

尿道炎是由于尿道损伤、尿道内异物、尿道梗阻、邻近器官出现炎症或性生活不洁等原因引起的尿道细菌感染。临床上分为急性尿道炎、慢性尿道炎、非特异性尿道炎和淋菌性尿道炎。

扫码看视频

▶ **刮痧处方一：** 面刮 肾俞 ＋面刮 次髎 ＋角刮 水道 ＋角刮 三阴交

## 刮痧疗法

**1** 面刮肾俞，强腰利水

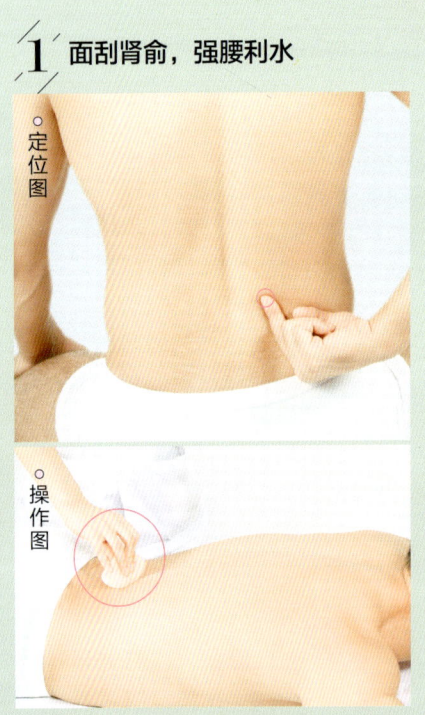

。定位图

。操作图

**定位：** 位于腰部，第二腰椎棘突下，旁开1.5寸。
**操作：** 用面刮法由上而下刮拭肾俞穴30次，力度适中，以出痧为度。

**2** 面刮次髎，调理下焦

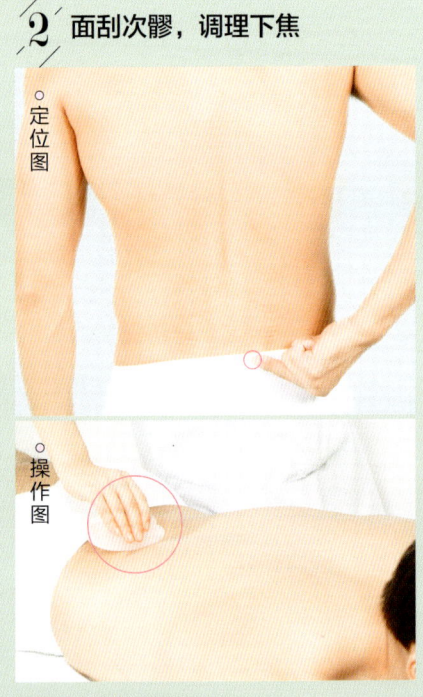

。定位图

。操作图

**定位：** 位于骶部，髂后上棘内下方，适对第二骶后孔处。
**操作：** 用面刮法由上而下刮拭次髎穴30次，力度适中，以出痧为度。

## ❀ 随证加穴刮痧 ❀

**❶ 尿道灼热刺痛，尿黄浑浊——阴陵泉**

**配穴原理：** 阴陵泉穴有清利湿热、健脾理气的作用，尿道灼热刺痛、尿黄浑浊的尿道炎患者加刮阴陵泉穴可缓解不适。

**❷ 食欲减退，口苦呕吐——肝俞**

**配穴原理：** 肝俞穴有清利肝胆、宁神明目的作用，尿道炎伴食欲减退、口苦呕吐的患者加刮肝俞穴可缓解不适。

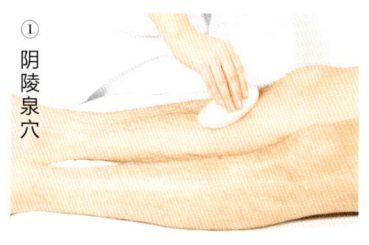
① 阴陵泉穴

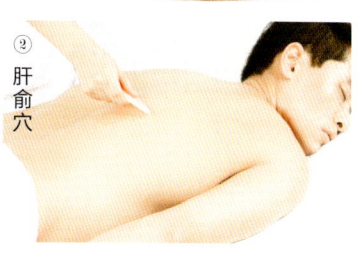
② 肝俞穴

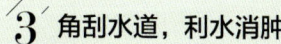

### 3 角刮水道，利水消肿

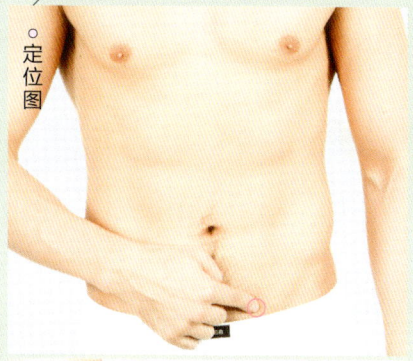
○定位图

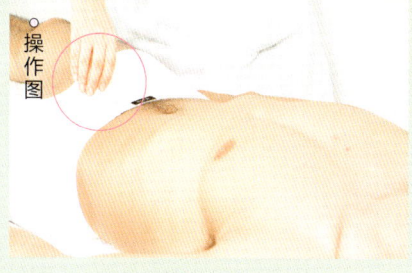
○操作图

**定位：** 位于下腹部，脐中下3寸，距前正中线2寸。

**操作：** 用角刮法由上而下刮拭水道穴30次，力度适中，以出痧为度。

### 4 角刮三阴交，补肾平肝

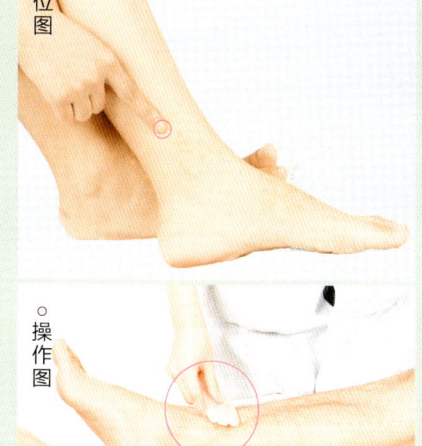
○定位图

○操作图

**定位：** 位于小腿内侧，足内踝尖上3寸，胫骨内侧缘后方。

**操作：** 用角刮法由上而下刮拭三阴交穴30次，力度适中，以出痧为度。

## ❦ 注意事项 ❦

①在治疗尿道炎时，患者要改正自己的不良饮食习惯，多吃蔬菜水果，不吃油腻以及辛辣的食物。

②少吃热性食物，例如乌鸡、羊肉、樱桃、杏、香椿、李子等，多喝水。

③定期复查尿常规。

▶ **刮痧处方二：** 面刮 膀胱俞 ＋ 角刮 水道

**刮痧疗法**

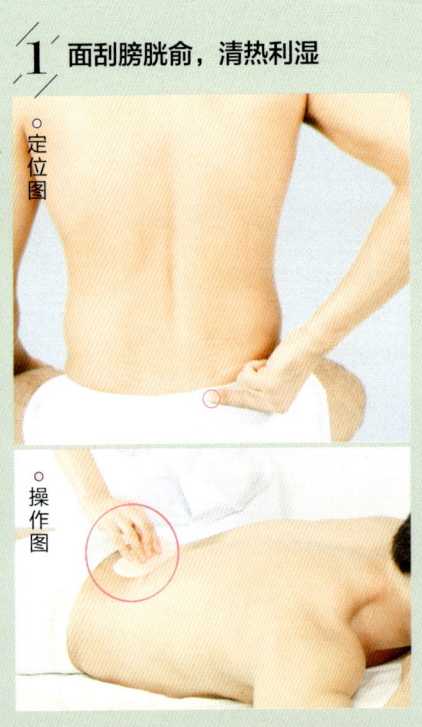

### 1 面刮膀胱俞，清热利湿

○定位图

○操作图

**定位：** 位于骶部，第二骶椎棘突下，旁开1.5寸，与第二骶后孔齐平。

**操作：** 用面刮法由上而下刮拭膀胱俞穴30次，力度适中，以出痧为度。

### 2 角刮水道，利水消肿

○定位图

○操作图

**定位：** 位于下腹部，脐中下3寸，距前正中线2寸。

**操作：** 用角刮法由上而下刮拭水道穴30次，力度适中，以出痧为度。

# 尿潴留，化瘀除湿热

尿潴留是指膀胱内积有大量尿液而不能排出的疾病，分为急性尿潴留和慢性尿潴留。前者表现为急性发生的膀胱胀满而无法排尿，患者常有下腹疼痛。后者表现为尿频、尿不尽，可出现充溢性尿失禁。

扫码看视频

▶ **刮痧处方一：** 面刮 `气海俞` ＋面刮 `足三里`

## 刮痧疗法

### 1 面刮气海俞，调和气血

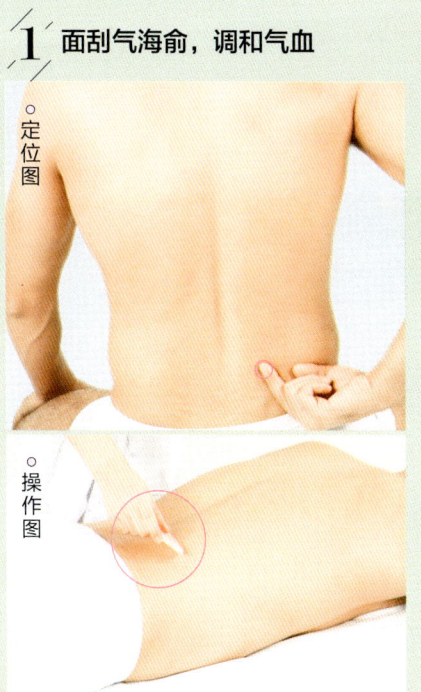

○定位图

○操作图

**定位：** 位于腰部，第三腰椎棘突下，旁开1.5寸。

**操作：** 用面刮法由上而下刮拭气海俞穴30次，力度适中，以出痧为度。

### 2 面刮足三里，调理气机

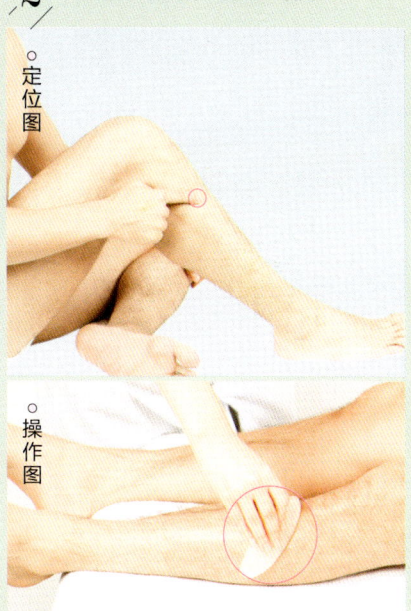

○定位图

○操作图

**定位：** 位于小腿前外侧，犊鼻穴下3寸，距胫骨前缘一横指。

**操作：** 用面刮法由上而下刮拭足三里穴30次，以出痧为度。

## ❧ 注意事项 ❧

热敷有助于缓解尿潴留的症状。热敷耻骨上膀胱区及会阴，对尿潴留时间较短、膀胱充盈不严重的患者常有很好的疗效。也可采用热水浴，如果在热水中有排尿感，则可在水中试排，不要坚持出浴盆排尿，防止失去自行排尿的机会。

👉 **刮痧处方二：** 角刮 **关元** + 角刮 **阴陵泉** + 角刮 **三阴交** + 角刮 **膀胱俞**

## 刮痧疗法

### 1 角刮关元，培补元气

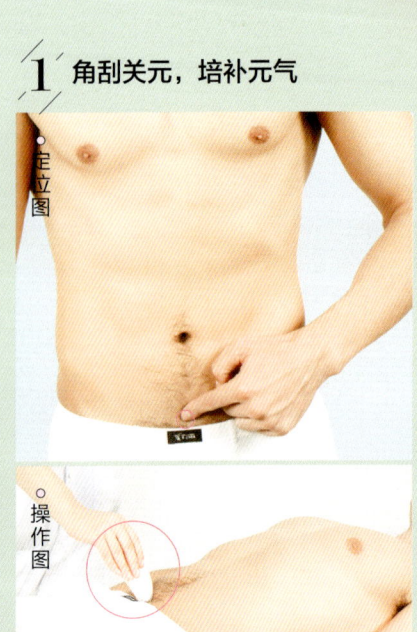

○定位图

○操作图

**定位：** 位于下腹部，前正中线上，脐中下3寸。

**操作：** 用角刮法由上而下刮拭关元穴30次，力度适中，以出痧为度。

### 2 角刮阴陵泉，清利湿热

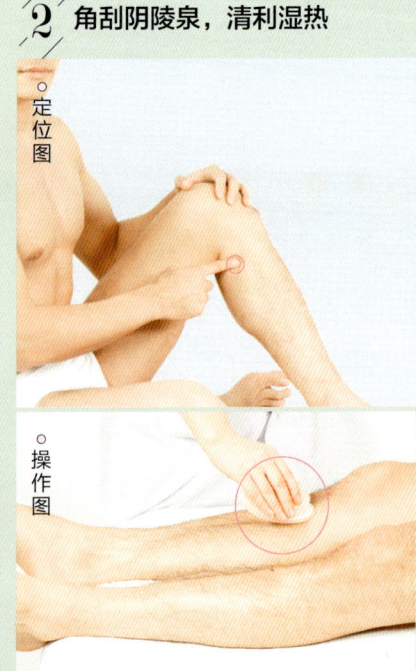

○定位图

○操作图

**定位：** 位于小腿内侧，胫骨内侧髁后下方凹陷处。

**操作：** 用角刮法由上而下刮拭阴陵泉穴30次，力度适中，以出痧为度。

## ❧ 随证加穴刮痧 ❧

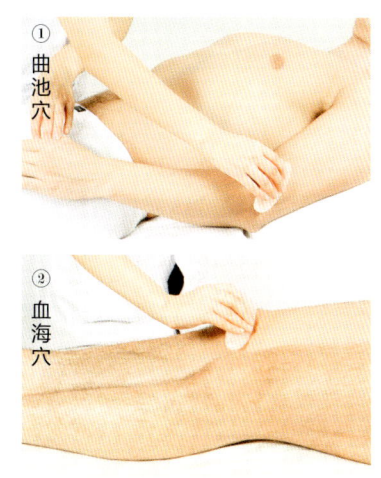

曲池穴

血海穴

**❶ 小腹胀满，口渴不欲饮——曲池**

**配穴原理：**曲池穴有清邪热、调气血的作用，尿潴留伴小腹胀满、口渴不欲饮的患者加刮曲池穴可缓解不适。

**❷ 尿时疼痛，兼见小腹满痛——血海**

**配穴原理：**血海穴有调经统血、健脾化湿的作用，尿时疼痛，兼见小腹满痛的尿潴留患者加刮血海穴可缓解不适。

---

### 3 角刮三阴交，健脾理血

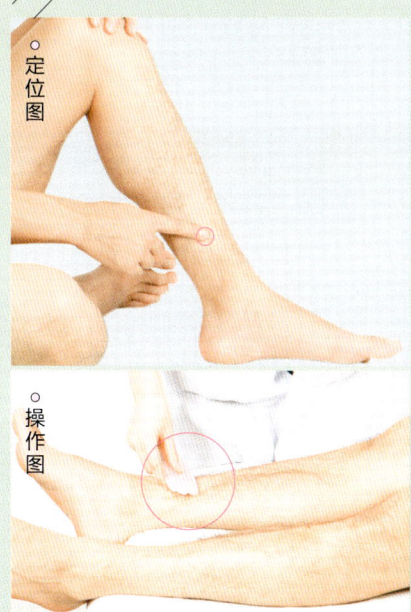

○定位图

○操作图

**定位：**位于小腿内侧，足内踝尖上3寸，胫骨内侧缘后方。

**操作：**用角刮法由上而下刮拭三阴交穴30次，力度适中，以出痧为度。

### 4 角刮膀胱俞，清热利湿

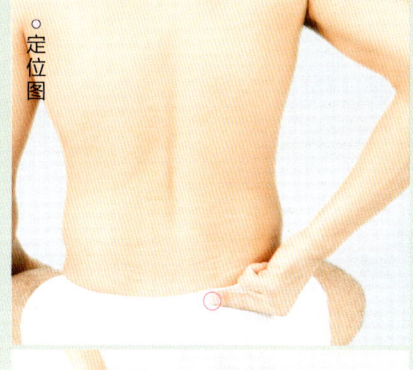

○定位图

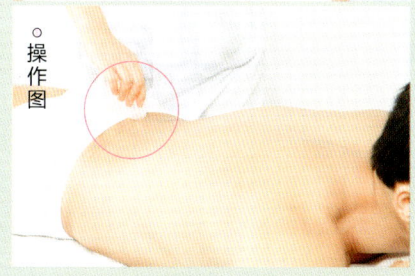

○操作图

**定位：**位于骶部，第二骶椎棘突下，旁开1.5寸，与第二骶后孔齐平。

**操作：**用角刮法由上而下刮拭膀胱俞穴30次，力度适中，以出痧为度。

# 早泄，补肾除肝热

　　早泄是指性交时间极短，或阴茎插入阴道就射精，随后阴茎即疲软，不能正常进行性交的一种病症，是一种最常见的男性性功能障碍。

扫码看视频

👉 **刮痧处方：** 角刮 命门 ＋面刮 志室 ＋角刮 关元 ＋角刮 三阴交

## 刮痧疗法

### 1 角刮命门，培元补肾

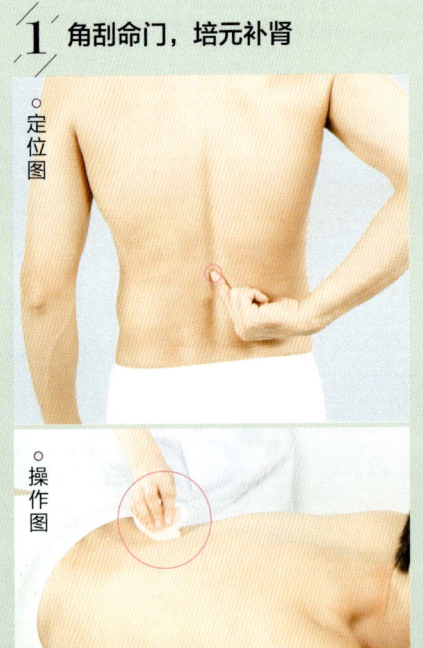

○定位图

○操作图

**定位：** 位于腰部，后正中线上，第二腰椎棘突下凹陷中。

**操作：** 用角刮法由上而下刮拭命门穴30次，力度适中，以出痧为度。

### 2 面刮志室，益肾固精

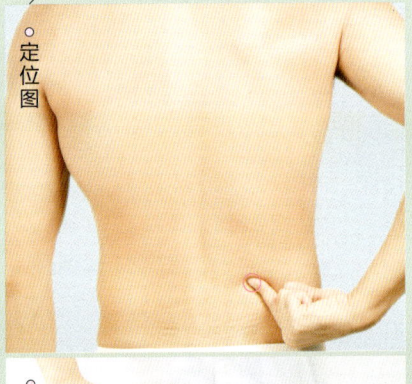

○定位图

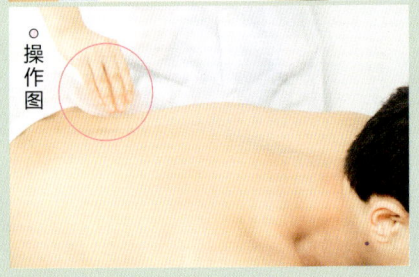

○操作图

**定位：** 位于腰部，第二腰椎棘突下，旁开3寸。

**操作：** 用面刮法由上而下刮拭志室穴30次，力度适中，以出痧为度。

## ❧ 随证加穴刮痧 ❧

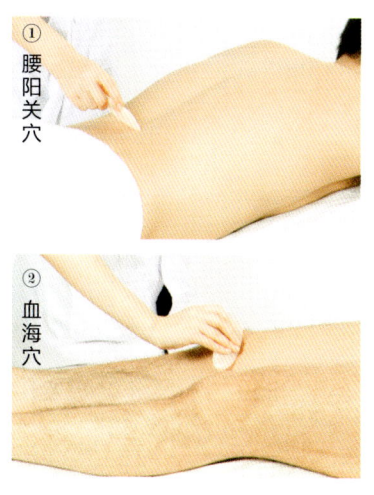

①腰阳关穴

②血海穴

**❶ 腰膝酸软，夜尿多，小便清长——腰阳关**

**配穴原理：**腰阳关穴有祛寒除湿、舒筋活络的作用，早泄伴腰膝酸软、夜尿多、小便清长的患者加刮腰阳关穴可缓解不适。

**❷ 面色少华，心悸，食少便溏——血海**

**配穴原理：**血海穴有调经统血、健脾化湿的作用，早泄伴面色少华、心悸、食少便溏的患者加刮血海穴可缓解不适。

### 3 角刮关元，补气回阳

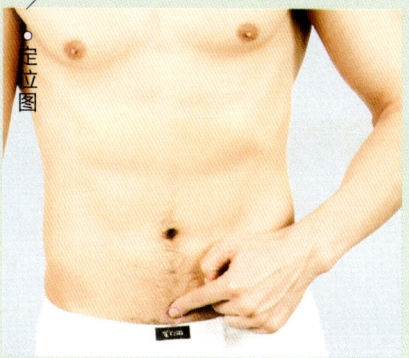

○定位图

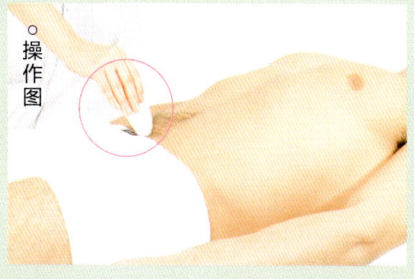

○操作图

**定位：**位于下腹部，前正中线上，脐中下3寸。

**操作：**用角刮法由上而下刮拭关元穴30次，力度适中，以出痧为度。

### 4 角刮三阴交，补肝益肾

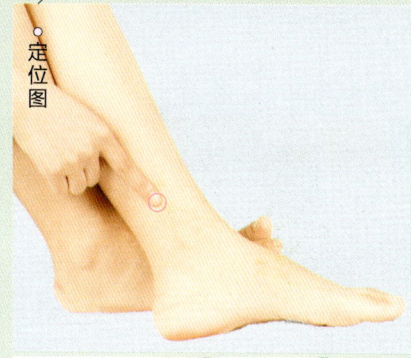

○定位图

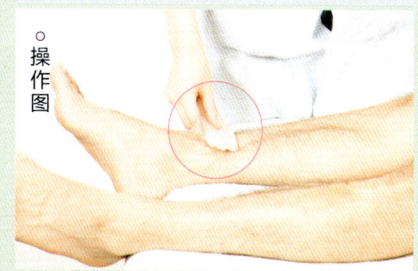

○操作图

**定位：**位于小腿内侧，足内踝尖上3寸，胫骨内侧缘后方。

**操作：**用角刮法由上而下刮拭三阴交穴30次，力度适中，以出痧为度。

# 阳痿，调肝利湿热

阳痿即勃起功能障碍，是指在企图性交时，阴茎勃起硬度不足以插入阴道，或阴茎勃起硬度维持时间不足以完成满意的性生活。男性的勃起是一个复杂的过程，与大脑、激素、情感、神经等都有关联。

扫码看视频

➤ **刮痧处方：** 角刮 **百会** + 角刮 **关元** + 面刮 **蠡沟** + 面刮 **肾俞**

## 刮痧疗法

### 1 角刮百会，升阳固脱

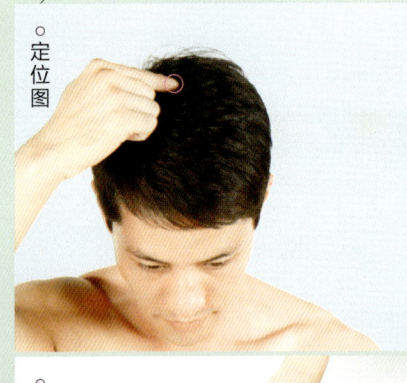

○ 定位图

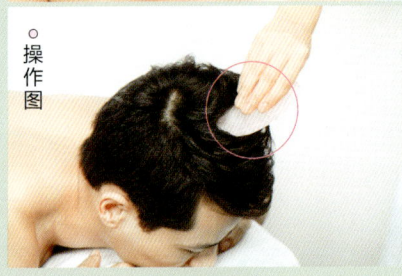

○ 操作图

**定位：** 位于头顶正中心，以两边耳尖画直线与鼻子到后颈直线的交叉点（即两耳角直上连线中点）。
**操作：** 用角刮法由上而下刮拭百会穴30次，力度适中，以出痧为度。

### 2 角刮关元，培肾固本

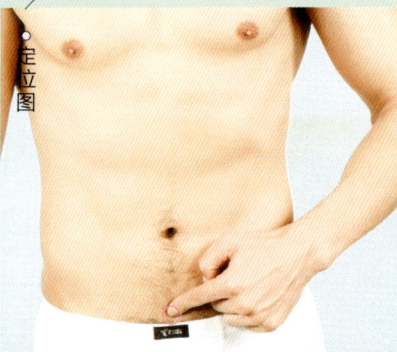

○ 定位图

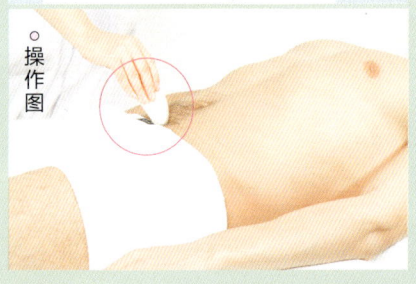

○ 操作图

**定位：** 位于下腹部，前正中线上，脐中下3寸。
**操作：** 用角刮法由上而下刮拭关元穴30次，力度适中，以出痧为度。

## ❧ 随证加穴刮痧 ❧

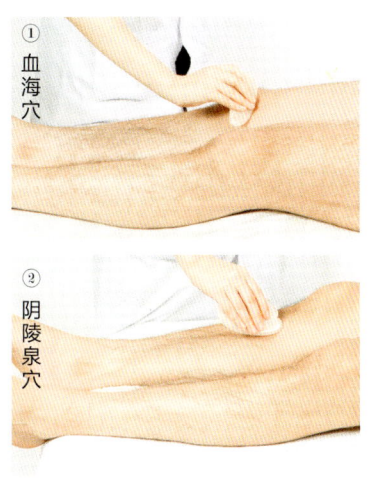

①血海穴

②阴陵泉穴

**❶ 头晕耳鸣，心悸气短——血海**

**配穴原理：**血海穴有调经统血、健脾化湿的作用，阳痿伴头晕耳鸣、心悸气短的患者加刮血海穴可缓解不适。

**❷ 身体困倦，口中干黏——阴陵泉**

**配穴原理：**阴陵泉穴有清利湿热、健脾理气的作用，阳痿伴身体困倦、口中干黏的患者加刮阴陵泉穴可缓解不适。

### 3 面刮蠡沟，疏肝理气

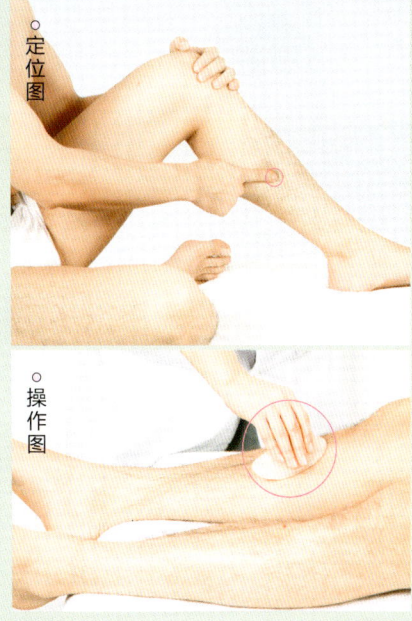

○定位图

○操作图

**定位：**在小腿内侧，足内踝尖上5寸，胫骨内侧面的中央。

**操作：**用面刮法由上而下刮拭蠡沟穴30次，力度适中，以出痧为度。

### 4 面刮肾俞，补肾强腰

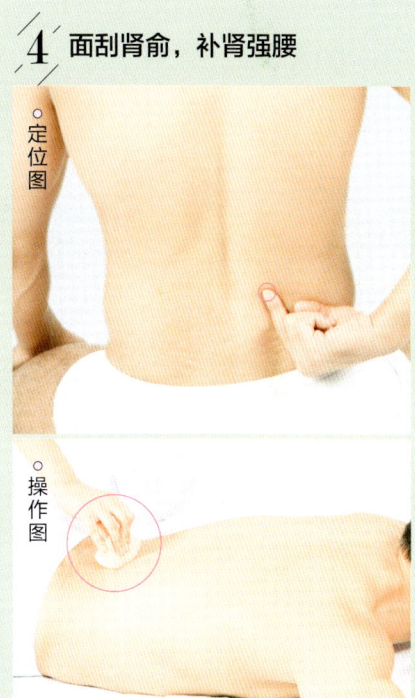

○定位图

○操作图

**定位：**位于腰部，第二腰椎棘突下，旁开1.5寸。

**操作：**用面刮法由上而下刮拭肾俞穴30次，力度适中，以出痧为度。

# 遗精，利湿交心肾

中医将精液自遗现象称遗精或失精。有梦而遗者为"梦遗"，无梦而遗，甚至清醒时精液自行滑出者为"滑精"。多由肾虚精关不固，或心肾不交，或湿热下注所致。

扫码看视频

▶ **刮痧处方一：** 角刮 关元 ＋ 角刮 神门 ＋ 角刮 三阴交 ＋ 角刮 太溪

## 刮痧疗法

### 1 角刮关元，培补元气

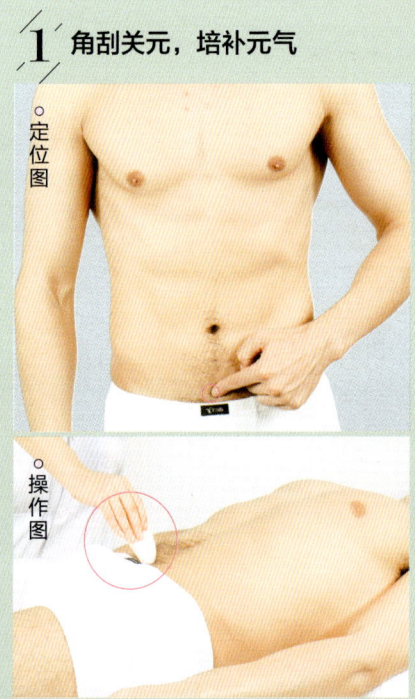

○定位图

○操作图

**定位：** 位于下腹部，前正中线上，脐中下3寸。

**操作：** 用角刮法由上而下刮拭关元穴30次，力度适中，以出痧为度。

### 2 角刮神门，养心安神

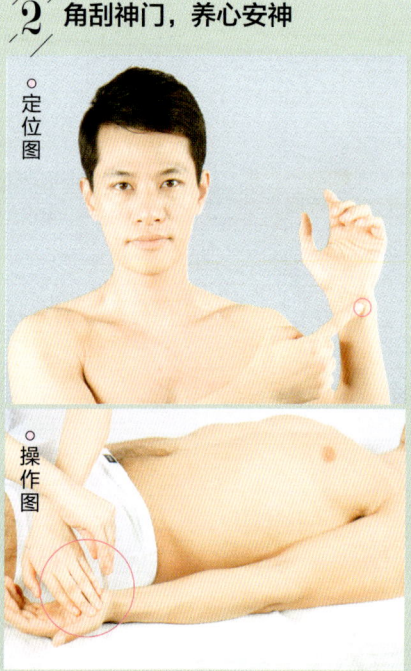

○定位图

○操作图

**定位：** 位于腕部，腕掌侧横纹尺侧端，尺侧腕屈肌腱的桡侧凹陷处。

**操作：** 用角刮法由上而下刮拭神门穴30次，力度适中，以出痧为度。

## ❧ 随证加穴刮痧 ❧

### ❶ 心中烦热，夜寐不宁——心俞

**配穴原理：**心俞穴有宁心安神、理气调血的作用，遗精伴心中烦热、夜寐不宁的患者加刮心俞穴可缓解不适。

### ❷ 遗精频作，小便热赤浑浊——阴陵泉

**配穴原理：**阴陵泉穴有清利湿热、健脾理气的作用，遗精频作、小便热赤浑浊的患者加刮阴陵泉穴可缓解不适。

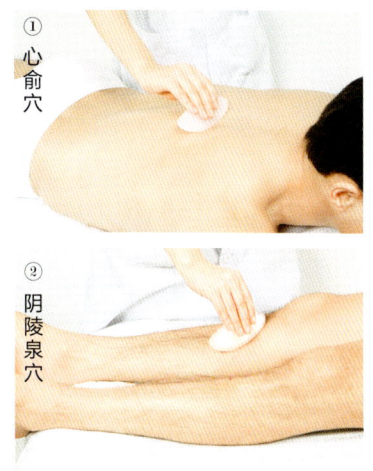

① 心俞穴

② 阴陵泉穴

---

### 3 角刮三阴交，补益肝肾

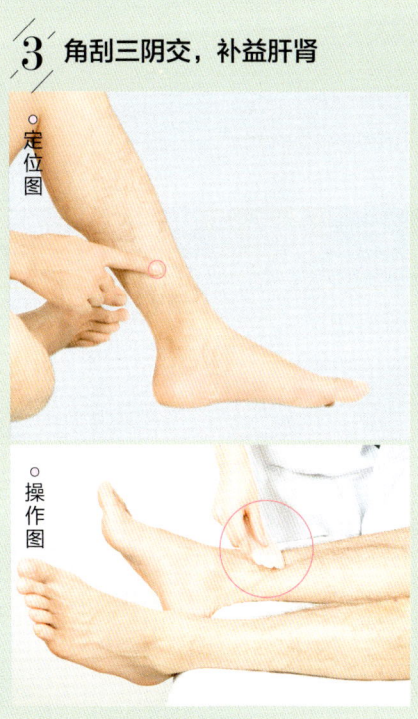

○ 定位图

○ 操作图

**定位：**位于小腿内侧，足内踝尖上3寸，胫骨内侧缘后方。

**操作：**用角刮法由上而下刮拭三阴交穴30次，力度适中，以出痧为度。

### 4 角刮太溪，滋阴益肾

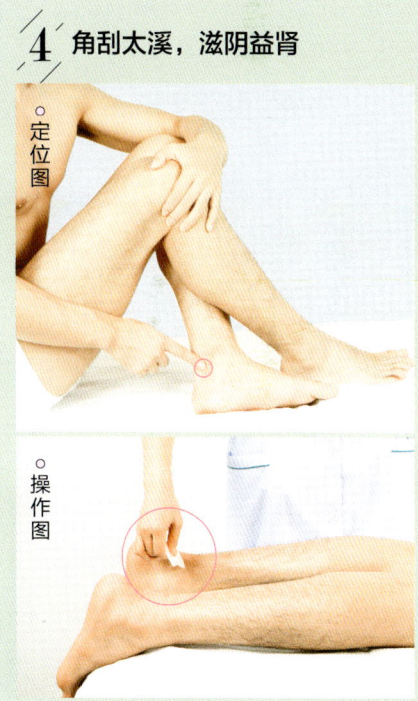

○ 定位图

○ 操作图

**定位：**位于足内侧，内踝后方，内踝尖与跟腱之间的凹陷处。

**操作：**用角刮法由上而下刮拭太溪穴30次，力度适中，以出痧为度。

## ❧ 注意事项 ❧

①患者要消除杂念，不看色情的书画、录像、电影、电视，戒除手淫。适当参加体育活动、体力劳动和文娱活动，增强体质，陶冶情操。

②少食辛辣刺激性食物，戒烟限酒，少喝咖啡。遗精后不要受凉，更不要用冷水洗涤，以防寒邪乘虚而入。

**刮痧处方二：** 面刮 `心俞` ＋面刮 `手三里`

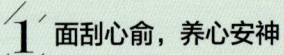

**刮痧疗法**

**1** 面刮心俞，养心安神

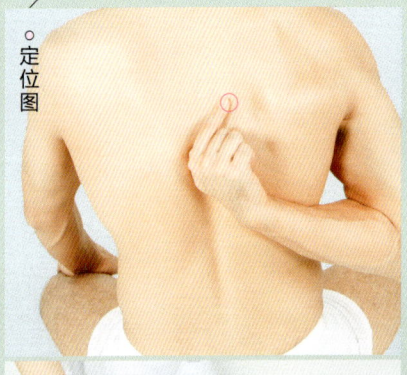

○定位图

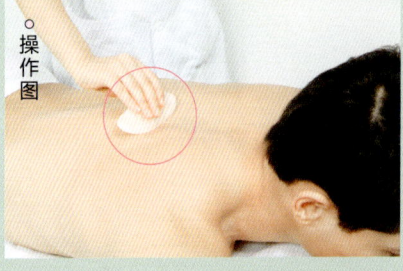

○操作图

**定位：** 位于背部，第五胸椎棘突下，旁开1.5寸。
**操作：** 用面刮法由上而下刮拭心俞穴30次，力度适中，以出痧为度。

**2** 面刮手三里，通经活络

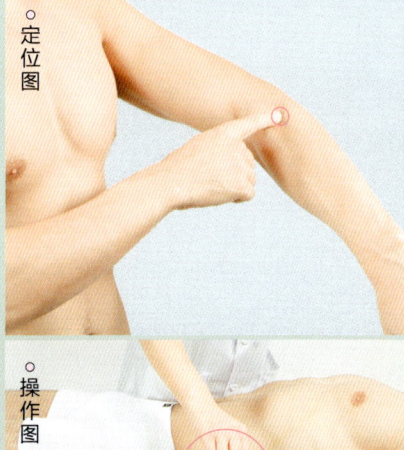

○定位图

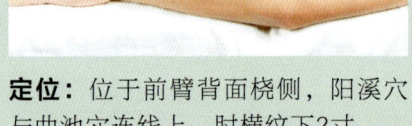

○操作图

**定位：** 位于前臂背面桡侧，阳溪穴与曲池穴连线上，肘横纹下2寸。
**操作：** 用面刮法由上而下刮拭手三里穴30次，力度适中，以出痧为度。